胡希恕医学全集

胡希恕《金匮要略》学习笔记

（第二版）

胡希恕　传授

段治钧　编著

中国中医药出版社

·北京·

图书在版编目（CIP）数据

胡希恕《金匮要略》学习笔记/胡希恕传授；段治钧编著．—2 版．—北京：中国中医药出版社，2017.10

（胡希恕医学全集）

ISBN 978-7-5132-4428-2

Ⅰ．①胡…　Ⅱ．①胡…②段…　Ⅲ．①《金匮要略方论》—研究　Ⅳ．① R222.3

中国版本图书馆 CIP 数据核字（2017）第 220815 号

中国中医药出版社出版

北京市朝阳区北三环东路 28 号易亨大厦 16 层

邮政编码　100013

传真　010 64405750

廊坊市三友印务装订有限公司印刷

各地新华书店经销

开本 710×1000　1/16　印张 23　字数 350 千字

2017 年 10 月第 2 版　2017 年 10 月第 1 次印刷

书号　ISBN 978 - 7 - 5132 - 4428 - 2

定价　58.00 元

网址　www.cptcm.com

社 长 热 线　010-64405720

购 书 热 线　010-89535836

维 权 打 假　010-64405753

微信服务号　zgzyycbs

微商城网址　https://kdt.im/LIdUGr

官 方 微 博　http://e.weibo.com/cptcm

天猫旗舰店网址　https://zgzyycbs.tmall.com

如有印装质量问题请与本社出版部联系（010-64405510）

《胡希恕医学全集》总序

胡希恕先生（1898—1984）是现代经方大家，我们学习和整理其著作已走过40余年历程。值此胡老诞辰120周年前夕，我们编辑、刊出《胡希恕医学全集》以飨读者。

想当初，跟随先生抄方、聆听先生讲课、抄录先生笔记一段时间后，我们似感已了解老师学术的全部内涵。但随着学习的深入，我们才渐渐感悟到，自己对老师学术思想的认识、对经方医学的认识，尚只"登堂"，并未"入室"，这在我们已整理出版的胡老系列著作上有所体现。

早期，我们整理了胡希恕先生的临床验案及主要学术思想，发表于国内外期刊；并整理了胡老对《伤寒论》研究的笔记、胡老讲课录音等，出版了《经方传真》（初版）、《中国百年百名中医临床家·胡希恕》等，初步认识到胡希恕先生提出的"《伤寒论》的六经来自八纲"学术思想，理解了为何日本学者经考察后做出"胡希恕先生是有独特理论的、著名的《伤寒论》研究者、经方家"的高度评价。

胡希恕先生的著作刊出后，受到国内外医界的关注和热评，尤其是他提出"《伤寒论》的六经来自八纲"的思想，震撼了国内外医界，甚至被盛赞为"开启了读懂《伤寒论》的新时代"！随着医界同仁对胡老学说的重视，我们也进一步深入学习和探讨胡老学说的"学术轨迹"。2006年，我们看到了胡老更多的手稿笔记，并惊奇地发现：胡老于1982年讲完《伤寒论》《金匮要略》原文后，在病重期间还继续修改其"经方笔记"（如对《伤寒论》第214条进行了重新注解）。最值得注意的是，胡老对《伤寒论》第147条、148条的注解，不同时期的差别很大：1983年胡老对这两条的认识，与1982年的认识有明显不同。随后，我们再翻看胡老其他年代的相关笔记，竟然发现胡老对这两条的认识，大约10年就有一个变化！

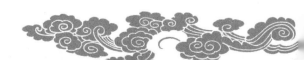

《胡希恕医学全集》总序

对手稿笔记不厌其烦地反复修改，突显了胡希恕先生治学态度的严谨、对经方研究的执着，亦使我们通过胡老的"修改痕迹"，看到了经方医学发展的"学术轨迹"。《伤寒论》的每一条文、每一方证，均来自于临床的反复实践，是几代人、几十代人诊疗历史的循证结果。后来，我们通过对相关医史文献的学习，更加明确了胡希恕先生所倡导的经方体系、被赞誉的"独特理论"，是与以《内经》为代表的医经理论体系不同的经方医学。因此，我们又重新整理了先生的有关著作，出版了《经方医学：六经八纲读懂伤寒论》《胡希恕伤寒论讲座》《胡希恕金匮要略讲座》等多部著作。

通过几十年的整理、学习胡希恕先生的学术思想，我们明确了"《伤寒论》的六经来自八纲"的核心观点，理解了"六经是如何形成的"这个疑难谜题。通过进一步的学习和临床，我们在学术观念上有了重大突破，更加明确地提出：中医自古就存在两大医学理论体系，即以《内经》为代表的医经体系和以《伤寒论》为代表的经方体系。

值此胡希恕先生诞辰120周年前夕，我们经过反复研讨、精心编辑，终于推出《胡希恕医学全集》。全集重在整理胡希恕先生对经方医学的理论阐述和临床应用（含医案解析），尤其侧重胡老对《伤寒论》《金匮要略》条文的注解、对经方方证的研究。全集包罗万象、精彩纷呈：有以胡老讲课录音为主者，有以胡老手稿笔记为主者，还有录音笔记结合、胡老弟子整理的"精华版"，从各角度、各方面系统完整地反映了胡老对经方的研究成果和临床经验。需要说明的是，全集所刊内容，原则上以胡老笔记和授课的原始记录为主，以便体现胡老原原本本的学术风貌。至于我们作为胡老亲授弟子对胡希恕学术思想的理解和注释，则以"解读"或"编者按"的方式进行附加说明。

全集试图展现胡希恕先生长期研究经方的思想历程，体现不同时期、不同阶段胡老对经方的认识。当然，全集之中的"解读"篇章，亦体现了胡老弟子继承和弘扬经方医学的心路历程。我们在继承胡老学说的基础上，也做了一些新的学术探讨：如在《胡希恕病位类方解》的基础上，我们探讨了如何把胡老对经方按照"表、里、半表半里"分类，进一步全部按照"六经"分类。后来，以"经方六经类方证"为特色的《经方传真（修订版）》出版后，受到了国内外经方同仁的青睐与好评，这使我们倍受鼓舞，促使我们更加精细地对《伤寒杂病论》的六经和方证进行新探讨。当然，我们对胡老学说所做的整理工作还有很多不足之处，对经方医学的研究尚待进一步深入。每当我们因工作疲劳，稍显倦怠之时，胡希恕先生严谨治学之语就在耳边响起——每每有人劝说胡老出书时，胡老总是说："我还没考虑好，等考虑好后再说吧！"

此次，我们编辑出版《胡希恕医学全集》，其目的除了让我们能够系统、完整地学习胡希恕"六经 – 八纲 – 方证"经方医学体系外，还希望广大读者能够通过全集有所感悟：胡希恕先生研究经方的成果，只是经方医学发展过程中的一小部分。对《伤寒杂病论》乃至"经方医学"的深度研究，需要下大力气进行继承和弘扬。"经方医学"仍然存在许多问题亟待研究、探讨和突破，需要一代又一代医家进行理论思考和临床实践！

让我们努力做一代经方传人吧！

冯世纶

2016 年中秋

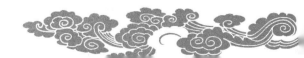

前　言

胡希恕①（1898—1984），中医临床家、教育家，近代经方学派大师。治病济世六十余年，毕生致力于仲景学说的研究和实践，形成了自己的独特见解，取得了世人瞩目的成就。日本中医界称其为"中国有独特理论体系的、著名的《伤寒论》研究者、经方家"。

先生追源溯流，理《伤寒杂病论》成书之经纬，强调仲景书大都取法于已失传的《伊尹汤液经》，有别于《内经》而自成独立的经方理论体系②。析八纲真义，明六经真谛，洞悉中医辨证施治精神实质，强调《伤寒论》的六经不是经络学的六经，而是在八纲辨证基础上发展的理论总结，乃人体患病后，症状与病位一般规律反映的六种类型。条分缕析，去伪存真，指出原书某些内容的历史条件局限性，纠正历来注家对某些条文释解之错误。以丰富的临床经验，积极倡导方证相应规律，灵活运用经方，充分发挥经方的卓越疗效，给后人学习、研究仲景原著以深刻启迪。诲人不倦，扶掖后学，以高尚的医德树后人学习之楷模。

余有幸受胡老直接教诲七八年，结缘有兹十八载，感悟良多，受益终生。想当年聆听恩师讲课时，远没有现在音、像、印刷条件之便利，受条件限制，每每在讲课前才发当日授课内容的手刻钢板蜡纸油印之讲义，甚至有时学员先互相传抄讲义的内容，老师再以讲义为提纲，抽丝剥茧地娓娓道来，详尽地进行阐释。本书据此整理成册，以飨读者。其中对条文的【释】

---

①　胡希恕先生小传，参见《胡希恕讲伤寒杂病论》（主编冯世纶，人民军医出版社2007年1月出版）；《中国百年百名中医临床家丛书·胡希恕》（主编冯世纶，中国中医药出版社2001年1月出版）。

②　此可与《胡希恕金匮要略讲座》（鲍艳举、花宝金、侯炜著，学苑出版社2008年7月出版）互参。

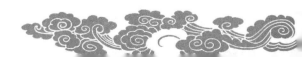

【按】部分，是胡老讲《金匮要略》历年教学讲义中的一个版本，乃老师给后人留下的珍贵手笔资料。＜注＞＜按＞部分，是编者根据老师讲解整理的学习笔记，做到尽量采用原话、表达讲授人原意，它真实地反映了一代中医经方大师研读仲景书的真知灼见，同时展示了其学术思想、治学特点，以及临证运用经方的独到经验。

做临床，必读古籍。仲景书是确立中医辨证施治理论体系的伟大著作，乃提高临床疗效筑根基的必读典籍，不下苦功难得其中奥旨。继承是基础，创新发展是目标。熟谙经典，勤于临证，是发扬中医优秀文化的必由之路，能为有志于斯者尽此绵薄之力，吾之幸也。笔记部分错漏之疵，当为整理者之责，望读者予以指正。

本书经胡希恕先生再传弟子石应轩协助校对，在此表示诚挚的谢意。

段治钧

2013 年 10 月 1 日

导　读

东汉末年，伟大的经方医学家张仲景，其著作由于战乱而散失，经后人于不同时期搜集编纂为两部，即《伤寒论》和《金匮要略》，又合称《伤寒杂病论》，其书名沿用迄今。学习仲景书，一般都应先读《伤寒论》，在此基础上再读《金匮要略》，因为在《伤寒论》中即完整地建立起六经八纲辨证施治的方法体系。对于辨证施治的精神实质，胡老则精辟地指出"中医的辨证施治，是在患病机体一般规律反映的基础上而适应整体的，讲求一般疾病的通治方法"，足证仲景书不但治外感热病，亦可治疗杂病，"苟得其所以立法之意，则知其书足以为万世法"也。因后者"要略"，故宜先读前者以得其意。

我们说仲景书大都取材于《伊尹汤液经》，是有别于《内经》的经方理论体系①，从全书整体来看的确如此，但由于是后人搜集编撰，简出简入亦所难免，有个别章节显有不同之音。例如本书"脏腑经络先后病脉证第一""五脏风寒病"，还有一些个别条文。对第一篇胡老明确认为此非仲景原作，乃后世文简入；对第十一篇"五脏风寒病"，讲条文时有的地方胡老虽也宗《内经》因文释意，那是为了使学者容易明白条文的文意，但也表达了自己的独立见解。胡老这种独立思考、思辨的治学态度，很值得后学者借鉴。

本书中【释】【按】文意已足的，<注>中就尽量不再重复，这略有别于拙作《胡希恕越辨越明释伤寒》（中国中医药出版社2009年2月出版）中词解、句析、条释的注法。因此建议读者阅读时，先读胡老【释】【按】，再读<注>文，以能加深对胡老学术思想的理解。

---

① 参阅《解读张仲景医学——经方六经类方证》第二版（冯世纶、张长恩主编，人民军医出版社2011年4月出版）上篇有关章节。

　　记录胡老讲课内容时，经常要联系《伤寒论》的有关条文，故建议读者手头备有此书，以便随时对照参考。

　　本书的＜方解＞中，对药物的注释，凡在上述本人拙作中已讲过的药物，就不再单列注释，没讲过的则按其性味、归类、功效、主治，先予注释，再简要解析方剂。

　　对条文中的脉，可参阅拙作《胡希恕讲仲景脉学》（中国中医药出版社2011年1月出版），以见胡老学术观点整体的统一。

目 录 *MULU*

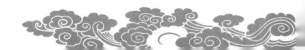

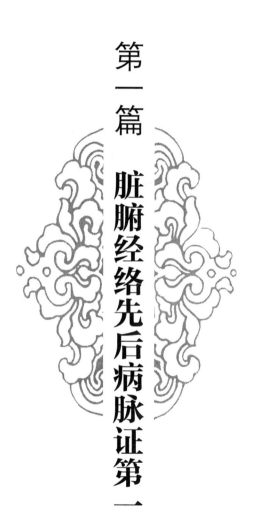

第一篇 脏腑经络先后病脉证第一

【原文】问曰：上工治未病，何也？师曰：夫治未病者，见肝之病，知肝传脾，当先实脾，四季脾旺不受邪，即勿补之。中工不晓相传，见肝之病，不解实脾，惟治肝也。

夫肝之病，补用酸，助用焦苦，益用甘味之药调之。酸入肝，焦苦入心，甘入脾。脾能伤肾，肾气微弱，则水不行；水不行，则心火气盛；则伤肺；肺被伤，则金气不行；金气不行，则肝气盛。故实脾，则肝自愈。此治肝补脾之要妙也。肝虚则用此法，实则不在用之。

经曰：虚虚实实，补不足，损有余，是其义也。余脏准此。

段治钧

<注> 第一段，讲肝实之病，必传脾。上工治未病，是说良医、好的大夫，能预见当前的病若进一步发展，会发生什么病。那么就在治疗当前病之际，同时要防止可能发生但尚未发生的病。见肝之病，知肝传脾，当先实脾。四季脾旺不受邪，即勿补之。例如治肝病，按五行学说，肝属木，脾属土，如果肝实，木实一定克土，所以见肝之病，知肝传脾，在治疗上则需一方面治肝，一方面还要先实脾（即调补脾脏），让病不传，因为现在只是肝病而脾还没病，对脾来说这就是治未病。但有一种情况例外：既要知道五脏相传之理，还要知道时令之盛衰。四季脾旺不受邪，即勿补之者，春夏秋冬四季，根据天干、地支推算，三个月准有一个土，每季最后十八天都是土盛、土旺之时，这个时候虽然肝病实，但因脾旺不受邪，就不用再补脾了。中工不晓相传，见肝之病，不解实脾，惟治肝也。水平一般的大夫，不晓得五行相克、脏腑相传之理，见肝病就光治肝，不知脾会受病而先予实脾。

第二段，讲肝虚之病。补用酸，助用焦苦，益用甘味之药调之。酸入肝，焦苦入心，甘入脾，讲治肝虚怎么用药。治虚证用补法，肝虚补之以本味，所以治肝虚用酸来补，因为酸入肝；木生火，心为肝之子，今肝虚心火亦必不足，补子能令母实，所以治肝虚还要助其心火，助用焦苦，因为苦入心；《难经·十四难》说"损其肝者缓其中"，"中"就指中土脾，所以治肝

虚还要益脾，益用甘味之药调之，因为甘入脾。这在临床上还是有一定的指导意义的。肝虚之病，虽然不传脾，但补脾也正为治肝，到此上述文字其意已足。

但其后又讲了一连串的道理：脾能伤肾……此治肝补脾之要妙也。大意就是说：脾土有制约肾水的功能（土克水），但要克得太过了反而伤肾，因而肾气微弱，则水不行；水克火，今肾气微弱、水不行，制约不住心火，则心火气盛；火又克金，所以心火气盛，则伤肺；肺被伤，则金气不行；金克木，因为肺被伤，金气不行，肝就不受克，所以则肝气盛。肝气一盛，肝虚的病就好了，因曰则肝自愈。还说此治肝补脾之要妙也。

段治钧

＜按＞说来说去，最后还是为了说明治肝虚也要实脾，这跟本段前边那部分的结论是一样的。第二段这后半部分，即使是为了在机理上进一步阐述，也颇有画蛇添足之感。尤其"肝虚则用此法，实则不在用之"这两句话，第一段的肝实之证，明言见肝之病当先实脾，那个那么讲这个这么讲，两者显然有矛盾。再者按照这一连串的道理，在治疗上就得接二连三，仲景书中有吗？没有啊！即使在本篇中也未举出一个按此治疗的实例。

胡老在生前最后一次系统讲解《伤寒杂病论》时（参见中国中医药出版社出版的《胡希恕金匮要略讲座》），对这一篇曾有这样的话："原来在《伤寒论》里，第一页有一个'伤寒例'，类似序言。'伤寒例'为王叔和所写，故我认为此篇亦王叔和所写。此篇题目也不符合张仲景写作风格，脉证更不是。这都是脏腑经络（的内容），我认为这不是张仲景的东西，张仲景不会这么写文章，所以我向来不讲它，大家可以研究研究是不是这样。"

＜续注＞第三段，经曰：虚虚实实，补不足，损有余，是其义也。余脏准此。经，指《黄帝内经》（简称《内经》）。虚虚实实，有两种说法，一指虚有虚的治法，实有实的治法。二是说虚证如用泻法（治实的方法），则虚者更虚；实证如用补的方法（治虚的方法），则实者更实。必须虚则补之，实则泻之，补其不足，损其有余，才是正治。肝病如此，其他心、肺、脾、肾等脏，可依此类推，所以说余脏准此。

【原文】夫人禀五常，因风气而生长，风气虽能生万物，亦能害万物，

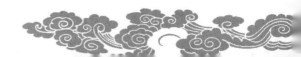

如水能浮舟，亦能覆舟。若五脏元真通畅，人即安和。客气邪风，中人多死。千般疾难，不越三条：一者，经络受邪，入脏腑，为内所因也；二者，四肢九窍，血脉相传，壅塞不通，为外皮肤所中也；三者，房室、金刃、虫兽所伤。以此详之，病由都尽。

若人能养慎，不令邪风干忤经络，适中经络，未流传脏腑，即医治之；四肢才觉重滞，即导引、吐纳、针灸、膏摩，勿令九窍闭塞；更能无犯王法、禽兽灾伤，房室勿令竭乏，服食节其冷、热、苦、酸、辛、甘，不遗形体有衰，病则无由入其腠理。（腠者，是三焦通会元真之处，为气血所注；理者，是皮肤脏腑之纹理也）

段治钧

<注> 第一段，论述人与自然的关系，指出疾病可以预防，概括病因。天之五气燥、风、寒、热、湿，地之五行金、木、水、火、土，这五类事物的正常运动，都叫五常。夫人禀五常，因风气而生长，指人禀天地之气而生，天之五气运化万物。在这里风气二字，概括五气而言，万物和人都因风气而生长。但是风气虽能生万物，亦能害万物，这犹如水能浮舟，亦能覆舟，这是指正常的风气有益于人，而不正常的风气又足能害人。其实这害人的原因，非惟不正的"风气"，更是由于人自身有问题，还是内因起主导作用。若五脏元真通畅，人即安和。客气邪风，中人多死，元真之气，元即原气，乃先天之精所化生，或曰先天之气；真即真气，乃先天之原气和后天呼吸、饮食精微相结合，以充养全身的精气，为人体生命活动的动力。五脏各有元真之气，即所谓脏气。平时善于摄生，五脏元真通畅，就是充盈没有毛病，抗病力就强，正气存内，邪不可干，那么虽有"客气邪风"，也不足为害，人即安和，这说明疾病是可以预防的。如果平时不善摄生，在正气不足的情况下，邪气病毒（即客气邪风）才能乘虚而入，危害人体，甚至造成死亡。

其次，说明疾病的种类虽多，原因不外三条：一是经络受邪，入脏腑，邪气先伤其经络，因为五脏元真不通畅，人自内伤、本虚，邪气才乘虚入内于脏腑，故曰"为内所因也"，古人管入脏腑的病因叫内因。二是四肢九窍，血脉相传，壅塞不通，为外皮肤所中也，虚邪贼风不能择时避之，致使皮肤

（在这儿代表人体这个外在的躯壳）受风寒等外邪侵袭，血脉的相传（运行）受阻，所以四肢九窍壅塞不通，其病在外，这就是外因。三是房室、金刃、虫兽所伤，房事不节制，或为刀斧所伤，或为虫兽意外伤害等，这又与上述因素不同，即非内因、也非外因，叫不内外因。这"千般疢（chèn）难"，其病由就都概括在以上三因之中了。

<续注>第二段，根据上面所论，来讲摄生之道。若人能养慎，就是人平时就能很谨慎地注意养生防病，特别是注意不令邪风干忤经络。古人认为疾病的原因就是风寒，当然这种认识不够全面，是有问题的，研究古人的东西，对此可以做个参考。倘一时不慎受了外感，外邪适中经络，即应趁其未传脏腑之时，及早施治。比如四肢才觉重滞，即用导引、吐纳、针灸、膏摩等法治疗，勿使九窍闭塞不通；节制房事，不要太过；饮食注意冷热、调节苦、酸、辛、甘等五味不要偏食；不违法、不发生禽兽灾等意外伤害，这样才是养生之道。身体强壮，疾病则无由入其腠理，如果病邪外不能入于腠理，当然也就不能深入脏腑，就能保持健康。腠理，腠，即皮与肌肉（肤）之间（交接之处）；理，即皮肤、脏腑组织的纹理。古人认为那是三焦通会元真之处，向里可以通五脏元真，向外是气血所注之地。

段治钧

<按>胡老认为张仲景的《伤寒杂病论》，是承袭我国最古老的方剂书《伊尹汤液经》，而在理论体系上与《内经》并无太密切的关系。而这一篇，多数内容悉宗《内经》，且辨证方法亦与六经八纲的方式方法不相符合，胡老认为此篇为后人所做，故授课中多不讲解。在最后这次系统讲课时，胡老用《内经》观点讲了以上两条，以飨学者。其符合仲景书意的条文，在《伤寒论》和本书中已做详释，余者以为无足重要，乃略而未讲。本篇因编者未见到胡老的文字之【释】，所以仅依个人的学习笔记整理为<注>。

第一篇 脏腑经络先后病脉证第一

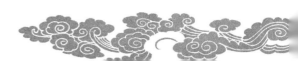

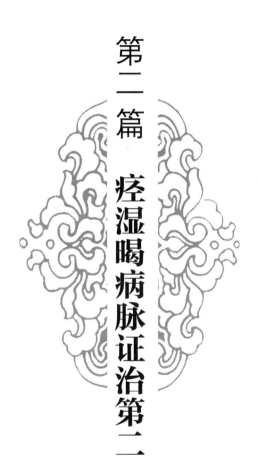

第二篇　痉湿暍病脉证治第二

胡希恕《金匮要略》学习笔记

胡希恕

段治钧

008

【原文】 太阳病，发热无汗，反恶寒者，名曰刚痉。

【释】 痉病即指周身发作强直性的痉挛而言。此证多热而不恶寒，但刚痉则恶寒，故谓反恶寒。太阳病，发热无汗而恶寒，为太阳伤寒证。太阳伤寒而痉者，则名之为刚痉。

〈注〉 痉，指痉挛、拘急、肌肉紧张、角弓反张等症状。其原因，有水毒充斥，有汗出伤津组织枯燥，有里热盛实等不同。其表现形式，有以表证形式发作者，有以里证形式发作者，有虚有实。

本篇前十三条专论痉病，所以本条亦必有痉的特征。刚痉者，即以太阳病伤寒证的形式所表现的痉病也，并非但见"太阳病，发热无汗，恶寒"即为刚痉，经文言简意赅，不得片面理解，余均仿此，宜注意。"反"字，亦可理解为针对下条"发热汗出，而不恶寒"的柔痉不同而言。观其无汗而痉，可见此痉以水毒充斥为其主要原因。

【原文】 太阳病，发热汗出，而不恶寒，名曰柔痉。

胡希恕

【释】 太阳病，发热汗出，为中风证。太阳中风当恶寒，今以热盛津虚而致痉，故不恶寒。太阳中风不恶寒而痉者，则名之为柔痉。

【按】 以上两条说明，痉病始得之，亦常以太阳病证出现，刚痉、柔痉者，即见于伤寒、中风不同的类型也。

〈注〉 观其有汗而痉，可见此痉以组织枯燥为其主要原因。为了说明多热，经文用一"而"字，正如上条用个"反"字一样，均有深意焉。推而论之，如果发热、不恶寒、口渴而痉者，那就是以温病的形式表现出来的痉病，因《伤寒论》第6条曰："太阳病，发热而渴，不恶寒者，为温病。"

段治钧

太阳病必恶寒，不渴；阳明病不恶寒，反恶热，有渴；温病不恶寒而发热，必渴。中风、伤寒均为太阳病的一种证，故《伤寒论》中不称其为病。今明明又提出一个温病，其不属于太阳病可知。可见温病乃阳明之类，句首冠以太阳病者，比较之意，文中多见。读仲景书当于此等处细悟而得之。

【原文】太阳病，发热，脉沉而细者，名曰痉，为难治。

胡希恕

【释】《伤寒论》无"为难治"三字，当是衍文，宜去之。

此承上条还讲的是柔痉，出示柔痉的脉应。太阳病，发热，脉当浮数，今以痉故，肌肉痉挛（拳急），脉不得出，故反沉细也。

段治钧

<注> 本条讲柔痉之脉。柔痉是以太阳中风的形式而发作的痉病，其证如上条所述"发热，汗出，不恶寒"。汗出则伤津，津伤则血少，到了相当的程度，又因有热而致痉。本来太阳中风脉浮而缓弱，待到此时脉则不浮而沉、不缓而细以应之，但此沉细之脉必兼有数象。

胡希恕

<按> 胡老【释】中说本条无"为难治"三字，并说对照《伤寒论》可知，但查《伤寒论》并无此条文，姑存待考。刚痉、柔痉，即是以太阳病形式表现出来的痉病的两种类型。

【原文】太阳病，发汗太多，因致痉。

【释】 太阳病发汗，以取微似有汗者佳，若发汗太多病必不解。津液亡失过多，则肌肉不和而致痉也。

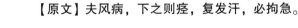

<注> 本条致痉的原因亦是因津液丧失，组织枯燥，热再不去因而成痉，以示成柔痉之所以然。但本条之汗出多因治疗之过，与第二条自汗出者略有不同，但其理则一也。

段治钧

【原文】夫风病，下之则痉，复发汗，必拘急。

【释】 太阳中风，法宜桂枝汤以解之，而误下之，病必不解，徒亡津液，因而致痉。若复用麻黄汤发汗，则重亡津液，更必加深其拘急也。

胡希恕

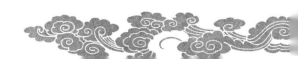

段治钧

<注> 风病即指太阳中风，因自汗出本失津液，今又非法下之，不但伤津更甚，而且表证下之，易引热邪内陷而成痉。复又发汗，指又以麻黄汤发汗，《伤寒论》讲下之后表不解者，应更以桂枝汤，若再用麻黄汤发汗，一误再误，不但发痉，而且还要抽搐了。

【原文】疮家虽身疼痛，不可发汗，汗出则痉。

胡希恕

【释】疮家耗于脓血，虽有身疼痛的表证在，亦不可发汗。非法发汗，重亡其津液，其组织枯燥则必痉。

【按】以上三条，反复说明津液枯燥，肌肉不和，为致痉的主要原因之一。

段治钧

<注> 疮家，指宿有疮疾久久不愈者，因脓血溃烂日久，血虚人亦虚也，故不可发汗，发汗则痉。

以上三段，都说的是柔痉，论述各种误治造成组织枯燥，再有热，而发生痉病，故曰"致痉""则痉"。

<按> 本条为《伤寒论》85条在《金匮要略》重出者。

【原文】病者身热足寒，颈项强急，恶寒，时头热，面赤目赤，独头动摇，卒口噤，背反张者，痉病也。若发其汗者，寒湿相得，其表益虚，即恶寒甚。发其汗已，其脉如蛇。

胡希恕

【释】《玉函经》无"若发其汗者"以下十七字，当是衍文，宜去之。而《伤寒论》中无"发其汗已"以下八字，审其文义，当为下条文字，宜改之。

身热恶寒者，表未解；颈项强急者，血液充盈于上；足寒者，气血不充于下；时头热，面赤、目赤者，热伴气上冲，壅逆于头面；独头动摇者，因颈项强急，运转不自如，则只头动摇也。若此强急达到相当程度，则必卒口噤、背反张而病痉也。

【按】津液枯竭，肌肉不和，因致柔痉者已如上述。但刚痉则不然，反由于表实无汗，津液伴气冲壅逆于身体上部，因使项背肌肉失调而痉挛。若此痉挛达到一定程度，必口卒噤、背反张也。此述刚痉的成因，可与后之葛根汤条互参自明。

段治钧

<注> 身热、恶寒（无汗）、颈项强急，为太阳病葛根汤证。本条气上冲明显。上半身体液充斥，又不出汗，故颈项强急；下面虚，津血不充于足则足寒；热也上冲，故头热、面赤、目赤。这种情况发展到一定程度，就成了后文的痉病。这条说的是刚痉。

<按> 颈项强急、独头动摇、卒口噤、背反张，乃痉之本病。独头动摇乃颈项强急之故，为"强几几然"之甚；背反张、卒口噤，乃痉之甚者。

以上各条总论以太阳表证形式出现的痉病——汗出伤津的柔痉和无汗水毒充斥的刚痉。本条身热恶寒而痉，虽主述以葛根汤证出现的刚痉，但句首不曰太阳病如何，而曰"病者"如何，则寓此身热、足寒、面赤、目赤，若为里热甚者，那就是另一种情况了，若此痉者，已含可下之意，给后面以承气汤治痉垫笔也。

【原文】发其汗已，其脉如蛇。暴腹胀大者，为欲解。脉如故，反伏弦者，痉。

胡希恕

【释】其发汗已者，谓上述之刚痉，以葛根汤发汗后也。其脉如蛇者，谓脉按之有缓曲如蛇行状，而不是"紧如弦，直上下行"也。暴腹胀大者，为表解、气冲已，水气趋于下也，故在痉证为欲解。若脉如故，甚或脉反伏弦者，则病已传里，痉未已也。

【按】身热属阳明，身热而恶寒属太阳，虽表未解，亦暗示有内传阳明之渐。若里热微，服葛根汤本可表解里和而痉自愈；但若里热较甚，表虽解而里不和，则痉不已也。

段治钧

<注> 刚痉因水毒充斥，脉当紧如弦，直上下行（见下条对痉病脉的论述）。若服发汗药后，随着汗出，不但津液减少而且气上冲也得以缓解，因此直上下行的紧弦之脉变得缓曲如蛇，且伴气冲而上逆的津液也随之得下，故腹部突然觉得发胀。这些都是痉病欲解的现象。发汗后若紧如弦的脉象不变，甚或脉象变得极沉而弦，这是病已由表入里了，痉病亦必不得解。

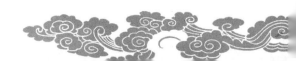

【原文】夫痓脉，按之紧如弦，直上下行（一作筑筑而弦。《脉经》云：痓家其脉伏坚，直上下）。

胡希恕

【释】表实无汗，故脉按之紧；痓则强急，故脉应之弦。脉紧弦，直上下行，此述刚痓之脉也。

<注> 刚痓，是以太阳伤寒的形式表现出来的痓病，脉浮紧，因为痓，筋脉拘急，则脉直上下行，言脉的绷直性能也太过。即脉动之弦劲有力也。

<按> 太阳中风，表虚有汗，脉浮缓，一发痓则脉沉细；太阳伤寒，表实无汗，脉浮紧，一发痓则脉紧如弦。

【原文】痓病有灸疮，难治。

【释】痓病有灸疮，知为误灸虚热证因使津血枯竭而致痓也，故为难治。

胡希恕

【按】《伤寒论》曰："微数之脉，慎不可灸，因火为邪，则为烦逆，追虚逐实，血散脉中，火气虽微，内攻有力，焦骨伤筋，血难复也。"可与本条互参。当知灸虚热证而致痓者，为难治也。

段治钧

<注> 胡老的按语，载《伤寒论》第116条，微而数的脉是虚热证的脉，不宜用灸法治疗。因火为热邪，以热济热，则必使人烦逆。本来津血虚，以火灼津，益使其虚，故谓为追虚；本来邪热实，以火助热，更增其实，故谓为逐实。其结果必使血散脉中而后已。灸火的气势虽微，但乘虚内攻则确实有力，必致热亢津枯，而使人焦骨伤筋，而血难恢复正常。言其难治非妄也。再深入一层探究的话，脉微数的虚热证，在痓病当指柔痓，不可灸；那么对脉紧弦的刚痓，犹不可以火邪迫实热，使血热妄行，变证丛生，则更不可灸自在意中。

以上可谓为痓病的总论，以下讲痓的具体证治。

【原文】太阳病，其证备，身体强几几然，脉反沉迟，此为痓，瓜蒌桂枝汤主之。

胡希恕

段治钧

【释】太阳病其证备者，谓太阳中风发热汗出的为证俱备也。身体强，几几然者，谓全身发拘急或痉挛而几几然也。此为柔痉，而非太阳中风本证，故脉不浮而反沉也。以本方主之。

【按】此为柔痉出其治也。

＜注＞此身体强，虽指拘急或痉挛，但挛急得并不厉害，以几几然来形容身体僵紧仰俯不自如的样子。脉沉迟抑或沉细均为不及之脉，皆津液虚的脉应。若此以太阳中风的形式以津液虚损，组织枯燥，再加有热而致的痉病，主以瓜蒌桂枝汤治之。

瓜蒌桂枝汤方

瓜蒌根二两　桂枝三两　芍药三两　甘草二两　生姜三两　大枣十二枚

上六味，以水九升，煮取三升，分温三服，取微汗。汗不出，食顷，啜热粥发之。

＜方解＞即桂枝汤原方再加瓜蒌根三两。服食方法亦如桂枝汤法。瓜蒌根，苦寒，解渴，润燥，为一强壮性的滋润解痉解热药。本方用之即取其滋润组织枯燥的作用，为治痉的主药，用量不可太小，少用无效。因瓜蒌根是主药，所以叫瓜蒌桂枝汤，而不叫桂枝加瓜蒌汤。

＜按＞本书引用原文方剂，由于古时度量衡与现代不同，在临床应用时，应以现代常用量为准。另外要注意原方"煮取三升，分温三服"合现代是三副药的剂量。胡老经验用量将古之一两折合近代三钱、合现代处方九克用之。

本书条文中的脉象和方剂中的药物，因在拙作《胡希恕越辨越明释伤寒》中大部分都已做了较详的注释，请读者参考，除个别情况外在本书中均不再赘释。

【原文】太阳病，无汗而小便反少，气上冲胸，口噤不得语，欲作刚痉，葛根汤主之。

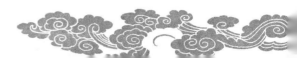

胡希恕
《金匮要略》学习笔记

胡希恕

段治钧

【释】太阳病无汗为表实。无汗则小便当多，今以气上冲胸，水伴气冲而上迫，故小便反少。口噤不得语，痉之为候已显。此欲作刚痉也，葛根汤主之。

【按】此为刚痉出其治也。

<注> 人体水分的排出，主要是从汗液和小便，其次就是从呼吸道等处。今无汗小便反少，又在太阳病阶段，人体自然机能欲以排汗的机制祛邪外出，而又不得汗；体液伴气上冲集于体表尤其是上体部，因而小便不多。此一派水毒充斥的现象。口噤即牙关咬紧，因而不得语，因知其欲作刚痉也，若不及时治疗，进一步就可能出现角弓反张的重症了。不管已发刚痉或尚未发刚痉，均用葛根汤治之。

本条言刚痉的治疗。其痉证既以葛根汤的形式表现出来，当然就有葛根汤的主证"太阳病，项背强几几，无汗恶风"在，或合于葛根汤证的发病机理，才能用葛根汤治疗。这就必须与《伤寒论》互参，本书中所出现的《伤寒论》方剂的应用莫不如此，学者宜注意。所以《伤寒论》中证治论述多详，本书中证治论述有时较略，其原因亦在于此。这两本书原是一部曰《伤寒杂病论》，仲景详略之酌颇具深意也。

葛根汤方

葛根四两　麻黄三两（去节）　桂枝二两（去皮）　芍药二两　炙甘草二两　生姜三两　大枣十二枚。

上七味，㕮咀，以水七升，先煮麻黄、葛根，减二升，去沫，内诸药，煮取三升，去滓，温服一升，覆取微似汗，不须啜粥，余如桂枝汤法将息及禁忌。

<方解> 葛根汤证是太阳病表实无汗、恶寒重、项背强几几。欲作刚痉或已作刚痉，乃水毒郁积项背而拘急痉挛。葛根汤是在桂枝汤的基础上，因无汗而加麻黄，有桂枝而治气上冲，用甘润解痉之葛根为主药，亦正对刚痉之为证也。用本方发汗后，水毒不再那么充斥，表解、气不上冲，痉即得解。

【原文】痉为病，胸满口噤，卧不着席，脚挛急，必齘齿，可与大承气汤。

胡希恕

【释】胸满者，热盛于里而壅于上也；口噤，即口噤不得语的简词；卧不着席者，为背弓反张，仰卧则背不能着于席也；脚挛急者，脚亦痉也；齘齿者，为咬牙发怒状，即牙关紧急甚也。此为热盛于里，痉之最甚者，可与大承气汤以下其热。

【按】无热则不痉，柔痉之津液虚竭，刚痉之多湿，亦均有热也。不过在表之热浅，故痉亦微；在里之热深，故痉亦剧也。

段治钧

＜注＞本条之痉，没有表证，当然不可再用发汗法。此乃里热盛，其热自里向上壅逆的为证。痉病以阳明病的形式表现出来，当视热实的程度，而适证选三承气汤治之。此痉之最甚者，选大承气汤下之以救津液。不说"主之"，而说"与之"，即让斟酌选方之意也。

胡老说"无热则不痉"，这就是在三阳篇有痉证，而三阴篇没有痉证的原因。到此痉病就讲完了，但不够全面，也有以少阳病的形式表现出来的痉证，就没有再讲，有以上三方证，则举一隅而三隅反，举例表里，当然也就包括了半表半里。

大承气汤方

酒大黄四两　厚朴半斤（炙，去皮）　枳实五枚　芒硝三合

上四味，以水一斗，先煮二物，取五升，去滓，内大黄。煮取二升，去滓，内芒硝，更上微火一二沸，分温再服，得下止服。

＜方解＞大黄、芒硝攻坚下热，厚朴、枳实行气消胀。诸药协力，泻下峻猛，治阳明内结，潮热、腹胀满、大便硬而难通者。大黄的作用在于通便泄热，芒硝能使大便稀薄，解热也甚佳，二药合用则攻坚下热。大黄苦寒，芒硝咸而大寒。若去潮热，单有大黄不行，必用芒硝。

以下讲湿（既有风湿在表的湿，也有在太阴的里湿）。

【原文】太阳病，关节疼痛而烦，脉沉而细（一作缓）者，此名湿痹（《玉

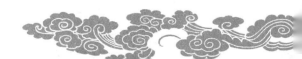

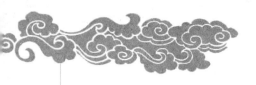

胡希恕

《金匮要略》

学习笔记

函》云中湿）。**湿痹之候，小便不利，大便反快，但当利其小便。**

胡希恕

【释】太阳病，关节疼痛而烦，脉不浮紧而沉细，知非太阳伤寒，而为湿痹。湿痹者，为水停不行，湿着关节不去，故其为候当小便不利，大便反快也。其治当利其小便，水行湿去则愈。言外不可发汗也。

【按】此即所谓寒湿痹证，宜依证选用附子汤或真武汤，均见于《伤寒论》少阴篇，可互参。

段治钧

<注> 句首冠以太阳病，但脉不浮而沉细，故知非太阳病，之所以要那样说，是让人对照辨证的意思，这种笔法仲景书中还有多处，学者宜注意体悟之。关节疼痛乃痹证的要征，也是表证，但不是太阳病脉浮紧、发热恶寒、身疼痛那样的证情。痹者，痹阻不通之意，泛指邪气闭阻躯体或脏腑经络所引起的病证。通常多指风寒湿邪侵犯机体而发生关节或肌肉疼痛、肿大、重着等一类疾患。湿和水本质上是一个东西，组织中停滞的像雾露一样的水分就是湿。烦是因为关节痛重而引起的痛烦。脉沉主里，亦主水，本书第十四篇水气病第十条曰"脉得诸沉，当责有水"；湿水之脉无热者脉多沉，脉细主气血虚。由此兼象脉可知此痹为寒湿在里的湿痹，此水为里水。而小便不利、大便反快，更是湿痹的确候。因小便不利，水不下通，水停在组织之内，则大便代偿故反快利。可见此里水者，全在小便不利也，所以此证当利小便则治。

<按> 此寒湿在里之痹，虽无下利、呕吐，但脉沉细、大便反快，亦属太阴虚寒证（也可说是系于太阴），故治之之法，无关太阳，不应解外，而应温中逐饮。故胡老在【按】中说到，有用附子汤、真武汤（参见《伤寒论》305 条、316 条）的机会。

【原文】**湿家之为病，一身尽痛（一云疼烦），发热，身色如熏黄也。**

【释】一身尽痛、发热者，小便当不利，心下有水气，表不解也。热不得越，身必发黄。因为湿盛，故黄色不鲜明如橘子色，而为熏黄也。

【按】此即《伤寒论》所谓寒湿在里的发黄证，当于寒湿中求之，不可下也。

段治钧

<注> 本条乃承上条而来，当亦有小便不利的为证。如上条之湿痹，比关节疼痛更重，进而为一身尽痛，小便不利，而且较上条更多了发热。小便不利湿停于内，再加有热，因此湿热蕴蒸而发黄。此偏于湿盛的发黄证为阴黄，其黄色如烟熏，黄而晦滞，不同于阳黄之色泽鲜明如橘子色也。

<按> 以上讲的都是里湿，都以小便不利为由。

【原文】湿家，其人但头汗出，背强，欲得被覆向火。若下之早则哕，或胸满，小便不利（一云利），舌上如胎者，以丹田有热，胸上有寒，渴欲得饮而不能饮，则口燥烦也。

胡希恕

【释】湿家，即指里有寒湿的患者，若胃气强，而热实者，本可议下。今其人但头汗出，虽有热象，但去阳明内实尚远。尤其背强，为湿郁肌寧之候，欲得背覆向火，仍有恶寒在表之情，此时下之未免太早。下虚其胃，水气乘之而上犯，故哕；甚或气冲不下，则更胸满、小便不利也。水气迫于上，而热反隔于下，故谓丹田有热，胸上有寒也。舌白滑如苔，即有湿有热之象。热则渴欲得饮，以水气上逆反不能饮，所以徒自口燥烦也。

【按】下后因致小便不利，则原来小便自利可知。汗越于上，水利于下，正是热迫湿出于外之证。不过背强、欲得背覆向火、但头汗出而身无汗，还未至湿尽热实之候，下失之早，故致最后的变证。《伤寒论》187条曰："伤寒脉浮而缓，手足自温者，是为系在太阴。太阴者，身当发黄，若小便自利者，不能发黄。至七八日，大便硬者，为阳明病也。"可与之互参，于水火进退之理就较易明之了。

段治钧

<注> 湿家，指久有湿邪在身的人。头汗出为有热，背强为水毒郁结，欲得被覆向火者，病人总想披着东西靠近热处，说明还恶寒，其表未解甚明。湿家无下法，言下之早者，寓水火进退之理也。人虽有湿，若胃气强、有热，则湿能被排出（例如汗出，或小便利），可有成阳明病的机转，这就是胡老【按】中所举《伤寒论》187条的机理。若热进湿退，在这种特殊情况

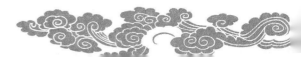

下，病已入阳明，当然可下，但下之不能过早。如本条其人只头汗出，身无汗，虽有热亦不甚，同时还有恶寒的表证在，距阳明里实尚远，显然此时下之则过早。下之早伤胃则胃虚，胃虚则水气上冲，而为哕、为胸满、为小便不利、舌上如苔（虽似有黄苔，但不干而滑）等上寒之证。丹田有热者，此泛指下焦有热。如此上寒（文中曰胸上有寒）下热之证，故出现渴欲得饮（因有热），而不能饮（因有寒）之情。

【原文】湿家下之，额上汗出，微喘，小便利（一云不利）者，死；若下利不止者，亦死。

胡希恕

【释】 寒湿在里，胃多虚，不可妄下。若误下之，额上汗出、微喘、复小便利者，精气欲脱于上也；或下利不止者，精气脱于下也。精气脱于上或脱于下，胃气已败，故主死。

段治钧

＜注＞ 上条＜注＞中曾说湿家无下法，就是因为寒湿在里，其胃多虚的缘故。胃虚不能独用下法，不管什么病均如是，这是临床中需注意的，也可说常须识此，勿令误也。本条示例即寒湿在里的人，误用下法而出现的严重不良后果。

本条的"额上汗出"不同于上条的"头汗出"，那是表证有热而汗出不畅（身无汗且恶寒），这是微喘而额上汗出不断或汗出如油，虚脱之情甚为显见。

【原文】风湿相搏，一身尽疼痛，法当汗出而解，值天阴雨不止，医云此可发汗，汗之病不愈者，何也？盖发其汗，汗大出者，但风气去，湿气在，是故不愈也。若治风湿者，发其汗，但微微似欲汗出者，风湿俱去也。

胡希恕

【释】 风湿相搏，即风邪与湿气合而为病。一身尽痛，谓周身关节俱痛也。以病在表，法当汗之而解。风湿疼痛，值天阴下雨时，则痛剧而不止，这与单纯的太阳伤寒证、太阳中风证的身痛是有区别的。医发其汗而不愈者，因发汗不得法之故，发汗若令大汗出，则风气去而湿气留，是故不愈也。风湿发汗宜微微似欲出汗者，风湿乃可俱去也。

段治钧

<注> 风湿相搏，即一般的风湿关节痛，其急性发作时则一身关节俱痛。它比太阳病的身痛要重，并且这种风湿疼痛对气候变化很敏感，风雨天及日落时则痛剧。风湿相搏病属表，依法亦应发汗，但须注意：一是要选适证的发汗方剂，二是发汗须得法，以微似汗者佳，不可令大汗流漓，病必不除。

【原文】湿家病身疼发热，面黄而喘，头痛鼻塞而烦，其脉大，自能饮食，腹中和无病，病在头中寒湿，故鼻塞，内药鼻中则愈。

胡希恕

【释】头痛、鼻塞而烦及以下所论，为常见的伤风末疾，内药鼻中或可能治。但如上述身疼发热、面黄而喘，乃外邪内湿发黄的大证，恐非内药鼻中所能治也。前后文义亦不相属，必有错简，故不释。

段治钧

<注> 身疼发热是表证，湿家有热而发黄，其理与前"湿家之为病，一身尽疼，发热，身色如熏黄也"条同。这是一个外邪里湿并发的黄疸重症，因而更有喘。后半段"头痛鼻塞而烦，其脉大"，乃一般的伤风感冒，就是病在表，鼻窍不通，这种轻症用点塞鼻的药通通鼻窍或用点解表药即可。但两者放在一起就不对了。故疑有错简。

<按> 若为表实之喘为麻黄汤证，若有发黄，乃《伤寒论》麻黄连翘赤小豆汤证。前后文意如果合在一起而用塞鼻药，则不可解。

【原文】湿家身烦疼，可与麻黄加术汤发其汗为宜，慎不可以火攻之。

胡希恕

【释】风湿证，身疼而烦者，可与麻黄加术汤，微汗为宜，慎不可以火攻也。

【按】自此以下均承前条"风湿相搏，一身尽疼痛……"而详述其具体的证和治。风、湿之邪均不可用火攻，《伤寒论》论述甚详，可参考。

<注> 湿家，即素有湿邪潜伏于身的人。身疼是风邪、湿邪在表的为证；烦是因痛而烦。此只宜内治，不宜外治。麻黄加术汤是以小发汗法解

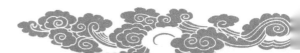

段治钧

表、祛湿、解痹痛的方剂，故可与之。火攻，一般指烧针、熨、艾灸、火熏等法。风寒在表不可火攻，风湿在表更不可火攻。"可与"为斟酌的语气，如果无麻黄汤证在，则既用本方亦无效，辨方证是六经八纲辨证的尖端，所谓辨证的精确，就是必须方证对应。

麻黄加术汤方

麻黄三两（去节）　桂枝二两（去皮）　甘草二两（炙）　白术四两　杏仁七十个（去皮尖）

上五味，以水九升，先煮麻黄，减二升，去上沫，内诸药，煮取二升半，去滓。温服八合，覆取微似汗。

<方解> 此于麻黄汤内加逐湿解痹的白术。麻黄汤解表，白术祛湿解痹痛，也取微汗之意。此于麻黄汤中加利尿药，但也不是随便加的，得利于解除痹痛才可入选。白术祛湿、健胃、解痹痛，且利小便而影响麻黄汤成小发汗，故切中其选。急性关节炎多有此方证。

【原文】病者一身尽疼，发热，日晡所剧者，名风湿。此病伤于汗出当风，或久伤取冷所致也。可与麻黄杏仁薏苡甘草汤。

胡希恕

【释】一身尽疼，发热，风湿相搏也。日晡所剧者，谓此身疼、发热，于日晡所剧也。这和前"风湿相搏，一身尽疼痛，法当汗出而解，值天阴雨不止，医云此可发汗，汗之病不愈者，何也"条的"汗之病不愈"，均为风湿异于一般外感的特征。此病大多由于汗出当风，或久伤取冷所致，可与麻杏薏甘汤。

【按】汗出当风或久伤取冷，使汗欲出而不得出，潜伏体内，因而成湿，即为风湿病也。

<注> 名风湿，此风湿是病名，特点是身痛，发热，日晡所剧。此日晡所剧，不是阳明病发热，而是指风湿相搏证而言。此病伤于汗出当风，是要出的汗被风闭于体表，出则

段治钧

为汗，留则为湿，这个湿最易蓄积在关节部位（因为关节处空隙多）。但是如果这种风湿相搏病重的话，则疼痛不只在关节，而是一身尽痛。言汗出当风所致者，亦应是久伤得之，或未必一次即发病也。

麻黄杏仁薏苡甘草汤方

麻黄(去节)半两(汤泡)　甘草一两(炙)　薏苡仁半两　杏仁十个(去皮尖、炒)

上锉麻豆大，每服四钱匕，水盏半，煮八分，去滓，温服。有微汗，避风。

<方解> 本方即麻黄汤去桂枝（以无气上冲），再加薏苡仁而成，以麻黄甘草汤为基础。薏苡仁甘寒，滋养性利湿、解凝药。舒缓筋骨挛拘，消肿利水，特别对湿邪凝滞有效。主风湿痹痛、肠炎泄泻、心脏性水肿、湿性胸膜炎、分泌过多之溃疡等。加入适证方剂有治四肢挛痛及硬皮证的功效。此方与上方均治风湿，但上方用温性的白术，偏于治寒；本方用寒性的薏苡仁，则偏于治热。

<按> 从以上两条治风湿的示例来看，依证候的偏寒、偏热，而选加白术或薏苡仁。如果基础方证不是麻黄汤或麻黄甘草汤证，而是桂枝汤证或葛根汤证等，则亦可在适证方上加逐湿解痹的药物。

前有"湿家之为病，一身尽疼，发热，身色如熏黄也"，本条"病者一身尽疼，发热，日晡所剧者"，两相此较：彼为"湿家"（久有湿邪郁内），此为"病者"（指一般病人）。前者湿重，再郁结于热，则身黄，而为阴黄的黄疸病；此为热重，再郁结于湿，则未发黄，而为发热、疼痛、日晡所重的风湿病。

【原文】风湿，脉浮，身重，汗出恶风者，防己黄芪汤主之。

胡希恕

【释】脉浮、汗出、恶风为表虚，身重为湿盛，当用防己黄芪汤。

<注> 本条风湿的证候，不表现为疼痛，而表现为身重。汗出、恶风而脉浮者，为太阳病的表虚证，但细辨又不是太阳中风的桂枝汤证。桂枝汤证是感受外邪，脉浮缓，体表津

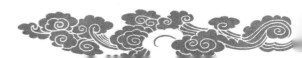

段治钧

液由于自汗出而不充盈，其恶风为浙浙然恶风，其感恶的程度也轻。而本方证表虚得厉害，汗出重，恶风的感觉也重。这种表虚的根本原因是正气不足于表的缘故，本证治用黄芪补虚，补的就是这种在表的正气不足。由于表虚，湿郁体表而不去，故有身重的为证，所以胡老释曰"身重为湿盛"。这样子的表虚证是不可服桂枝汤的，需以黄芪为主补表气之虚，且加大量祛湿祛水药，故曰"防己黄芪汤主之"。

防己黄芪汤方

防己一两　甘草半两(炒)　白术七钱半　黄芪一两一分(去芦)

上锉麻豆大，每抄五钱匕，生姜四片，大枣一枚，水盏半，煎八分，去滓；温服，良久再服。喘者加麻黄半两；胃中不和者加芍药三分；气上冲者加桂枝三分；下有陈寒者加细辛三分。服后当如虫行皮中，从腰下如冰，后坐被上，又以一被绕腰以下，温令微汗，差。

022

<方解> 防己苦寒，为利尿剂，兼有清热作用。功能利水、消肿、通淋、祛风。主治水肿，脚气，风湿性、尿酸性关节炎。黄芪甘温，滋养、强壮剂，兼能亢进心脏机能。力能补益中土，温养脾胃，又能直达皮表肌肉，充实表分，固护卫气，排脓生肌，并有强心、利尿之效。主治心脏性水肿、衰弱性心悸脉浮大无力者，表气大虚久败溃疮，外科虚性炎症，中气下陷之崩漏、脱肛。

像本条这种表虚的正治之法，当以健胃实里为要。白术、生姜、大枣、并增量黄芪，则治胃虚于里而正气不足于外的表虚湿郁之证；防己配伍白术以祛在表的停水；为加大祛水的力量而减量甘草。本方以无桂枝、茯苓，而不治气冲、肉瞤。方后加味不尽可信。

此方和麻黄加术汤、麻杏薏甘汤均治风湿在表，但各有侧重。

【原文】伤寒八九日，风湿相搏，身体疼烦，不能自转侧，不呕不渴，脉浮虚而涩者，桂枝附子汤主之；若大便坚，小便自利者，去桂加白术汤主之。

胡希恕

【释】 形似伤寒，已得之八九日，但身体疼烦剧甚，以致不能自转侧，因知此非伤寒而为风湿相搏也。不呕则未传少阳，不渴则未传阳明，脉浮为在表，但虚而涩则已陷于阴也，故以桂枝附子汤主之。若其人大便硬，小便自利者，此亡津液所致，故宜上方去桂加白术汤主之。

【按】 风湿证虽有阴阳之殊，但始终在表。不呕、不渴并非赘词，正说明其不传，以示与伤寒异也。小便自利当作小便频数解（下均仿此）。白术、附子为伍，不但逐湿痹，亦治小便频数，因为此大便硬，系由小便数亡津液所致，若小便调，津液还，大便亦自通畅也。

段治钧

<注> 冠以伤寒八九日，是因开始时无汗而形似伤寒，其实本条并非太阳伤寒证。也不是说得了太阳伤寒八九天，又转为风湿相搏，而是本来就为风湿相搏证。判断其非太阳伤寒的根据是：其一伤寒八九日一般会传里或半表半里，而此不呕不渴为不传，符合风湿相搏始终在表的病理；其二身疼重至烦而不能自转侧的程度，也与太阳伤寒的体痛有显著的区别。脉浮虚而涩，虚者为人虚、正气虚，涩脉主血少，由此可知这是病性发生了变化，风湿相搏的为证已由阳转阴，这也是其由急性转为慢性的一条示例。故以桂枝附子汤主之。

经文第二段，大便硬，小便自利（频数），为什么要去桂而加白术呢？一是利尿药不但治小便不利，而且也治小便频数；二是因小便频数而致大便干者，就不能再发汗而亡失津液了，又无发热、恶寒、自汗出的表证，所以要去桂。虽然利尿药既治小便不利，又治小便频数，但与配伍有直接关系，例如五苓散治（渴而）小便不利，其小便不利是因气上冲的缘故，所以要加桂枝（水代谢恢复正常了，其渴亦解）。此小便频数无气上冲，所以就不可加桂了，反而要加白术。因为白术与附子为伍可以治小便频数，且术附为伍更可除湿治痹痛。

术附为伍治小便自利（频数）机理的简析：风湿相搏的为证，其人体自有水湿（水毒）郁结，人体自然机能欲排小便驱病邪于体外，故小便自利（频数）。但由于机能的沉衰，尽管频欲小便但每次量并不多，所以水毒仍是不去，潴留肌肉关节处，故身体关节疼痛。今以白术健胃除湿利小便，更加

第二篇 痉湿暍病脉证治第二

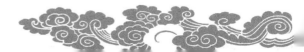

附子以振奋机能的沉衰，从而提高了由小便排出水毒的质量，小便也就不会自利（频数）了。大便干本由小便频数丧失津液所致，若水毒去，小便不再自利，有水复还，大便也就不会再干。

<按> 湿或水郁于表，多宜发汗治之，但小便数者，又不可发汗。可参见第十四水气篇，有"渴而下利，小便数者，皆不可发汗"的说明。

此为《伤寒论》174 条于此重出者。

桂枝附子汤方

桂枝四两(去皮)　生姜三两(切)　附子三枚(炮去皮，破八片)　甘草二两(炙)　大枣十二枚(擘)

上五味，以水六升，煮取二升，去滓，分温三服。

<方解>此桂枝汤去芍药（桂枝去芍药汤），增量桂枝，再加炮附子。因治风湿相搏疼重，病有转阴之势，故加附子逐寒、祛湿、解痹，且增量桂枝以加强治痹痛的力量。芍药酸敛、性偏寒而养阴，故去之。慢性关节炎，多用桂枝加术附汤。

上方去桂加白术汤即白术附子汤方

白术二两　附子一枚半(炮去皮)　甘草一两(炙)　生姜一两半(切)　大枣六枚

上五味，以水三升，煮取一升，去滓，分温三服。一服觉身痹，半日许再服，三服都尽，其人如冒状，勿怪，即是、术附并走皮中，逐水气，未得除故耳。

<方解>因小便频数，不可发汗，故去桂。术附为伍逐水祛湿而解痹痛，且治小便频数。所以本方既治身疼痛，同时又使小便调，则大便硬亦得治。

【原文】风湿相搏，骨节疼烦，掣痛不得屈伸，近之则痛剧，汗出短气，小便不利，恶风不欲去衣，或身微肿者，甘草附子汤主之。

胡希恕

段治钧

【释】掣痛不可屈伸者，谓四肢拘挛痛不可屈伸也。近之痛剧者，谓疼痛剧烈，恐人近之也。短气小便不利者，水伴冲气而上迫，不下通也。汗出恶风不欲去衣者，表虚甚，已陷少阴也。或身微肿者，湿气在表尤甚也。甘草附子汤主之。

<注> 掣痛，即牵抽作痛。本条和上条比较，掣痛不得屈伸，近之痛剧，疼痛造成思想负担，怕人靠近碰到自己，可见疼痛较之更重。汗出恶风，不欲去衣，阴寒虚的程度也较之为重。短气、身微肿，较上条湿邪亦更偏重（第十二篇痰饮咳嗽病曰"水停心下，甚者悸，微者短气"，可见短气为胃有停饮。第十四篇水气病曰"胃气虚则身肿"，可见此身肿亦由胃虚水泛于表）。这些偏重，总皆由于小便之不利，小便不利又由于气上冲重。甘草附子汤，以甘草为主药，重在缓疼痛之急迫也，故主之。

<按> 此为《伤寒论》175 条于此重出者。

甘草附子汤方

甘草二两（炙）　白术二两　附子一枚（炮，去皮）　桂枝四两（去皮）

上四味，以水六升，煮取三升，去滓，温服一升，日三服。初服得微汗则解，能食，汗出复烦者，服五合。恐一升多者，服六七合为妙。

<方解> 本方不同于上方者，上方是以桂枝汤为基础方，而本方是以桂枝甘草汤为基础。《伤寒论》64 条桂枝甘草汤证"发汗过多，其人叉手自冒心，心下悸欲得按者"。此即于桂枝甘草汤中，加逐寒湿、解痹痛的白术、附子，故治桂枝甘草汤证而有寒湿痹痛者。

<按> 以下讲暍病。

【原文】太阳中暍，发热恶寒，身重而疼痛，其脉弦细芤迟。小便已，洒洒然毛耸，手足逆冷，小有劳，身即热，口开，前板齿燥。若发其汗，则其恶寒甚；加温针，则发热甚；数下之，则淋甚。

第二篇　痉湿暍病脉证治第二

胡希恕

【释】中暍即中暑。发热恶寒为在表；身重而疼痛者，并复有湿；脉弦细芤迟，为津虚血少；小便已，洒洒然毛耸者，营卫不利于外也；手足逆冷者，血液不充于四末也；虚不任劳，故小劳即身热；热则喘咳，故口常开而板齿燥。若发其汗，复虚其表，故恶寒甚；加温针则益其热，故发热甚；数下则津液虚竭，小便艰涩，必淋甚（滴滴答答，尿不出多少）。

段治钧

<注> 本条主要是说，中暑者热伤津液，从而致虚的为证。太阳中暍，就是中暑病而有太阳表证在。中暑是个暑热病，本来就多汗而亡津，但也有发热、恶寒、身疼痛的表证在。这个身疼痛不像风湿相搏那样重，而只是酸痛而已。虽汗出但仍有湿郁于表，故身重。脱水伤津即亡血，津虚血少故脉细芤迟、手足逆冷。伤津亡血虚到一定程度，也会拘急抽搐，脉亦应弦；但此时的脉弦是与不及脉兼象出现的。这个手足逆冷（厥逆）还不是阴寒证，只是因中热脱水，津血一时不达四末的缘故。在这种情况下，小便以后又失水分，故洒（音"洗"）洒然毛耸（小便以后有寒冷毛发耸竖的感觉）。失水津液损伤，人就虚，虚不任劳，故小有劳，即身热；因虚而有热，故口开（指气喘）；口开则齿燥。这样热伤津液（西医就说是脱水），从而致虚的为证，又哪能再发汗、温针，或数下之呢！（此误治所出现各种不良后果，见胡老【释】）。

<按> 以下讲暍的治疗。

胡希恕

【原文】太阳中热者，暍是也。汗出恶寒，身热而渴，白虎加人参汤主之。

【释】暍之为病，即热深中于内也。汗出、恶寒为表已虚；身热而渴为热在里，津液不足也。白虎加人参汤主之。

段治钧

<注> 经文第一句话，是说什么叫暍。暍就是太阳中热。太阳中热者，即人被暑热所伤，而有太阳病的表虚证（汗出、恶寒），同时还有里热（身热而渴）。仲景书中对里热常称"身热"（对表热常称"发热"），表示其热从里往外蒸，也叫蒸蒸发热。渴是津液虚，也是里热的为证。综观

026

本条暍病的表现为太阳、阳明合病之属。其治依法当先解表，但是又不能发汗，原因有三：因有里热，不能用桂枝汤；"渴而下利，小便数者，皆不可发汗"，水气病篇示有明文；合病虽可合治但其主要矛盾在里热，人已至脱水的程度，岂可再用汗法，脱水是能造成死亡的。所以用健胃生津、清里热的白虎加人参汤主之。

<方解> 白虎汤是治疗阳明里热而未致里实的主方，此为白虎汤原方加人参二两。白虎汤主治里热。方中石膏、知母足以祛热解烦，但里热最伤津耗液，若白虎汤证津液已虚，而烦渴欲饮水者，则行津液、解大渴必须人参。人参健胃生津，补益中气。保得一分胃气，即护得一分津液也。人参之用包括：胃机能衰弱，理中汤、泻心汤之类也；强心复脉，茯苓四逆汤、炙甘草汤之类也；治伤津耗液，白虎加人参汤、竹叶石膏汤之类也。上述皆以心下痞硬为候，本证亦当有此。

【原文】 太阳中暍，身热疼重，而脉微弱，此以夏月伤冷水，水行皮中所致也。一物瓜蒂汤主之。

胡希恕

【释】 身热而脉微弱，为中热；身疼重为有湿。此以夏月伤于冷水，使汗不得出，留于皮中所致也，一物瓜蒂汤主之。

【按】 伤于冷水，包括贪凉、贪冷饮冷食，或以冷水浇身之意。暑热中人，汗出热越，还可不病，若伤于冷水，使汗不得出，留于皮中，反使热困湿郁，则必为湿热病也。

段治钧

<注> 太阳中暍，意同前"太阳中暍，发热恶寒，身重而疼痛，其脉弦细芤迟……"条。中暑发病，也有急性、慢性之不同。上条是急性证，本条是慢性证。身热者，亦为暑热伤人后里热的为候。中热有表证，故有身疼痛，疼痛重是

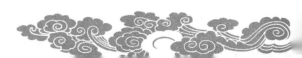

湿郁于身的缘故。脉微弱是因为暑热汗出伤气津之故。这与一般的太阳病是不同的。此病迁延，亦可成为风湿病之类。

> **一物瓜蒂汤方**
>
> 瓜蒂二十个
>
> 上锉，以水一升，煮取五合，去滓，顿服。

<方解> 瓜蒂苦寒，有毒（但不被吸收），功能催吐、祛水、祛湿热、消水肿。作散剂本用为催吐药，此方作用不同于瓜蒂散，其治不是吐法。因其用瓜蒂一味不杵散而做煎剂，瓜蒂小量用则下水祛湿而并不吐。这是针对里热湿重所采取的治法。

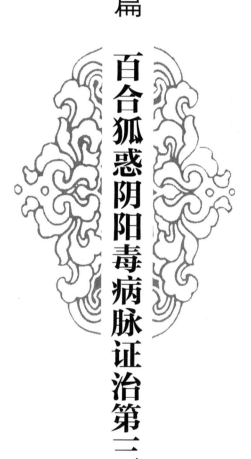

第三篇

百合狐惑阴阳毒病脉证治第三

胡希恕

《金匮要略》学习笔记

030

胡希恕

【原文】论曰：百合病者，百脉一宗，悉致其病也。意欲食复不能食，常默默，欲卧不能卧，欲行不能行，饮食或有美时，或有不用闻食臭时，如寒无寒，如热无热，口苦，小便赤，诸药不能治，得药则剧吐利，如有神灵者，身形如和，其脉微数。

每溺时头痛者，六十日乃愈；若溺时头不痛，淅然者，四十日愈；若溺快然，但头眩者，二十日愈。其证或未病而预见，或病四五日而出，或病二十日，或一月微见者，各随证治之。

【释】人身的血脉，分言之则为百脉，合言之只一血脉耳。百脉一宗，悉致其病者，意即病在血脉之谓。默然者，昏昏然也。今其人常默然；意欲食复不能食，饮食或有美时、或有不闻食臭时；欲卧不能卧，欲行不能行；如寒无寒，如热无热；口苦；小便赤。观其口苦小便赤，似属有热，但吐下诸药均不能治，得药则剧吐利。血脉通于心，如上之精神恍惚，行止不宁，如有神灵者，皆系于心，知其病在血脉也。虽形如和但脉微数，此为虚热证，血以热而虚不足也。

若每溺时艰涩而头疼者，虚热剧甚也，需六十日愈；若溺时头不疼，而淅然者，次之，四十日愈；若溺时不艰涩而快然，但头眩者，为最轻，须二十日愈。其证，即指溺时诸证言，但不一定与病同时出现，或未病而预见，或病四五日而出，或病二十日、或一月始见其端者，均当随证治之（详见具体证治）。

【按】就以上说明，古人所谓百合病，不外是虚热性的一种精神证，因其治以百合为主，故以百合病名之。

段治钧

＜注＞本条为百合病的总纲。人身百脉，归其一宗就是血脉，悉致其病，一言以蔽之，就是血脉病。百合病是个虚热型的精神证，近癫而非狂，类神经症，又似抑郁症。这种脑神经方面的为证，怎么叫血脉证呢？中医病理认为，血脉通于心，心主血脉，心主神明，心病则精神恍惚，当然也会波及胃神经、津液等诸多方面。尤其应注意"百脉一宗，悉致其病"，精神又不正常，证虚而有热，其热又不高，"如热无热"，当血有瘀滞。

经文描述了百合病的精神（默然，傻呆呆的）、饮食、行动、寒热、味觉、小便、身形（如和，外表不像病人）、脉象等几个方面的形态，其中口苦、小便赤和脉微数在整个病程是不变的。口苦、小便赤是热证；脉微主正衰、气血虚，数主热亦主虚。津虚血少而有热，又有诸种精神方面的为证表现，所以说百合病是虚热型的精神证。因其津虚血少，所以治百合病不可用汗吐下法。津虚血少，小便就困难（艰涩），溺时用力，又失津液，反映于上而头痛，或头不痛而淅淅然（毛耸），或快然而头眩。这都是随着热、虚轻重的不同而证情不同，并且病痊愈的时间长短也就不同。

胡希恕

段治钧

这三种溺时的症状，或未得百合病时即有预见，或得病一些时日后而见者，均宜随证治之即可。

【原文】百合病，发汗后者，百合知母汤主之。

【释】百合病，本津液虚，不可发汗。发汗复夺其津液，更使虚烦也。百合知母汤主之。

<注> 百合病是个虚热证，津虚又有热，不能以汗、吐、下法攻之。应以寒凉强壮性的增津祛瘀药治之。汗后徒然增加烦热的症状。

百合知母汤方

百合七枚（擘）　知母三两（切）

上先以水洗百合，渍一宿，当白沫出，去其水，更以泉水二升，煎取一升，去滓；别以泉水二升，煎知母，取一升，去滓；后合和，煎取一升五合，分温再服。

<方解> 百合，甘寒（平），养阴补虚祛热药。补中益气，补虚润燥，通利二便，缓急迫，安神定志。主小便涩，为治百合病的主药。因发汗复夺

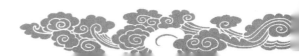

胡希恕

【原文】百合病，下之后者，百合滑石代赭汤主之。

【释】百合病，不可下。下之则大下利，津液虚竭小便不利者，百合滑石代赭汤主之。

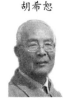

段治钧

＜注＞百合病是虚热证，虚热证不可下，下后的结果上条已言明"得药则吐利剧"。胡老**【释】**中谓"下之则大下利"，做溏泄不已，复伤津液。治疗这种下利，也不能用温中的药物，只能用改变水道的方法，一方面收敛一方面利尿祛热。

032

百合滑石代赭汤方

百合七枚(擘)　滑石三两(碎，绵裹)　代赭石如弹丸大一枚(碎，绵裹)

上先以水洗百合，渍一宿，当白沫出，去其水，更以泉水二升，煎取一升，去滓；别以泉水二升煎滑石、代赭，取一升，去滓；后合和重煎，取一升五合，分温服。

＜方解＞以百合治本病。又因下后溏泄不已，故用收敛健胃的代赭石敛以养正。滑石清热、利小便、去艰涩，起分消水路的作用，水走前阴使便溏下利不治而愈。故本方治百合病下后利不止者。

胡希恕

【原文】百合病，吐之后者，用后方主之。

【释】百合病，不可吐，用吐法则吐更剧。剧吐后伤中，以百合鸡子黄汤主之。

段治钧

＜注＞百合病虚热，津虚血少，汗、下均不可，吐法更不可，"得药则剧吐利"。因吐最伤胃，保护胃的阴津受损，治之不能用燥性药，也不能大温补，所以选用鸡子黄。吐之后者，用后方主之，后方即指百合鸡子黄汤。

百合鸡子黄汤方

百合七枚（擘）　鸡子黄一枚

上先以水洗百合，渍一宿，当白沫出，去其水，更以泉水二升，煎取一升，去滓，内鸡子黄，搅匀，煎五分，温服。

<方解> 主用百合以治本病，加鸡子黄补血，也起补胃阴养津液的作用，以治吐后中虚也。

胡希恕

【原文】百合病，不经吐、下、发汗，病形如初者，百合地黄汤主之。

【释】病形如初，即本篇第一条所述之证也，百合地黄汤主之。

段治钧

【按】百合病，未经吐、下、发汗等误治，而病形如初，这是百合病的正证；百合地黄汤主之，为正治。

<注> 这是百合病的正治方。没有经过汗、吐、下等方法误治，即对第一条所述百合病起初的证情，以本方主之。

百合地黄汤方

百合七枚（擘）　生地黄汁一升

上以水洗百合，渍一宿，当白沫出，去其水，更以泉水二升，煎取一升，去滓，内地黄汁，煎取一升五合，分温再服。中病，勿更服。大便当如漆。

<方解> 生地黄甘寒微苦，带黏滞性，为强壮性祛瘀（即补血）药，兼有解热、生津、凉血止血作用。生地黄既可祛瘀，又可止血，这又是一个可以双向调节的药物。中药有不少具有这种双向调节的药物，值得深入挖掘研究。强壮性的祛瘀药中，虚热者用生地黄，虚寒者用当归，两者正可成为对子。其与百合为伍，故治血证而虚热者，为百合病的正治方。说百合病病在血分，就由本方大量用生地黄而知。服药中病后，大便当如漆，即是祛下瘀血的效验。

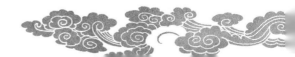

至此当可知百合病的真实面目，为虚热性的瘀血证而影响脑系精神者。本方中的生地黄为鲜生地黄绞汁，一杯的用量不小。鲜生地黄解热的力量更强一些，平时季节用干生地黄。至于熟地黄，乃几经蒸制者，后世方用于补肾益精。

<按> 从百合病的精神、饮食、行动等方面看，显然是动而不安、精神恍惚失常的为证，这和桃核承气汤证的其人如狂、抵当汤证的其人喜忘一样，均属瘀血为患，只是证有虚实罢了。

【原文】百合病一月不解，变成渴者，百合洗方主之。

胡希恕

【释】百合病，一月不解，虚热相搏变为渴者，主以百合洗方。

【按】外以百合渍水洗身以解热，内食煮饼勿加盐豉，不使引饮也。可见此渴甚轻。

段治钧

<注> 百合病变渴，此为虚热证津虚血少之渴，以虚之故，不能用大寒凉的药。用百合渍水洗洗就可以，一来说明其渴不重，二是足见百合甘寒，其解热、滋阴之力。食煮饼，就是吃不加盐的面食，免增口渴。盐能走血，盐进入血分增加对水分的吸收，凡失血之人是要戒盐的，以保障食谷的精气转为气血的自然生化。本证虽然没有失血，但血虚亦如是。

百合洗方

上以百合一升，以水一斗，渍之一宿，以洗身。洗已，食煮饼，勿以盐豉也。

胡希恕

【原文】百合病，渴不差者，瓜蒌牡蛎散主之。

【释】渴不差者，谓已与百合洗方，而渴仍不愈也，则以瓜蒌牡蛎散主之。

段治钧

<注> 与百合洗方，渴不见好，可见此渴比上条为重。这时就需要以本方主之。

瓜蒌牡蛎散方

瓜蒌根　牡蛎（熬）等分

上为细末，饮服方寸匕，日三服。

<方解> 瓜蒌根苦寒，祛热生津，滋液止渴，并有强壮作用；牡蛎咸寒，解热润燥，因有收敛性也有些强壮作用。二药协力，以治虚热而渴者。

<按> 胡老治肝病嗓子干、有渴常加本方，治糖尿病加本方也是据此而来。柴胡桂姜汤中，因含此方，所以常可治许多无名低热。

【原文】百合病，变发热（一作发寒热）者，百合滑石散主之。

胡希恕

【释】百合病，无外邪，本不发热，今变发热，知为内热，百合滑石散主之。

段治钧

<注> 百合病"如热无热"，若后来津液越来越虚，真的变发热了，发热后，小便也会变得艰涩。即使内有热也是虚热，仍不可用攻法。类前"百合病，下之后者，滑石代赭汤主之"条，用滑石，使热从小便去。其实滑石利尿的功能还在其次，其解热的力量还是较强的。和那条比较，因无下利，故不用代赭石。

百合滑石散方

百合一两（炙）　滑石三两

上为散，饮服方寸匕，日三服。当微利者，止服，热则除。

<方解> 方后说，"微利者，止服，热则除"。方中滑石祛热利小便，可见使其下利的为百合，所以前面方解中曾说百合利二便，即源于此。本方的服法不同于前者，本方作散剂。其虽从两便去，但因是虚热证，中病即止，不可令大泻下。

【原文】百合病见于阴者，以阳法救之；见于阳者，以阴法救之。见阳

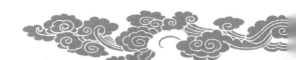

攻阴，复发其汗，此为逆；见阴攻阳，乃复下之，此亦为逆。

胡希恕

【释】百合病者，血虚有热也。见于阴者，指血虚而言；以阳法救之者，指此宜用寒以解热和阳的方法救之。见于阳者，指有热（虚热）而言；以阴法救之者，指此宜用甘以滋液和阴的方法救之。若见阳（热）而攻阴（液），反发其汗，此则为逆治；若见阴（血虚）而攻阳（热），而反下之，此亦为逆治。

【按】百合病为虚热证，虚证无攻法。若发汗以解热，下之以救津，均乃治实热之法，虚热自不当用。

段治钧

<注> 治病大法，虚则补之，实则攻（泻）之；治寒以热（温），治热以寒。本条就是以百合病为例，给出一个把这个大法用于虚热证的治疗原则。虚证只能补，虚寒证用甘温来补，在这里我们先略而不谈；虚热证用甘寒、咸寒来补。不能施以攻法。

百合病血虚、津虚而有热，是个虚热证（更全面的认识参见前"百合病不经吐、下、发汗，病形如初者，百合地黄汤主之"条**<方解>**和**<按>**）。汗、吐、下皆非所宜。

百合病，见于阴者，以阳法救之。见于阴者，指血虚、津液虚；以阳法治之，指用甘寒或咸寒药物的补法。如果见阳攻阳，乃复下之则为逆治。因为津血虚，不能用吃泻药的方法以攻因阴虚而亢盛的阳热（像阳明病急下存津那样），那样的方法只适用于一定情况下的实热证，虚热证必不可。

百合病见于阳者，以阴法救之，见于阳者，指发热；以阴法治之，指用寒性、滋阴的药物以祛热。如果见阳攻阴，复发其汗，则亦为逆治。见到发热，就用发汗法去解热，但发汗则亡其津液，津液虚进而伤及阴血，这就叫见阳攻阴，这种方法也只适用于实热证，虚热证亦必不可。

这两句话中，前边那句讲的是治疗原则，后边那句讲的是不当的治疗方法。前后两句是相对的，要把其中"阴""阳"的含义搞清楚。这里的治疗原则，虽然是对百合病说的，但也是对一般的虚热病说的。

<按> 至此百合病讲完了，以下讲狐惑病和阴阳毒病。

【原文】狐惑之为病，状如伤寒，默默欲眠，目不得闭，卧起不安，蚀于喉为惑，蚀于阴为狐，不欲饮食，恶闻食臭，其面目乍赤、乍黑、乍白。蚀于上部则声嗄，甘草泻心汤主之。蚀于下部则咽干，苦参汤洗之。蚀于肛者，雄黄熏之。

胡希恕

【释】状如伤寒者，谓发热恶寒也。默默欲眠，目不得闭，卧起不安者，虚热致烦也。不欲饮食，恶闻食臭者，胃虚有饮也。蚀于喉为惑者，谓蚀疮在喉，名之为惑；蚀于阴为狐者，谓蚀疮在阴，名之为狐。其面目乍赤、乍黑、乍白者，谓其面目随蚀疮的进退变化而无常色也。蚀于喉则声嗄者，因蚀疮在喉，声音变得沙哑，此以甘草泻心汤主之。蚀于阴则咽干者，因蚀疮在下部，喉无病则声不变，但咽干也，此以苦参汤洗之。若蚀于肛，则以雄黄熏之。

段治钧

<注> 蚀，就是腐蚀生疮、溃疡的意思。嗄，音 shà，即音败、沙哑。狐惑病，即后世所谓痄疮的古称。其病蚀疮反复发作，或在上、或在下，没有一定部位。但是凡发作都在孔窍之处，像前阴、后阴、口腔、喉咙、眼睛等处的黏膜溃疡，非常像现在的白塞综合征。这个病发热也无常，初起也有发热恶寒的，所以经文说"状如伤寒"，但蚀疮成后，就无此症状了。这个病有胃肠的为证反映（不欲饮食，恶闻食臭），主要是胃虚，则客热邪气凑之。也有精神方面、神经系统的为证反映（心烦、默默欲眠又目不得闭、卧起不安）。就其捉摸不定、如有神灵，所以古人名之曰狐惑病。如果病证如经文，蚀疮在喉者（也泛指口腔内），声音沙哑，则主以甘草泻心汤主之；蚀疮在下（前阴），则以苦参汤洗之；蚀在肛，则以雄黄熏之。

<按> 有的书将本条三方分做三条，文字同。

甘草泻心汤方

甘草四两　黄芩　人参　干姜各三两　黄连一两　大枣十二枚　半夏半斤

上七味，水一斗，煮取六升，去滓再煎，温服一升，日三服。

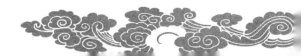

<方解> 本方即半夏泻心汤增加缓急迫、益气的甘草用量。方中半夏、干姜降逆逐饮而止呕；黄连、黄芩解热除痞并治下利；饮留邪陷均由于胃气不振，故又补以人参，调之以甘草、大枣。此为客邪内饮，为呕、为利、为肠鸣、为心下痞硬的治剂。因增加了甘草的用量，当治半夏泻心汤证急迫更甚、胃气更虚者。以其寒温并用、调理气机，健胃扶正、逐饮降逆而修复孔窍黏膜之损伤，黄连、黄芩有较强的抗菌消炎作用，故用来治狐惑病溃蚀于上者，甚宜。若偏于胃热，口干咽燥者，可加生石膏。甘草泻心汤证主要是胃虚，客气邪热凑之，还有水气，所以《伤寒论》中以之治心下痞硬、呕而肠鸣、下利者。

<按> 胡老以本方适证加生石膏、生地黄或红花等，治重症口腔溃疡确有捷效。也用本方治白塞综合征，还治过口糜泄。日本人曾以本方治梦游病得效，古方之妙真有不可思议处。

苦参汤洗方

苦参一升

以水一斗，煎取七升，去滓，熏洗，日三服。

<方解> 苦参苦、寒，为解毒、清热、杀虫剂，兼有健胃作用。还可杀菌、消炎、清湿热、祛痈肿。主治癥瘕积聚、恶疮肿疡、中恶腹痛，故可用于熏洗患处以治蚀疮。

雄黄熏法

雄黄

上一味为末，筒瓦二枚合之，烧，向肛熏之。

<方解> 雄黄苦辛、寒，解毒、杀虫剂，治恶疮疽痔脓肿的外用要药。用之熏蚀疮当有验也。

【原文】病者脉数，无热微烦，默默但欲卧，汗出，初得之三四日，目赤如鸠眼；七八日，目四眦（一本此有黄字）黑。若能食者，脓已成也，赤小豆当归散主之。

胡希恕

段治钧

【释】病者脉数、汗出，当有发热，反无热者，知非外感，而为蚀疮也。微烦，默默但欲卧者，即上一条"默默欲眠，目不得闭，卧起不安"的简词。初得之三四日，尚未化脓，故目赤如鸠眼；七八日则脓已成，故目四眦黑而嗜食也。赤小豆当归散主之。

＜注＞目赤如鸠眼者，因斑鸠眼色红，故以此形容眼赤的形状，即眼通红。此病蚀疮在目者（眼角膜溃疡），因初得之三四日，热干血分刚开始发炎，故目赤。待七八日脓已成，则两眼内外眦（四个眼角）发黑而能食，此时宜本方主之。

赤小豆当归散方

赤小豆三升(浸令芽出，曝干)　当归三两

上二味，杵为散，浆水服方寸匕，日三服。

＜方解＞赤小豆甘淡微酸，利尿消炎，祛湿热，消肿排脓血，凡溃疡较重，或有痈脓都可选之。当归祛瘀养正和血。故此为诸疮排脓止血的治剂。如作煎剂，可用赤小豆制如上法 10 克、当归 24 克。

【原文】阳毒之为病，面赤斑斑如锦文，咽喉痛，唾脓血。五日可治，七日不可治，升麻鳖甲汤主之。

胡希恕

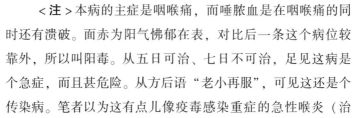

段治钧

【释】面赤斑斑如绵纹者，谓面色赤而有斑纹如锦也。咽喉痛，唾脓血者，知为咽喉发脓肿也。五日可治，七日不可治者，谓病甚凶险，非一般咽喉肿痛，而为阳毒证也。本方主之。

＜注＞本病的主症是咽喉痛，而唾脓血是在咽喉痛的同时还有溃破。面赤为阳气怫郁在表，对比后一条这个病位较靠外，所以叫阳毒。从五日可治、七日不可治，足见这病是个急症，而且甚危险。从方后语"老小再服"，可见这还是个传染病。笔者以为这有点儿像疫毒感染重症的急性喉炎（治不及时，有迅速肿胀封闭气道之虞），不知是否如此？另外从方药来看，主要是杀菌、消炎、解毒、祛瘀、缓急痛，但《伤寒论》83 条曰"咽喉干燥

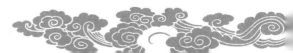

者，不可发汗"，今用辛温之蜀椒，方后还曰论"再服取汗"，恐非所宜。笔者识浅，未曾遇到过此病，置之同道研讨之。

升麻鳖甲汤方

升麻二两　当归一两　蜀椒(炒去汗)一两　甘草二两　雄黄半两(研)　鳖甲手指大一片(炙)

上六味，以水四升，煮取一升，顿服之，老小再服，取汗。《肘后》《千金方》阳毒用升麻汤，无鳖甲有桂；阴毒用甘草汤，无雄黄。

<方解> 鳖甲，咸平，滋阴、强壮药，功能养阴气，逐瘀积，主治癥瘕顽痹、疟母、经闭。在本方中，合当归和血祛瘀。升麻甘苦温，解毒药，并有透发斑疹之效。解百毒，辟瘟疫瘴气，风肿诸毒，在本方中起解毒杀菌作用。雄黄攻肿毒以治痈脓。复重用甘草以治咽痛。蜀椒，《神农本草经》曰辛温有毒，下气，温中，主治邪气咳逆，寒湿痹痛。诸药合力故治以上阳毒的为证。

【原文】阴毒之为病，面目青，身痛如被杖，咽喉痛。五日可治，七日不可治，升麻鳖甲汤去雄黄、蜀椒主之。

【释】身痛如被杖，谓身痛剧烈，如被杖也。咽喉痛而无唾脓血。但亦五日可治，七日不可治，上方减味治之。

【按】阴阳毒究属何病，诸家说法不一，但据条文，无论阳毒、阴毒，均以咽喉痛为主症，而且均为"五日可治，七日不可治"明之，稍有耽误则可致不治，可见是一种急性、传染

胡希恕

性、很凶险的咽喉痛证。病以毒名，即言凶暴杀人至速也。面色赤，有阳气怫郁在外之象，则毒较浅，其名为阳毒；面色青，则毒已深，其名是为阴毒也。

<注> 阴阳毒是一种病，共有症是咽痛，共同特征是具传染性，且发病迅急凶险。为症表现有区别：阳毒面红斑如锦纹，吐脓血，病较浅，可发汗；阴毒则面青，身痛如被杖，病较深，不可发汗。

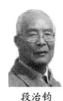

段治钧

<方解> 病毒较深（阴毒），不可发汗，上方去蜀椒；无吐脓血，去雄黄。

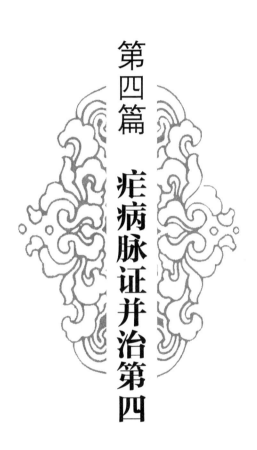

第四篇 疟病脉证并治第四

【原文】师曰：疟脉自弦，弦数者多热，弦迟者多寒。弦小紧者下之差，弦迟者可温之，弦紧者可发汗、针灸也，浮大者可吐之，弦数者风发也，以饮食消息止之。

胡希恕

【释】疟病以显柴胡汤证为常，故脉亦自弦。弦数者为多热，弦迟者为多寒。弦小紧者为癥瘕（即疟母），需下之差。弦迟者多寒，可温之。弦紧者表实无汗，可发汗、针灸也。浮大者为邪有上越之机，可吐之。风发，即风热汗出之谓，弦数者多热，汗出久不愈，宜食清凉甘润之品，辅助治疗，以消息之。

【按】疟病是疟原虫引起的一种传染病，以阵发性寒热往来为其特征。间日发者为间日疟，三日发者为三日疟。无论间日、三日，但往来寒热，为柴胡证，故其脉自弦。虽有弦数、弦迟，多热、多寒之异，治当依证选用柴胡剂自在言外。不过此言其常，若下、若汗、若吐，皆言其变也，均见本篇的以后诸条，学者当细玩。

段治钧

＜注＞疟脉自弦，这句话一直贯彻到底。因为疟疾发作时往来寒热，多以小柴胡汤证出现，故其脉弦。疟疾发寒热，有多热、多寒情况的不同。若其疟多热，则脉弦中兼数；若疟多寒，则脉弦而偏迟；若疟病形成积块（脾肿大），则脉弦兼小紧；若疟病表实无汗，则脉弦兼紧；若疟病，邪有上越之机，则脉兼浮大。在治疗上，弦迟者多寒，可温之；弦数者多热，风发指有太阳中风证，汗出不已者，以清凉甘润的饮食辅助治疗；脉弦小紧者下之差，小即是细脉，主血少（内有积聚阻碍血行，脉也小），紧脉主实，如果脉小而紧，这是内有积聚的实邪阻碍血行，故可下之，在疟病来说，此癥瘕积聚，即是疟母；脉弦紧（无汗）者，可发汗、针灸；浮大者可吐之，这个吐不是一般吐法，也不是瓜蒂散证。少阳病不可汗、吐、下，本条有发汗、又有吐下，原因见胡老本条按语，参见本篇后面"温疟者，其脉如平……"条和"疟多寒者，名曰牡疟……"条的＜按＞＜注＞。

【原文】病疟，以月一日发，当以十五日愈，设不差，当月尽解。如其不差，当云何？师曰：此结为癥瘕，名曰疟母，急治之，宜鳖甲煎丸。

胡希恕

【释】疟病以月一日发者，常以十五日愈，十五日不愈者，可期之于月尽解。若月尽仍不愈者，则当结为癥瘕，名曰疟母。宜乘其未坚，急治之，宜用本方。

【按】十五日、月尽云云，皆约略之词。古人所谓疟母，当即为脾肿大。此为疟病日久不愈，常见的证候，近代科学述之甚详，宜参考。

殷治钧

<注> 古人以五天为一候，三候为一节，一年有二十四节。疟病或一节十五日愈，或两节一月而愈，系约略时日，是个大致的规律，并不定然，而且半个月、一个月也不至于脾肿大。但此病日久不愈，确有脾肿大（癥瘕）之变，名曰疟母者，即以疟为母，其实就是疟病的后遗症。"急治之"，表示此病不可轻视，要乘疟母初成即用本方来治。但脾肿大又不宜用汤药猛攻，而是需用丸药早治缓图的意思。

鳖甲煎丸方

鳖甲十二分（炙）　柴胡六分　芍药五分　厚朴三分　半夏一分　蜂巢四分（炙）　鼠妇三分（熬）　桂枝三分　牡丹五分（去心）　人参一分　赤硝十二分　乌扇三分（烧）　干姜三分　葶苈一分（熬）　瞿麦二分　蛋虫五分（熬）　蜣螂六分（熬）　黄芩三分　大黄三分　石韦三分（去毛）　紫葳三分　阿胶三分（炙）　桃仁二分

上二十三味，为末，取煅灶下灰一斗，清酒一斛五斗，浸灰，候酒尽一半，着鳖甲于中，煮令泛烂如胶漆，绞取汁，内诸药，煎为丸，如梧子大，空心服七丸，日三服。（《千金方》用鳖甲十二片，又有海藻三分，大戟一分，䗪虫五分，无鼠妇、赤硝二味，以鳖甲煎和诸药为丸）

<方解> 疟脉自弦，其证往来寒热，据此治取少阳，因选小柴胡汤去大枣、甘草，以甘缓之药不利于攻也，并以干姜易生姜。癥瘕者，多为瘀血、痰饮、实邪积聚，故本方含桃核承气汤。在此两方基础上，多为祛瘀、利

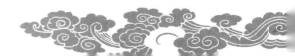

湿、解毒之品，因为古人认为此肿大为水湿、瘀血为患。祛瘀药有鳖甲、阿胶、芍药、丹皮、䗪虫、蜣螂；祛饮利湿药有石韦、葶苈子、瞿麦；用蜂巢解毒；行气药有乌扇（射干，祛结气、消痰）、厚朴。本方以鳖甲为主药。鳖甲咸，平，滋阴、强壮、破结、消积药，主治心腹癥瘕，祛痞积，消恶肉，祛疟母。灶下灰，即烧柴锅做饭锅底下的灰，像是百草霜，有点儿止吐、健胃的作用。清酒即米酒。这个方子很复杂，若售无成药，改用大黄䗪虫丸，亦有效。

旧市秤16两为1斤，合现代公制500克，旧市秤的1两约合现代公制31克，旧市秤1钱约合现代公制3.1克。但东汉时的1两仅为旧市秤1两的0.37，所以胡老按经验每以《伤寒论》中方剂的1两折合为旧市秤的3钱，即现代公制的9克计量之。《名医别录》曾谓："古秤惟有铢两，而无分名。今则以十黍为一铢，六铢为一分，四分为一两，十六两为一斤。"

【原文】师曰：阴气孤绝，阳气独发，则热而少气烦冤，手足热而欲呕，名曰瘅疟。若但热不寒者，邪气内藏于心，外舍分肉之间，令人消铄脱肉。

胡希恕

段治钧

【释】阴气孤绝，阳气独发者，即但热无寒之谓。热则伤气，故少气而烦冤。手足热而欲呕，热壅于里也。此名瘅疟。因热邪内藏于心，外舍分肉之间，所以令人消铄肌肉。

【按】本条为文，不似仲景口气，可能为叔和撰次。

＜注＞铄，音shuò，耗损的意思。阴气孤绝的阴，指津液、血液，阳气独发的阳，指阳热（仲景书中一般都把脉内的血液称为阴，把脉外与之共行的津液称为阳，于此语意、语气均有异）。按本条文意，即津液、血液"孤绝"（应理解为相对虚少），缺少了对立面的制约，因而只有阳热之气独发，那就是但热无寒的意思。热伤气因而少气，亦因热而心中烦闷不舒。内热散于四末则手足热，热攻冲上壅则欲呕。这种但热不寒的疟疾叫瘅疟（瘅音"旦"，即热也）。患瘅疟之人多消瘦，这是因为热邪内藏于心，而外舍于皮肤肌肉之间的缘故，这是古人对其所以然的一种解释，其实就是其热消铄津液造成的。

【原文】温疟者，其脉如平，身无寒但热，骨节疼烦，时呕，白虎加桂枝汤主之。

胡希恕

【释】疟脉自弦，今脉不弦，故谓如平。热结于里，则身无寒但热；复有外邪，故骨节疼烦；气冲热壅，故时呕也，以本方主之。

【按】《素问》论疟，以先热后寒为温疟、但热不寒为瘅疟。本条所述，即瘅疟甚明，可见仲景所论与《内经》根本不同。上条为后人附入益明。

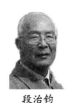

段治钧

＜注＞疟病，身但热无寒，《内经》叫"瘅疟"，仲景书叫"温疟"。本条为白虎汤、桂枝甘草汤的合方证。温疟但热不寒，类于后世所言的温病，其脉应弦数，但这个合方证，白虎汤证脉洪大，桂枝证脉浮缓，两者相合抵消，故其脉"如平"，意即不弦，这个如平它不是无病之人的平脉。因里热而兼外邪的骨节疼烦、时呕，故以本方主之。汗出则表解，热除则病愈，此温疟不见少阳证，故可以汗法兼治也。

白虎加桂枝汤方

知母六两　甘草二两(炙)　石膏一斤　粳米二合　桂枝(去皮)三两

上锉，每五钱，水一盏半，煎至八分，去滓，温服，汗出愈。

＜方解＞此于白虎汤中加桂枝，则不异于白虎汤与桂枝甘草汤的合方，其中以白虎汤肃清里热，以桂枝甘草汤辛甘合用而解表降逆。故治二方证的合并证。方后言其"汗出愈"，则可看出其解表作用。

＜按＞温疟若不见表证，则可单用白虎汤；病形如本条而又兼见少阳证时，则有用柴胡桂枝汤加石膏的机会。疟病如果没有少阳柴胡证，则无往来寒热，当然也不可用柴胡汤。第一条的【按】及＜注＞中，曾说疟病的变治中也有汗、吐之法。本条和下条即其例也。总而言之，无论伤寒还是杂病，都要按六经八纲的辨证规律去施治，"有是证即用是方"可也。

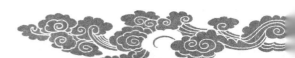

胡希恕

段治钧

【原文】疟多寒者，名曰牡疟，蜀漆散主之。

【释】心为牡脏，心阳为痰饮所遏，则多寒少热，因名之曰牡疟。本方主之。

<注> 阳性为牡，阴性为牝。心为火脏，其性属阳，本条牡指牡脏，即心脏。心火被水（痰饮）所扼制不得外发，故多寒。既曰牡疟，必有心脏之证候，如心悸、烦惊等。观本方用云母、龙骨，均镇静药；蜀漆为吐剂，乃截疟、祛痰饮药。痰饮去则心阳即可发于外，心脏得以镇静，故诸症可悉减。第一条说疟有可吐之法，即指此言。

046

蜀漆散方

蜀漆(烧去腥)　云母(烧二日夜)　龙骨等分

上三味，杵为散，未发前以浆水服半钱。温疟加蜀漆半分，临发时服一钱匕。

<方解> 云母，甘平，收敛强壮剂，兼有镇静作用。疗劳伤，补虚损，止血热上亢。主治结核咯血，肠炎下痢。本方以蜀漆引吐、逐痰，为截疟要药。伍以云母、龙骨，故治牡疟而悸动不安者。蜀漆用为主药，但必用于停痰停饮之证，否则不可使用。

<按> 本篇叙述过简，仅以几则特例示范耳。言外之意，疟病亦需辨证以选适方治之也。后人以其过简，特于后世方书中拣选数方附列于后。

附《外台秘要》方

牡蛎汤治牡疟。

牡蛎四两(熬)　麻黄四两(去节)　甘草二两　蜀漆三两

上四味，以水八升，先煮蜀漆、麻黄，去上沫，得六升内诸药，煮取二升，温服一升，若吐，则勿更服。

<方解>此于甘草麻黄汤加牡蛎、蜀漆，故治甘草麻黄汤证，胸腹动悸而有痰饮者。本方亦治牡疟，但于上方中以牡蛎易龙骨，去云母，而加麻黄甘草汤，可见其有表实无汗之证。

柴胡去半夏加瓜蒌根汤

治疟病发渴者，亦治劳疟。

柴胡八两　人参　黄芩　甘草各三两　瓜蒌根四两　生姜二两　大枣十二枚

上七味，以水一斗二升，煮取六升，去滓，再煎取三升，温服一升，日二服。

<方解>此于小柴胡汤去逐饮下气而有治呕作用的半夏，另加解热润燥止渴而有强壮作用的瓜蒌根，故治小柴胡汤证虚倦无力、不呕而渴者。劳疟，指疟病经久不愈，虚人正气，而以瓜蒌根补虚生津。

柴胡桂姜汤

治疟寒多微有热，或但寒不热(服一剂如神)。

柴胡半斤　桂枝三两(去皮)　干姜二两　瓜蒌根四两　黄芩三两　牡蛎三两(熬)　甘草二两(炙)

上七味，以水一斗二升，煮取六升，去滓，再煎取三升，温服一升，日三服。初服微烦，复服汗出便愈。

<方解>本方是以瓜蒌牡蛎散、桂枝甘草汤、甘草干姜汤等合方，而复主以柴胡、佐以黄芩所组成者。此虽以少阳虚热为主，但亦兼有解外、温中作用，所治范围很广，很难给以概括的说明，可参照以上三方和小柴胡汤的主治而活用之，当可无误。治疟寒多热少或但寒不热者，不要误认为阴寒证。用此方治疟，知其应见柴胡证，临床可见身无力、胸胁满、心下微结、但头汗出等症状，临床应用，疗效显著。

观方后语"初服微烦，复服汗出便愈"，其有表证可知，因可见此处的烦证，是汗欲出而不得出的反映。

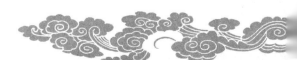

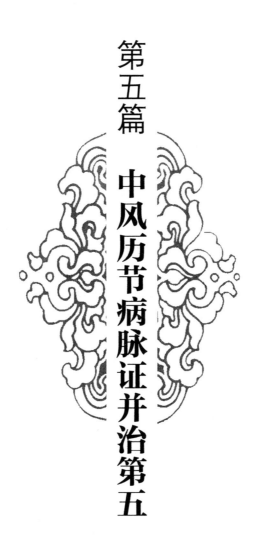

第五篇　中风历节病脉证并治第五

【原文】夫风之为病，当半身不遂，或但臂不遂者，此为痹。脉微而数，中风使然。

胡希恕

【释】中风为大证，当半身不遂。若但臂不遂者，此为痹证。脉微为血虚，脉数有热为风邪，脉微而数者，为风邪乘血虚而入中之候也。

【按】虽据原文之意释如上，但本条所说"风之为病"，即现代所说的脑血管意外，古人认为这是中风，限于历史条件，这种认识当然是成问题的。就其治法来说，无论是脑血管出血还是脑血栓形成，都要用通经祛瘀的方法，如果当作通常的风邪来治，则难有疗效。即使《伤寒论》第 2 条所言的"名为中风"，那也只是表明太阳病的一个证型，而不能理解为真有风在体内也。

段治钧

＜注＞原文之意是，得了这种中风病，依法当有半身不遂、口眼㖞斜等为证表现。但是如果只是手臂麻木或拘急、疼痛，而不遂意者，那是痹证而非此中风。中风的半身不遂，以男左女右者居多。中风的脉微而数，胡老谓微（细而无力）为血虚，同时气也虚；数为有热，但也主虚。临床所见脑血管意外，有气虚血瘀者，亦有气滞血瘀者。血溢脉外者，虽有热亦为标，其本仍为正虚。不过在治疗中当分标本缓急耳。

【原文】寸口脉浮而紧，紧则为寒，浮则为虚，寒虚相搏，邪在皮肤。浮者血虚，络脉空虚，贼邪不泄，或左或右，邪气反缓，正气即急，正气引邪，㖞僻不遂。

邪在于络，肌肤不仁；邪在于经，即重不胜；邪入于腑，即不识人；邪入于脏，舌即难言，口吐涎。

【释】紧则为寒者，谓脉紧为风寒之邪客于外也，浮则为虚者，谓血虚于内也；邪乘正虚乃入侵于皮肤。络脉内血少而空虚，贼风邪气乃得据而不

胡希恕

泻，于是或在左或在右；邪留不去，故谓反缓，正气退失，故谓为急；缓者为急所引，此㖞僻不遂之所以做也。

邪在于络，则病浅，亦只肌肤不仁而已；邪在于经，病较深，则肢体重着不胜其用也；若邪深于腑，则神昏不识人；再深入脏，更必舌强不能言而吐痰涎也。

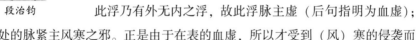

<注> 寸口脉即今所指的桡骨动脉。因为在《金匮要略》中也少量的用到属于遍诊法的趺阳脉，个别的还用到少阳脉、少阴脉等，所以在需要之处有的条文就特别指出"寸口脉"，如无特指，则所论脉象悉为独取寸口如本条者。

段治钧

此浮乃有外无内之浮，故此浮脉主虚（后句指明为血虚）；此处的脉紧主风寒之邪。正是由于在表的血虚，所以才受到（风）寒的侵袭而受病，故经文曰："寒虚相搏，邪在皮肤。"后面这句话，就是根据这个道理，进一步来阐释口眼㖞斜（面神经麻痹）的原因：古人以通四肢的气血通道谓之经，经的支脉谓之络。因为此浮脉主血虚，当然其络脉亦必血不足而空虚，因虚而邪凑（贼邪聚积不泄），而总表现在或左或右的特别虚的一侧。"缓"字非缓慢，乃滞（止）留的意思。邪留是因正不胜邪，故曰"邪气反缓，正气即急（退）"。正气引邪者，就是正越退则邪越进的意思，正气引邪向里进入了，所以就形成了口眼㖞斜。这是古人当时对这个病发病机理的认识。

邪之所凑，其气必虚。因邪入的浅深部位不同，其为证也就轻重不同。邪在于络指邪在外层肌肤，则不仁或㖞斜；邪入在于经即进入四肢，即重不胜，重指一侧偏重，不胜者偏重不举，所以就半身不遂；邪入腑则九窍不通或失禁、神昏；舌属心，邪入于脏即指心，则舌不能动而难言、流痰涎（痰之黏者谓之涎，稀薄者谓之唾）。

【原文】寸口脉迟而缓，迟则为寒，缓则为虚；营缓则为亡血，卫缓则为中风。邪气中经，则身痒而隐疹；心气不足，邪气入中，则胸满而短气。

【释】脉迟为寒，脉缓为虚。沉取以候荣，沉而缓者，营气虚于内，为亡血；浮取以候卫，浮缓者，卫气虚于外，为中风。今浮沉俱缓，知血虚而风邪客之也。若只脉络空虚，则邪中于经，故令身痒而隐疹；若心气不足，则邪必乘之而

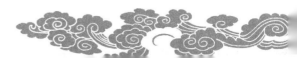

内中，故令胸满而短气也。

段治钧

<注> 对本条迟缓脉的主病，经文上来就指明迟为寒、缓为虚。迟为寒者，言人受到风寒的侵袭，出现寒性的证候。缓为虚者，要辨哪儿虚：如果沉取探得脉内缓，那就是血虚，因谓为"营缓则为亡血"；如果浮取探得脉体缓弱，那就是表虚，这就是中风的脉，因谓为"卫缓则为中风"。今观其脉营卫俱缓，知气血虚，又有风邪，这是血虚于内，外又不固，因而极易受到外邪的侵袭。邪气中经者，即邪气中于经络之间，就是邪气还在表者，那么就仅发为身痒而隐疹的表证；如果心气再虚，那么邪气就乘虚而进，"入中"则胸满而短气。

<按> 本条中风即指一般的外感风邪为患，完全不同于前两条脑血管意外的所谓"中风"证。像这样名同实异的不同概念，在读《金匮要略》时，要加以区别。

仲景书对中风病就讲了这么三条，而且没有给出治疗方剂，可见在当时对脑血管意外的病，没有有效的治疗方法。其后所附的侯氏黑散、风引汤、防己地黄汤、头风摩散诸方，乃北宋时林亿等人从旁处找的方子，其主治亦有主观臆想，方后说明有的更成问题。依药物组成做对症或调整治疗，或可有效，但它们绝治不了脑血管意外的中风病，读者应慎之，故只录不释。

对脑血管意外的所谓中风病的治疗，主要是祛瘀活血，但要分清是血栓形成还是出血性，亦需分别对待。在用血分药的同时，多与清热泻火药配合使用。经验中三黄泻心汤合桂枝茯苓丸，大柴胡汤合桂枝茯苓丸加生石膏等，常可选用，既能降压，又能祛瘀。

附方

侯氏黑散治大风，四肢烦重，心中恶寒不足者。《外台》治风癫。

菊花四十分　白术十分　细辛三分　茯苓三分　牡蛎三分　桔梗八分　防风十分　人参三分　矾石三分　黄芩三分　当归三分　干姜三分　川芎三分　桂枝三分

上十四味，杵为散，酒服方寸匕，日一服，初服二十日，温酒调服，禁一切鱼肉大蒜，常宜冷食，在腹中不下也，热食即下矣，冷食自能助药力。

<按> 服法中"冷食，六十日止"，则"药积腹中不下"，借冷食以助药力云云，纯为臆想，不可信也。风癫即癫痫病，以本方治之，亦臆为风邪为患，未必然也。本方更不能治脑血管意外的中风。

风引汤

除热瘫痫。

大黄　干姜　龙骨各四两　桂枝三两　甘草　牡蛎各二两　寒水石　滑石　赤石脂　白石脂　紫石英　石膏各六两

上十二味，杵，粗筛，以韦囊盛之，取三指撮，井花水三升，煮三沸，温服一升。（治大人风引，少小惊痫瘛疭，日数十发，医所不疗，除热方。巢氏云：脚气宜风引汤）

防己地黄汤

治病如狂状，妄行，独语不休，无寒热，其脉浮。

防己一分　桂枝三分　防风三分　甘草二分

上四味，以酒一杯，浸之一宿，绞取汁，生地黄二斤咬咀，蒸之如斗米饭久，以铜器盛其汁，更绞地黄汁，和分再服。

<方解> 本方重用生地黄以祛瘀祛热，桂枝、甘草、防风以散外邪，防己祛风利湿，故治外邪内瘀而为癫狂的阳虚证。

头摩风散

大附子一枚(炮)　盐等分

上二味为散，沐了，以方寸匕，已摩疾上，令药力行。

<按> 以下讲历节病。

【原文】寸口脉沉而弱，沉即主骨，弱即主筋，沉即为肾，弱即为肝。汗出入水中，如水伤心。历节黄汗出，故曰历节。

【释】关节乃筋骨交接之处，骨属肾，筋属肝，脉沉而弱为肾肝俱虚之

胡希恕

段治钧

应。如是则客气邪风自易乘虚而入侵关节。心火气盛则多汗，汗出入水中浴，若心火为冷水所遏，汗不得出，郁而为湿，流入关节，则历节黄汗出，便为历节病也。

<注> 本条主要是说由于其人肝肾虚，影响到筋骨弱，因而容易受邪侵而发关节病。

综观仲景书全貌，胡老在其所著《辨证施治概论》中说"可见仲景著作大都取材于《汤液经》"，虽然说仲景的《伤寒杂病论》和《内经》不是相宗的理论体系，但并不等于说他完全不受《内经》的影响，本条即可为例。以生理来说，肾主骨，肝主筋；以脉象来说，"沉即为肾，弱即为肝"，脉沉而弱就是虚，也就是肝肾俱虚的意思。肾虚则骨弱，肝虚则筋缓，所以筋骨交接处（关节）易为客气邪风所侵。文意相属，这是古人的一种看法，但是我们不能文意分离，理解为见到沉脉就主骨、见到弱脉就主筋。

历节，就是周身的关节，其病就是各关节处都痛（多发性的关节痛），将风湿痛、关节炎都概括其中了。它与一般的关节炎不同的是，关节疼痛的同时其处还出黄汗（只在关节处有黄汗出，这不是第十四水气篇的黄汗病），这就叫历节病。书中有时说"风湿相搏"，与此也不全相同，那是局部关节疼重，而非历节痛，因此才单列这么一篇。文中说病由汗出入水中而得，此可然而非必然也。

【原文】跗阳脉浮而滑，滑则谷气实，浮则汗自出。

胡希恕

【释】跗阳脉以候胃，脉滑主胃气充实，里实则汗自出，故脉应浮。胃实于里，时常汗出，若被风寒，亦常致历节痛的病。

<注> 历节病的原因很多，上条说与肝肾虚有关，本条说亦与胃实有关。滑脉主实热，浮脉亦有时主热。遍诊法跗阳在足背横纹处两筋间，跗阳脉候胃，今跗阳脉浮滑，说明胃实有热（即阳明内热），人不但能吃，而且易出汗。这个时候如果洗冷水浴，或受阴冷，或汗出当风，都可能得关节病。

段治钧

054

【原文】少阴脉浮而弱，弱则血不足，浮则为风，风血相搏，即疼痛如掣。

胡希恕

段治钧

【释】少阴脉以候肾，弱则血虚，浮则为风。肾虚骨弱，风邪乘之着于关节，故致历节疼痛如掣。

<注> 少阴脉，古三部九候遍诊法，下肢候下面的动脉，相当于脚内踝后沿太溪穴部位，以候肾。此脉浮弱，弱主肾虚、血不足，浮主风寒外邪；肾主骨，血虚肾不足，其骨一定弱。风血相搏者，即由于肾虚骨弱血不足，再受风寒外邪，相搏，即两者互相影响。这也是得关节病疼痛如掣的又一种情况。

【原文】盛人脉涩小，短气，自汗出，历节痛，不可屈伸，此皆饮酒汗出当风所致。

胡希恕

段治钧

【释】脉涩小为多湿。短气、自汗出者，湿热内盛也。历节痛、不可屈伸者，风湿相搏也。盛人脏无他病，其所以如此者，以嗜酒汗出当风所致也。

<注> 盛人，即肥人。脉涩在此主湿，外有湿阻，其脉则涩；小主气虚血不足，就是湿盛气血虚。里有湿则短气（咳嗽痰饮病脉证并治第十二中说水饮内停之人"甚者则悸，微者短气"可参），又有热则自汗出。综观可知其人湿热内盛又气血不足。嗜酒的人，易湿热内盛，也常出汗。凡此者若汗出当风，该排出的汗排不出来，郁于体内流注关节，就容易得历节疼、不可屈伸的关节病。

<按> 人的新陈代谢功能，使体液中含有的毒素和废物从皮肤排出来就是汗，排不出来内含着就是湿邪。所以人出汗时不可当风，如果汗为风邪闭塞，则易成致病的原因。

以上共四条，说明历节病多种致病的原因。以下讲证治。

【原文】诸肢节疼痛，身体魁羸，脚肿如脱，头眩短气，温温欲吐，桂枝芍药知母汤主之。

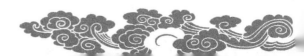

胡希恕

段治钧

《金匮要略》学习笔记

056

【释】诸肢节疼痛，即历节痛。身体魁羸者，谓身体羸瘦且变形也。脚肿如脱者，谓脚肿得厉害行动困难。头眩短气、温温欲吐者，气冲夹水气逆迫于上也。本方主之。

〈注〉诸肢节疼痛，即四肢的关节全都痛。魁就是畸型，羸就是瘦，身体魁羸就是身体瘦得都变形了（或瘦而且关节处肿大变形）。脚不但肿得厉害，而且还疼，所以行动不便。头眩就是头晕、头沉，这是胃有停水并伴有气上冲的为证反映，同时因水停心下，（胃）压迫横膈膜，所以还短气（见上条〈注〉）。温温同愠愠，因为里有停水想吐又吐不出来，令人烦恼的样子叫温温欲吐。本方证里饮盛，在表的水气也盛，特别下肢肿尤甚，风湿相搏疼痛，且有明显的气上冲。故以桂枝芍药知母汤主之。

桂枝芍药知母汤方

桂枝四两　芍药三两　甘草二两　麻黄二两　生姜五两　白术五两

知母四两　防风四两　附子二枚（炮）

上九味，以水七升，煮取二升，温服七合，日三服。

〈方解〉此为桂枝汤去大枣，加麻黄、防风、白术、附子、知母。因有温温欲吐，大枣易使壅满故去之。加麻黄、防风以祛外邪，另外，加麻黄更在于祛在表的水气。加术、附走皮间以祛湿解痹。知母苦寒，为清凉性解热药，兼有解渴、消炎、利尿作用，《神农本草经》谓"主消渴热中、肢体浮肿"，尤其用于下肢"独足肿大"。桂枝降冲气。芍药缓急痛。加生姜目的不在散寒，而在于祛水、降逆而止呕，若恶心得厉害，则需多加。甘草和诸药而缓急迫。故本方治关节痛，下肢肿重，而气冲呕逆者。

胡老以本方加生石膏治风湿热，久久热不退者，有捷效。有时用本方不一定必得关节疼痛，下肢关节肿效果亦佳。

【原文】味酸则伤筋，筋伤则缓，名曰泄。咸则伤骨，骨伤则痿，名曰枯。枯泄相搏，名曰断泄。营气不通，卫不独行，营卫俱微，三焦无所御，四属断绝，身体羸瘦，独足肿大。黄汗出，胫冷；假令发热，便

为历节也。

胡希恕

【释】过食酸则伤筋，筋伤则缓而失收，故名曰泄；过食咸则伤骨，骨伤则痿而不用，故名曰枯。枯泄相搏，名曰断泄，以是则营气不通、卫气不行，三焦无所使，四属断绝无气以养，故身体羸瘦。湿浊下注，故独足肿大，黄汗出而胫冷，此为黄汗病；假令发热，则为历节病。

【按】肝肾虚是发生历节病的要因，致虚之道非止一端，除前述各种情况之外，饮食不慎过食酸咸亦可致之。黄汗出而胫冷者，为黄汗病；胫不冷而发热者，为历节病。二者证相似，特并提出，以示鉴别。

段治钧

<注> 酸入肝，肝主筋，过食酸则伤筋，筋伤则缓而不收（松弛了），筋失去收缩的作用，就叫泄。咸入肾，肾主骨，过食咸则伤骨，骨伤则痿废而不用，就叫枯。筋泄与骨枯（即萎）互相影响，名叫断泄，意即疏泄于筋骨间的气血，受阻碍而流通困难。脉内运行的为血，与之相谐在脉外运行的为气（脉外的津液），由于毛细血管的通透作用，两者保持着相对平衡的协调运行，以维持细胞、组织、器官的正常生理，这种协调如果失去平衡则为病；又血的作用叫作营、气的作用叫作卫（不是在气血之外又有营卫两种物质）。由于上述断泄的缘故，营气不畅通，所以卫气也不能独行。由于气血不畅，故营卫俱微；三焦统御营卫，因营卫俱微，故三焦无所御，就是无所使的意思；因而导致四属断绝（应理解为不畅通，而非绝对不通），四属（即四维、四旁，又代四肢）得不到津血的营养，所以身体就消瘦。这一段主述历节病身体魁羸之所以然者，由此可知历节病也有因饮食不节，过食酸咸而成。简言之，即偏嗜酸咸之人，易使肝肾虚，而影响为筋缓骨痿，因致历节病。

胫指小腿。身体虽瘦，因湿热下注而独足肿大。因为人很虚，表虚不能收涩而黄汗出，如果有黄汗出而胫冷，那是后面水气篇讲的黄汗病；如果胫不冷而发热，则是与风邪和热有关系，这就是历节病了。

<按> 这一条还是阐述历节病证情和病理机制，应放于上条的证治之前才是。接着还讲证治。

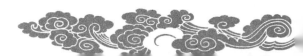

胡希恕

段治钧

【原文】病历节，不可屈伸，疼痛，乌头汤主之。

【释】病历节，疼痛剧烈，以致不可屈伸，虚极邪甚也，乌头汤主之。

<注> 病历节，就是得了周身关节疼痛的历节病。因为疼痛得厉害以至于其关节处不得屈伸，也包括拘急挛痛的意思。这种内有里寒、外有风湿表证的情况，以本方主之。

乌头汤方

治脚气疼痛，不可屈伸。

麻黄　芍药　黄芪各三两　甘草三两(炙)　川乌五枚(㕮咀，以蜜二升，煎取一升，即出乌头)

上五味，㕮咀四味，以水三升，煮取一升，去滓，内蜜煎中，更煎之，服七合。不知，尽服之。

<方解>乌头苦辛温，有大毒，为麻醉剂。功能除寒湿痹痛，破积聚，主以镇痛目的而用之。先依法制乌头，以蜜煎之减其毒性，同时也缓痛，名乌头煎。临床用川乌不用草乌，因草乌毒性更峻烈。本方乃乌头煎加发汗(麻黄)、散风逐湿（黄芪）、缓急（芍药、甘草）之品，故治历节、脚气，疼痛不可屈伸，以及腹中绞痛，手足逆冷，或浮肿者。

<按> 乌头煎见第十篇腹满寒疝宿食病。其后还有一个乌头桂枝汤，治寒疝腹中痛，也可治痹痛。比较三方治痹痛者，以本方为最重的方剂。

附方

矾石汤治脚气冲心。

矾石二两

上一味，以浆水一斗五升，煎三五沸，浸脚良。

<按> 此方为消肿除湿的外治之法。矾石即今之明矾，酸涩而寒，有祛湿收敛作用，若是外用泡脚治湿气感染，或有些作用。脚气冲心，虽亦为

湿阻脚肿之证，但非上述感染性的疾患，如以治脚气冲心，未必有效。

《古今录验》续命汤

治中风痱，身体不能自收，口不能言，冒昧不知痛处，或拘急，不得转侧。（姚云与大续命汤同，兼治妇人产后去血者及老人小儿）

麻黄　桂枝　当归　人参　石膏　干姜　甘草各三两　川芎一两　杏仁四十枚

上九味，以水一斗，煮取四升，温服一升，当小汗，薄覆脊，凭几坐，汗出则愈，不汗更服。无所禁，勿当风。并治但伏不得卧，咳逆上气，面目浮肿。

<按> 痱，即废，也是中风的意思。中风，肢体不遂，语言不利，而又有外邪者，这种情况很少见。本方以麻黄加石膏汤散外邪，复以人参、干姜温中补虚，当归、川芎强壮补血，故治表不解而有心下痞硬、胃纳不开、气血不足之候者。一般外感不宜用补药，有虚候而未转阴证者或可酌用。但以本方治脑血管意外，必不可。外邪而致的咳逆上气，如无虚候，本方亦不可用。

《千金》三黄汤

治中风手足拘急，百节疼痛，烦热心乱，恶寒，经日不欲饮食。

麻黄五分　独活四分　细辛二分　黄芪二分　黄芩三分。

上五味，以水六升，煮取二升，分温三服。一服小汗，二服大汗。心热加大黄二分，腹满加枳实一枚，气逆加人参三分，悸加牡蛎三分，渴加瓜蒌根三分，先有寒，加附子一枚。

<按> 此治中风者，也不是脑血管病，乃指风湿相搏一类。百节疼痛，主要还是外感风邪的关节疼痛，或有手足挛急。起名三黄汤，因含麻黄、黄芪、黄芩故。烦热心乱，即心中烦热。组方以麻黄、独活、细辛、黄芪协力，祛风寒湿痹，复用黄芩以除烦热，故治历节痛，发热，恶寒而烦躁者。

方中独活辛苦温，发散、祛风、镇痛剂，功能发汗、镇痛、解热，主感冒身痛、风湿关节痛及神经性疼痛。其发汗作用次于麻黄，而镇痛作用则优

之，其滋润性又类似葛根。黄芪之用，在于表虚正不足，因而特别用于恶风寒者。细辛也是一味麻醉、发汗、镇痛剂，在本方中主治关节的拘急挛痛。方后加减有对，有不对，不尽可信。

《近效方》术附汤

治风虚头重眩，苦极，不知食味，暖肌补中，益精气。

白术二两　附子一枚半(炮去皮)　甘草一两(炙)

上三味，每七钱匕，姜五片，枣一枚，水盏半，煎七分，去滓，温服。

<按> 本方即《伤寒论》桂枝附子汤去桂加术。桂枝附子汤治"伤寒八九日，风湿相搏，身体疼烦，不能自转侧，不呕，不渴，脉浮虚而涩者"。因为没有表证了，所以去桂枝；为了合附子协力治湿痹，所以加白术。白术、附子合用可走皮间以逐水气，故能治湿痹；利尿药加附子又可治小便频数（小便不利）。附子逐湿痹，合桂枝则从外散，以汗而解；合术则使从内消，以尿而解。佐以生姜、大枣、甘草者，不外安中养液之意。故本方治风湿相搏，无表证而身体、关节疼痛剧，或小便频数而大便硬者。本条文中言所治者，不尽信然。

崔氏八味丸

治脚气上入，少腹不仁。

干地黄八两　山茱萸　薯蓣各四两　泽泻　茯苓　牡丹皮各三两　桂枝　附子(炮)各一两

上八味，末之，炼蜜和丸，梧子大，酒下十五丸。日再服。

<按> 这就是本书第六篇血痹虚劳病中"虚劳腰痛，少腹拘急，小便不利"条的八味肾气丸（简称肾气丸，又叫金匮肾气丸）。脚气上入即"脚气冲心"，少腹不仁即麻痹。肾气丸主治在于下焦虚寒，小腹特别虚软无力。血痹少腹不仁是它的主症之一，起主要作用的是附子起沉衰和生地黄滋津养液、清热凉血。山药（薯蓣）甘平，滋养强壮药，微有收敛作用，补脾，除湿，益气力、长肌肉、充五脏，主食欲减退、便泄、遗精、盗汗等症。山茱

萸，酸温，收敛性滋补，强壮剂，益肝肾、强精气，敛汗止遗溲，治血虚脉弱、遗精早泄阳痿、月经过多、腰痛、小便频数。与山药为伍尤能健胃强中。牡丹皮辛、微苦，微凉，清热凉血药，兼有活血通经作用，以凉血、祛瘀消炎、清热之目的而用之，下焦虚（今谓之肾虚、肾气不足）亦每致湿热潴留，故在本方中合生地黄以治血痹，合茯苓、泽泻利尿而泻湿热。泽泻、茯苓祛湿，合附子而治湿痹。桂枝止气上冲。所以本方能滋血脉而固虚脱，振沉衰而除血痹、湿痹，既能补虚又能清利湿热，后世说它既能壮阳又能补阴。故治少腹不仁或拘急，下焦痿痹，小便不利（频数）或失禁，或虚劳腰痛、身肿痹痛，或虚热而烦等，瘀血、水毒交互为患而为证虚者。

《千金方》越婢加术汤

治肉极热。则身体津脱，腠理开，汗大泄，历节风，下焦脚弱。

麻黄六两　石膏半斤　生姜三两　甘草二两　白术四两　大枣十五枚

上六味，以水六升，先煮麻黄，去上沫，内诸药，煮取三升，分温三服。恶风加附子一枚炮。

<按> 中医管血、筋、肉、气、骨、精六种劳伤虚损的病叫六极，其中肉极者指肌削萎黄者言。肌肉为脾胃之所主，但本方所治的肉极，乃因于热，治肉极风热，则身体津脱，腠理开，汗大泄。如果受到恶厉之风气，就会发生关节疼痛或下焦脚弱（脚气病）的病证。这是《千金方》作者唐代孙思邈的看法。

本方原来不是治这个病，它主要是治里水的（参见本书第十四篇水气病"里水者，一身面目黄肿，其脉沉，小便不利，故令病水。假如小便自利，此亡津液，故令渴也"条和"里水，越婢加术汤主之；甘草麻黄汤亦主之"条），后世作为附方把它置于此。它以越婢汤（见十四篇）为基础方，越婢汤治"风水，恶风，一身悉肿，脉浮不渴，续自汗出，无大热"者。辨证要点为既为水气病，又有外邪，内里又有热。水气在表（一身悉肿），又有外邪（恶风，骨节疼痛），里虽有热而未至热实于里（续自汗出，外无大热，而口不渴）。越婢加术汤即治越婢汤证而小便不利者。这是张仲景的看法。《外台》本方有炮附子一枚，从治痹证关节疼痛来看甚有理。

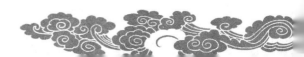

实践证明，本方再加附子（即越婢加术附汤），治腰脚麻痹，下肢痿弱，以及小便不利、关节疼痛，而有水气滞留者，往往有奇效。

小结

历节病，以关节疼痛为要症，或全身，或腰膝，或上肢、下肢，部位或有不同。有的有表证，有的无表证；有的汗出，有的无汗；有浮肿的，有无浮肿的；均需辨证施治。偏于风（就是有表证）者，有桂枝汤证——用桂枝汤加白术、附子；有麻黄汤证——常用葛根汤加白术、附子，麻黄汤加白术、附子。无表证，用术附汤。肿得厉害，用越婢加术汤。麻黄、石膏配伍，一般都是里已有热，比较起来而外反无大热；不使大出汗甚至制止汗出（看两药的配伍比例）。如果只限于足下肿，则适证还有桂枝芍药知母汤。如果因为皮肤表虚而恶风甚者，还需用黄芪剂。

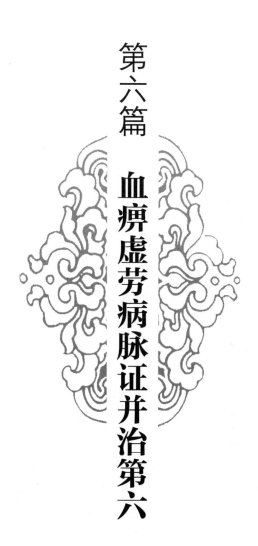

第六篇　血痹虚劳病脉证并治第六

【原文】问曰：血痹病从何得之？师曰：夫尊荣人，骨弱肌肤盛，重因疲劳汗出，卧不时动摇，加被微风，遂得之。但以脉自微涩在寸口关上，小紧，宜针引阳气，令脉和，紧去则愈。

胡希恕

【释】富贵之人，以不事劳动喜甘嗜肥，故骨弱而肌肤盛，以是不能任劳，小有劳则汗即出。卧不时动摇，虽被微风，亦足使内侵而成血痹也。脉微涩在寸口关上者，营卫之气不足以外也；小紧者，未言部位，但从下条可知当为尺中，风邪客于内也。其治以针引阳气，令脉和紧去则愈。

段治钧

<注> 血痹，是身体局部麻痹、疼痛的一类病证，病由气血虚，外邪乘虚侵入，使血气闭塞所致，类似于知觉神经麻痹。养尊处优的人，看起来丰腴，但内里虚弱。一般人受点风寒，因抵抗力较强不会受病，这种虚人则不然，连睡不安稳、动摇时受点风寒也易病。血痹病其脉寸口至关上微涩，尺中小紧。微是脉外气（津液）虚，涩是脉内血不足，这就是营卫俱虚；寸以候表，关上至寸口脉微涩者，即气血虚于表。小紧，即脉有些紧但不厉害，因为受的是微风，侵害不那么重；尺以候里，由于气血不充于外，所以风寒才客于内，因而尺中脉有些紧。风寒把血液闭住了，肌肤得不到足够的营养，才发生局部麻痹的病，所以叫血痹。治用针法，宜针引阳，就是用针法让气血充实于表，使邪退则脉和紧去而愈。

<按> 本条重在阐述血痹病的原因，只说了血痹的脉，其证当见下条。但言脉自微涩在寸口关上，对小紧（稍有些紧）而未言部位。其实本条和下条相承，论述的是同一个血痹病，所以本条的脉就是下条的脉，由下条可知，这个有些紧象的脉，其部位当在尺中。寸口、关上微（涩），以应津血虚于表；尺中小紧，以应风寒侵于里。从而以脉来说明血痹的病理机制。

【原文】血痹，阴阳俱微，寸口关上微，尺中小紧，外证身体不仁，如风痹状，黄芪桂枝五物汤主之。

胡希恕

【释】此承上条，详述血痹的脉证并治。阴阳俱微，为营卫之气不足，寸口关上微者，谓此微脉在寸口至关上，其营卫不足于表也；尺中小紧者，为血虚于里风寒内侵也。外证则身体不仁，如风痹状者，谓此身体麻痹不仁如风痹状也。本方主之。

【按】古人所谓血痹，即知觉神经麻痹症，据以上所述证和治，知为正气不足于表，邪气客之而不去也。以桂枝汤解肌除邪，加黄芪益气实表，则邪不得复留，故治。

段治钧

<注> 阴阳俱微，寸口关上微，尺中小紧，此所述之脉与上条同，但较之更详具的是，此寸口关上微的脉象更有取法上的特征。阴阳俱微的阴阳，在此指浮沉，脉微（涩）主营卫（气血）不足，寸口至关上的脉浮取沉取都微（涩）。综观之，即寸口至关上脉，轻取、重取脉都微，这是气（津液）血不足于表的脉应。关上至寸口脉若微涩，尺中一般也不会有太过的脉象，但现在尺脉带有一些紧象；尺以候里，尺中小紧，是风寒之邪乘气血虚于表而内侵的脉应，这个内侵是指伤及了血液，使血液不能正常输送营养于肌肤。营养不足于外，其为证表现即身不仁，就是身体肌肤麻痹失去知觉的症状。风痹，为痹证类型之一，又称行痹，如风痹状，指发病无定处而言，不是指疼痛走注。黄芪桂枝五物汤主之。

<按> 仲景脉法有时以沉取为阴，浮取为阳；有时以关后为阴，关前为阳。都要根据文意和为证表现做具体分析。

黄芪桂枝五物汤方

黄芪三两　芍药三两　桂枝三两　生姜六两　大枣十二枚

上五味，以水六升，煮取二升，温服七合，日三服。（一方有人参）。

<方解> 此于桂枝汤去缓急迫的甘草，而加补虚益气的黄芪，并倍用温中散寒的生姜，故治桂枝汤证中虚有寒而气不足于外者。

方中黄芪补的是体表肌肤虚衰的气，就是营养人的津液。此精气不足于外，则易发在外的病变，如疮疡、营养不良性的皮肤病、非常恶风寒、体不

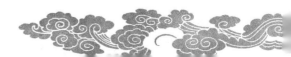

仁等。水谷入胃经消化吸收，化为营养人的精气（脉内的血、脉外的气—津液，皆属之），所以说胃是营卫之源。今治营卫不足于外、体不仁的血痹，所以要用健胃实表的本方。去甘草是为减其缓性而加强快药的作用，若血更虚者，可加补血药，常合当归芍药散加减。

<按> 血痹就讲了这么两条。以下讲虚劳病。

【原文】夫男子平人，脉大为劳，极虚亦为劳。

胡希恕

【释】脉有外无内之大者，或举按无力之虚者，均为劳证。男子见此脉，虽形似平人，亦知其病虚劳也。

<注> 男子平人，即没有病证表现出来的一般男人。古人谓之虚劳者，以虚寒证为多（肺结核不在其例）。所谓大脉有外无内，即初按之脉体（脉管的粗细）大，但细按之脉内没有充实的内容，后世谓豁大中空者，以血虚之故，类似于芤脉。这种大脉主虚，为劳，当前即使无病亦不可轻视。另外若脉极虚者（按之极无力、似跳似不跳），亦为劳，须知。

段治钧

066

<按> 就脉而论病，也仅是一个泛论，这么讲做个参考是可以的。此脉证之理，对女子亦然，因男子有个养肾摄生的问题，往往与虚劳病相关，故本条、后两条，句首均冠以"男子"二字。

【原文】男子面色薄者，主渴及亡血。卒喘悸，脉浮者，里虚也。

【释】面色薄指面色枯槁而不华泽之意。津液少则渴，主渴及亡血者，谓面色薄者为津液虚或亡血的证候也。喘者气虚，悸者血虚，脉浮无根，知为里虚也。

<注> 颜面苍白、枯槁无光泽的人，虽然无病，但也一定津虚血少。此浮脉同上条的大脉无根者，亦有外无内也，故这种浮脉主虚。津液虚则渴；气虚，涉及肺则喘；血虚，血不足以养心则悸（觉心不安）。根据卒喘悸（"卒"同"猝"，病人稍一动作即突然气喘、心悸）的为证，知此为里

胡希恕

段治钧

虚。里虚者气血俱虚也，此亦为劳。

【原文】男子脉虚沉弦，无寒热，短气里急，小便不利，面色白，时目瞑，兼衄，少腹满，此为劳使之然。

胡希恕

【释】脉虚沉弦，为气不足于外而寒甚于里也，无寒热者，无风寒外邪也。短气者有微饮，里急为虚寒。面色白、时目瞑、兼衄，为亡血不营于上。小便不利、少腹满，为水不利于下。以上脉证，概由于虚劳之为病，故曰"此为虚劳使之也"。

段治钧

<注> 脉沉主里，亦主虚主寒水（参见第十四章水气篇"脉得诸沉，当责有水"条）；弦亦主寒，主水饮；统一其共性来看，故脉沉弦当主寒饮甚于里也。小便不利则水饮内停，因而少腹满而里急（不宽绰、憋得慌）；里（即心下指胃）有微饮则短气（参见第十二章痰饮咳嗽病"水停心下，甚者则悸，微者短气"条）；水在里则里有寒。以上诸证皆对沉弦的脉应。虚脉主虚证，面白言人面无血色，鼻子常出血，则血不营于上，故其人面白无血色，且老闭着眼睛没有精神；可见这个虚脉不只主上述的虚寒，更主血虚也。有这种"虚沉弦"的脉，再有论中一系列的证候，这些也都是虚劳病常有的表现。无寒热者，无外邪也。

<按> 观此脉，重按乃得，绷直性能太过而发硬，但脉内又虚，很有些像革脉，乃主亡血者也。

【原文】劳之为病，其脉浮大，手足烦，春夏剧，秋冬差，阴寒精自出，酸削不能行。

胡希恕

【释】血虚于内，则气散于外，故脉亦应之浮大其外而空虚其内也。手足烦者，谓手足心发热而烦也。春夏升发则剧，秋冬收藏则差，指手足心烦热言也。此亦虚劳之为候。阴寒精自出者，谓阴头寒而精自出也（详见后）。酸削不能行者，谓津液不充于形体则身酸软瘦削而不能行。

<注> 其脉浮大，胡老释曰浮大中空者，即脉有芤象，主虚劳、血不

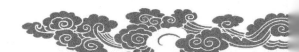

段治钧

胡希恕
《金匮要略》学习笔记

068

足。手足烦即俗谓五心烦热，血虚、津液不足，生化之热则得不到平抑，即所谓"阴虚而生内热"，这是一种虚热。此证春夏升发时则重，而秋冬时阳消阴长则好一些，故曰"春夏剧，秋冬差"。阴寒精自出者，即阴头寒而常遗精，这是肾功能衰退、阳气不下充、精失收敛的缘故。削，就是消瘦，虚劳病人津液虚、血液虚，四体不充所以就消瘦；身体酸楚乏力，若再虚得厉害则不能行走。

＜按＞虚劳病证候也是有多端的反映，此又一例也。

【原文】男子脉浮弱而涩，为无子，精气清冷。

胡希恕

段治钧

【释】脉浮弱而涩者，气血俱不足也，男子无病而见此脉，为禀赋极薄之人，当精气清冷，不能有子也。

＜注＞浮者，仍指浮而无根（寻按脉管内不充盈，即所谓"中空"者）的脉，这种浮脉主虚；弱者，脉管绷直性能不及，主气血虚；涩者，脉内血行滞涩、往来不流利，主血少。故胡老曰"气血俱不足也"。禀赋太弱的人，气血俱虚，精子的成分不够、活力不足，故很难生育。

＜按＞以上部分就多种脉证，对虚劳病做一总体描述。以下讲治疗。

【原文】夫失精家，少腹弦急，阴头寒，目眩（一作目眶痛），发落。脉极虚芤迟，为清谷，亡血失精。脉得诸芤动微紧，男子失精，女子梦交，桂枝加龙骨牡蛎汤主之。

胡希恕

【释】少腹弦急，阴头寒者，阳气下虚也；目眩发落者，虚火上亢也。脉极虚芤迟为清谷、亡血、失精诸虚之候；若脉芤动微紧，在男子则为失精，在女子则为梦交，均以本方主之。

【按】失精、梦交，大都由于情欲妄动，心神失宁，因生梦幻所致。龙、牡之用，不只为固精，而主要在于敛神定志，而止动悸。心动悸则脉亦应之动。少腹弦急、阴头寒，故脉应之微紧。脉芤主亡血、失精，今与动微紧同时出现，故知为失精、梦交也。

段治钧

<注> 失精家，即经常梦遗、滑精之人。少腹弦急，即腹皮拘急得厉害，凡久失精的人都下焦虚寒，因而腹肌不和拘急痉挛。由于下边虚寒，血液、营养成分不能充分到达前阴处，故阴头寒。久失精的人，下边是虚寒，但上边又有热象，这就是虚热上亢，这种现象总因上下不沟通，所谓心肾不交。因为虚证多有气上冲，热也跟着上泛，所以目眩（头晕）、发落，俗谓血虚发白、血热发落者也。这段主述失精家的证。

脉无力为虚，主人虚正不足，极虚就是虚劳脉；浮大中空者为芤，主虚劳、血不足；迟主寒亦主虚。脉极虚芤迟，为泛论诸虚之脉。胃虚则完谷不化、下利，虚其津；亡血则血虚；失精久则津血元阳俱虚。此三者皆可见到极虚芤迟一类的脉。

久失精之人必虚，也有上边的脉象，但又有兼动和紧的特点。动脉，为脉动突出于一点的太过脉，此脉来源于脉动的不匀，脉动有似跳突或摇摆者，即谓之动。人受某种过激的刺激，在机体某些部位也随之会有一些过激的反应，因之于脉的左右上下显有如豆的跳突，故动脉主惊、主胸腹动悸。男子失精、女子梦交，总是情欲妄动、相思不遂，故而心神不宁而产生幻觉，胸腹动悸亦由之而生，故有动的脉象，但此动不定在关上（胸动在关上，腹动则在关下）。如果芤脉兼见动脉，此乃由神意妄动久失精气（津、血）而成，故主男子失精、女子梦交之应；另外还稍兼紧象，胡老谓紧主寒，即前之"少腹弦急，阴头寒"之应。我个人体会，这个紧亦如动，也是心情紧张而出现的脉应。以本方主之。

桂枝加龙骨牡蛎汤方

桂枝　芍药　生姜各三两　甘草二两　大枣十二枚　龙骨　牡蛎各三两

上七味，以水七升，煮取三升，分温三服。

<方解> 此为桂枝汤原方，加龙骨、牡蛎。龙骨、牡蛎均为强壮性的收敛药，而有作用于烦惊、不眠以及幻觉不宁等神经症，尤其有治胸腹动悸

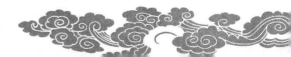

的特性，用在本方不只为固精，主要是安神定志。桂枝汤在本方中调营卫和气血而止冲逆，不止于解外。故本方治桂枝汤证而胸腹动悸、烦惊不安或有妄动、虚脱证者，用治遗精有良效。

胡老治遗精，还常用二加龙骨牡蛎汤，有奇效。《小品方》云："虚羸浮热汗出者，除桂，加白薇三钱，附子一钱（为经验用量，与原书稍异）。"白薇苦寒，解热、利尿剂，清血分虚热，利水，主虚劳发热、小便不利、肺热咳嗽等。此方治遗精偏于有虚热（出汗、烦躁）者，故加白薇。但临床中，一般不用去桂枝，因为头眩、发落、虚热上泛等，乃有气上冲也。因下虚寒，阴头寒、精自出，故加附子，但其量不宜过大。

附方　　　　　　天雄散方

天雄三两（炮）　　白术八两　　桂枝六两　　龙骨三两

上四味，杵为散，酒服半钱匕，日三服，不知，稍增之。

〈方解〉 此有方无证，以药测之。附子为乌头之旁根，乌头无幼根者名天雄，功效与附子略同，而力更峻。本方无证，据其意制方偏温，亦当治遗精而为证偏寒者，因此它将药性偏点寒的牡蛎也去掉了。本方证没有上条虚热的表现。从加白术来看，当有小便不利。一钱匕约合2克，此为散剂，用量并不重，不知渐加也。

【原文】 男子平人，脉虚弱细微者，喜盗汗也。

胡希恕

段治钧

【释】 脉虚弱细微者，气血俱不足也，审脏无他病，必其人喜盗汗也。

〈注〉 微是细而虚的兼象脉，弱是脉体绷直性能的不及脉，统而言之，其人虽如常，但脉微弱也（即脉体细、绷直性能不及、跳动又无力）。若详辨，脉细主血虚，弱与微都是津液不足，三者均属不及，这样的脉必无力，故此处的虚字乃三种脉象的概括，总主气血俱不足也。这有两种情况，一是其人先天不足，一是常盗汗出损其津血所致。非惟男子，女子亦如是。

<按> 津虚血不足，脉象微弱，盗汗可出现这样的脉象，此其常也。但是这样的脉象，未必都因盗汗，像上面第七条，"浮弱而涩"也是这一类的脉，则是"为无子，精气清冷"，他是生来的禀赋。所以脉证之间，是个参考对应的关系，需要分析，即辨脉认证，应在辨、认上下工夫。

【原文】人年五六十，其病脉大者，痹侠背行，苦肠鸣，马刀、侠瘿者，皆为劳得之。

胡希恕

【释】人年五六十，气血渐衰，反病脉大者，为劳。"侠"同"夹"，痹侠背行者，谓背之两侧均麻痹不仁也。肠鸣者，谓肠鸣泄泻也。马刀、侠瘿者，恶疮名，生于腋下名马刀，生于颈之两侧为侠瘿。此数者，皆劳之类也。

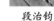

段治钧

<注> 人届老年，脉不宜太过，所以五六十岁脉不该大，如果再按之无根，这就是虚劳之象。以下所言后背两侧麻痹不仁、晨起肠鸣泄泻（俗称五更泄）、马刀夹瘿一类恶疮（包括瘰背疮）等，都是与这个脉相应的病证。

【原文】脉沉小迟，名脱气，其人疾行则喘喝，手足逆寒，腹满，甚则溏泄，食不消化也。

胡希恕

【释】脉沉小迟为里虚寒。名脱气者，指中气（胃气）不足也。上焦受气于中焦，中气虚则上焦竭，故其人急行则喘喝。手足逆冷者，中虚则不充于四末也。腹满，甚则溏泄者，概由于胃虚寒，食不消化也。

【按】胃为生化之本，胃气虚而名曰脱气，重视之也。虚劳病为治不一，但都必须重视胃气则同一也。

段治钧

<注> 脉沉主里，脉迟主寒，脉小即脉细主血虚，综观就是里虚寒的脉，其所主是中气虚脱，所以名脱气。中气即中焦之气，就是胃气（亦可曰水谷之气，也就是水谷所化营养人的精气），此气一虚，上下焦、全身皆虚；此气一脱，全身皆脱。所取之名，亦示重视胃本之戒也。后面所述即由于中气虚而影响到上下焦的为证。疾行则喘喝（气喘而出声，俗谓呼哧带喘

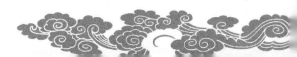

者），即影响到上焦气虚竭的表现；腹满（虚胀、虚满）、溏泄、食不化是影响到下焦虚寒的为证表现；手足逆寒，也是由于胃气虚、气血不充于四末的缘故。

<按> 仲景书不但授人以辨证施治之法，而且示人以保胃气、护津液的精神。调胃之法，多用甘温，因后面要讲建中汤，所以有这么一段铺垫。

腹满，甚则溏泄，食不消化也，在《伤寒论》里，这个归到太阴病去讲了（"腹满而吐，食不下，自利益甚"），所以本条的腹满，它是个虚满、虚胀。这是中焦气（主要是胃气）虚的病，所以它叫脱气。前后为证一是影响到上焦虚，一是影响到下焦虚寒所致。

【原文】脉弦而大，弦则为减，大则为芤，减则为寒，芤则为虚，虚寒相搏，此名为革。妇人则半产漏下，男子则亡血失精。

胡希恕

【释】脉虽弦劲，但如按鼓皮，其内空虚，故谓弦则为减。脉虽粗大，但按如葱管之中空，故谓之大则为芤。弦减则为寒，大芤则为虚。虚寒相搏，则名为革者，谓弦大而芤者，即革脉也。得此脉者，虚且寒，在男子则为亡血失精，在女子则为半产漏下也。

段治钧

<注> 脉弦而大，这是个兼象脉。一般情况，弦指脉体的绷直性能，大指脉体的广度，两者都是太过脉。但是本条的弦而大，则有不同一般的情况。脉虽弦劲如按鼓皮，但细按之则无充实内容（亦中空之意），故曰"按则为减"。这种按则减的弦脉主寒，故曰"减则为寒"。脉虽浮大，但按之中空，这就是芤脉，故曰"大则为芤"。芤主虚劳、血不足，故曰"芤则为虚"。虚寒相搏，即上述所主之证、虚和寒相互影响，那么所表现出对应的脉象，就浮取大而硬，按之又中空无力，这就是革脉。革脉主男子亡血、失精，在女子则为半产、漏下（有二义：一为妊娠期间下血，也叫"胎漏"；二为非月经期间下血，淋漓不断）。

<按> 弦大之脉本来多主有余，但按之中空无力，则为极虚的反常态现象。芤脉浮大中空者，以浮脉为形象；革脉硬急（也大）中空者，以弦脉为形象。皆仔细寻按之可得也。

【原文】虚劳里急，悸，衄，腹中痛，梦失精，四肢酸疼，手足烦热，咽干口燥，小建中汤主之。

胡希恕

【释】虚劳里急，为血虚津枯，腹肌不和也。腹中痛为有寒。血不足以养心则悸。精血失收则上衄而下遗。荣卫不利则四肢酸疼。虚热内扰故四肢烦热。血枯不润则咽干口燥。小建中汤为主治之方。

段治钧

<注>虚劳里急，这个里字，指下焦少腹部位。里急，就是里边拘急（指少腹有掣缩感，但按之不硬）、挛痛，同时外边也绷得紧而肌不和，多由血虚、津虚所致。虚劳里急，就是虚劳病而有里急的人，如果再有后面所列的为证表现，那就是小建中汤的方证，故以小建中汤主之。血虚则手足烦热，此热为虚热而非实热，即所谓阴虚发热者，治之之法补虚则热去。津虚则咽干口燥，健胃生津则干、燥可解。腹中痛为有寒，源于津血之虚，寒主收引，此拘急、挛痛之所作也。里急、腹中痛为小建中汤主症，四肢酸疼为桂枝汤证，小建中汤以桂枝汤为基础。悸、衄、失精皆源于虚，亦皆致人虚。血虚不足以养心则心悸；虚则精血失收，失收则上衄而下遗。

<按>小建中汤之手足烦热为虚热，咽干口燥为津液虚，也是因为虚热，所以补虚则热去，其证可解。若为实热，大热、汗出多、口干舌燥，乃因热实津液虚，需祛热保津其证方解，例如热结于里的白虎汤证。由此当悟虚实治则之异。

小建中汤方

桂枝(去皮)三两　白芍六两　生姜(切)二两　大枣(擘)十二枚　甘草(炙)三两　胶饴一升

上六味，以水七升，煮取三升，去滓，内胶饴，更上微火消解。温服一升，日三服。（呕家不可用建中汤，以甘故也）

<方解>此桂枝汤倍芍药而加胶饴，变攻为补。此为补中和外，调营卫，补血益气（津液），缓挛急，止寒痛之剂。胶饴，甘，大温，为滋养强

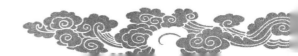

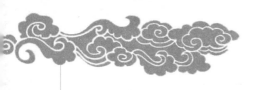
壮剂。缓急迫，健脾胃，益气力，补虚冷。主腹中急痛，肠鸣。胶饴与甘草性味相仿，甘草宜用于阴阳表里虚实，而胶饴专适于里虚。胃酸而痛者，不适与之，以甘易生酸也。芍药苦酸微寒，为收敛药，收敛气血津液，养血通脉，止挛痛，利大小便，主胃腹神经、子宫、腓肠肌之挛痛及痢疾、血痹、坚积、痈肿。在桂枝汤方中，它苦能制辛，寒能制散，起到制桂枝、生姜辛散和滋阴两方面的作用。胶饴合白芍治腹痛相当有效，但需分寒热虚实耳。

上方前五味即桂枝加芍药汤（《伤寒论》太阴篇 279 条），原治腹满时痛。今加大量甘温的饴糖，虽仍治腹痛，但已易攻为补，故名之谓建中，建中者健胃也。而谓之小者，一是在桂枝汤的基础上仍兼解外，二者由于倍用苦降的芍药，虽补而不峻，与专行温补的大建中汤（蜀椒、干姜、人参）则比较的为小也。

【原文】虚劳里急，诸不足，黄芪建中汤主之。于小建中汤加黄芪一两半，余依上法。气短胸满者加生姜，腹满者去大枣，加茯苓一两半，及疗肺虚损不足，补气加半夏三两。

074

胡希恕

段治钧

【释】里急，即里急腹中痛的略词，为小建中汤的主症，虚劳若里急腹中痛，而诸不足者，黄芪建中汤主之。

<注>诸不足，指气血俱不足。本条里有建中汤证，表也不足。表虚得厉害为黄芪证，故加黄芪（参见本篇"血痹阴阳俱微，寸口关上微，尺中小紧，外证身体不仁，如风痹状，黄芪桂枝五物汤主之"条）。当知黄芪补虚，主要是补皮肤、肌表之虚，它是个固表、实表的药，真正表虚（例如恶寒重，肌肤营养不良性疾患等）非它不可，如若表气闭塞，用它是很不相宜的，应注意。

黄芪建中汤方

桂枝(去皮)三两　白芍六两　生姜(切)二两　大枣(擘)十二枚　甘草(炙)三两　胶饴一升　黄芪一两半

煎服法同小建中汤。

<方解> 即小建中汤加黄芪，当治小建中汤证而有黄芪证者。里急、腹痛为小建中汤证，另外有诸虚不足的证候，尤其正不足于外者，宜本方。这个方子补虚的力量比小建中汤大，但必有黄芪的适应证才可。

其方后语有对有错，不尽可信，胡老讲课时，悉去之。

【原文】虚劳腰痛，少腹拘急，小便不利者，八味肾气丸主之。

【释】虚劳腰痛者，谓此腰痛属虚也。少腹拘急，小便不利者，知虚在下焦也。八味肾气丸主之。

胡希恕

<注> 八味肾气丸治腰痛不是凡腰痛都治。少腹拘急或不仁，属于下焦虚寒，而又小便不利者，这样的腰痛治用八味肾气丸。所述证候表现及其病理机制，才是本方的适应证，用之才有效；若只泛曰肾虚腰痛，既用之亦未必有效。故临床必须辨证，辨证的终点即辨方证——方剂的适应证。

段治钧

八味肾气丸方

干地黄八两　山药(即薯蓣)　山茱萸各四两　泽泻　丹皮　茯苓各三两　桂枝　附子(炮)各一两

上八味末之，炼蜜和丸梧桐子大，酒下十五丸，加至二十丸，日再服。

<方解> 本方主以生地黄，佐补中益气的薯蓣和收摄固脱的山茱萸，滋血脉而固虚脱，合丹皮解烦热并逐血痹，复以附子起沉衰，桂枝降冲气、通利关节，与茯苓、泽泻协力利小便以除湿痹。故本方为治少腹不仁、拘急、小便不利或失禁，或身肿、腰脚痹痛酸软，或虚热而烦者。总之是瘀血、水毒交互为患而陷于阴虚证以致下焦痿痹者。

生地黄与当归、川芎都是强壮性活血药，但当归、川芎性温宜于虚寒证，而生地黄甘寒宜于虚热，且有止血和解烦祛热的作用。

<按> 此方即上篇的崔氏八味丸，又叫金匮肾气丸或肾气丸。在上篇为附方，在本篇为证治方。药物、方解可参上。

【原文】虚劳诸不足，风气百疾，薯蓣丸主之。

第六篇　血痹虚劳病脉证并治第六

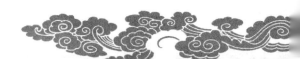

胡希恕

段治钧

【释】虚劳、气血诸不足，而复有风气百疾者，本方主之。

<注>虚劳之人正虚体弱，易受病邪侵袭，所谓风气百疾者，即指此言（这里指受外邪、时有寒热、风眩、风痹等病）。治之之法，针对虚劳中气不足，所以在选用理中汤的基础上，重用薯蓣（即白山药）。又因胃喜燥恶湿，故更加利水药茯苓，主在健胃以补中气。针对血虚不足，同时滋阴补血；针对风气诸疾，再加治外感寒热之品。故本证以薯蓣丸主之。

薯蓣丸方

薯蓣三十分　当归　桂枝　曲　干地黄　豆黄卷各十分　甘草二十八分　人参七分　川芎　芍药　白术　麦门冬　杏仁各六分　柴胡　桔梗　茯苓各五分　阿胶七分　干姜三分　白蔹二分　防风六分　大枣百枚为膏

上二十一味，末之，炼蜜和丸，如弹子大，空腹酒服一丸，一百丸为剂。

<方解>既用薯蓣、人参、干姜、白术、甘草（上即理中汤加薯蓣）、曲、豆卷、大枣、茯苓等健胃补中益气；复用当归、地黄、川芎、芍药、麦冬、阿胶等滋阴补血，协力以治虚劳诸不足。另用桂枝、杏仁、柴胡、桔梗、防风、白蔹等以解寒热风气百疾。炼蜜为丸，治宜缓图也。

<按>本方可治精亏脑海不足之眩晕（虚眩）。虽用的机会不多，但方义可取。

【原文】**虚劳虚烦不得眠，酸枣仁汤主之。**

胡希恕

【释】虚劳而心悸、烦不得眠者，酸枣仁汤主之。

【按】酸枣仁汤证的虚烦不得眠，与栀子豉汤证的虚烦不得眠，似是而非。栀子豉汤所主之虚烦，只是说其烦并非实证，但并非真虚；酸枣仁汤证之虚烦，确是真虚，故常伴有贫血性的心悸、怔忡、眩晕诸症，这些是栀子豉汤证所没有的。

段治钧

<注> 此方治虚烦不得眠，不同于栀子豉汤（《伤寒论》76 条）。栀子豉汤证的烦虽是热烦，但它又不像阳明之实热，对此而言曰"虚烦"。酸枣仁汤证之烦是真的虚证，因虚而烦躁不得眠，所以把它列到虚劳篇来讲。临床上辨证若是因虚而影响到睡眠，无论是嗜睡还是失眠用酸枣仁都好使，一般因虚还会有心悸不安等胡老指出的那些症状，故再加血分药川芎，用茯苓剔饮安神，虚而有热加知母，甘草缓急迫和诸药。失眠证有不同的病理机制，该用栀子豉汤的不能用本方；胃有停水也影响睡眠，那就适证在利水的方剂中，加安神的龙骨、牡蛎；实热而烦、躁扰不安，首当清热；胃不和寐不安者，选适方令胃和则治，等不一也。

酸枣仁汤方

　　酸枣仁二升　甘草一两　知母二两　茯苓二两　川芎二两 （深师有生姜二两）

　　上五味，以水八升，煮酸枣仁，得六升，内诸药，煮取三升，分温三服。

<方解> 酸枣仁酸温，是收敛性的强壮药。补虚安神，益血宁心，敛汗除烦。凡志苦伤血，用智损神，致心虚不足、精神失守、惊悸怔忡、恍惚多忘、虚汗烦渴者，所当必用。尤适用于神经虚弱症而宜收敛者。本方用酸枣仁为主药，佐以知母解其烦悸，川芎、甘草和血缓急。故治虚劳心烦、悸，不得眠而急迫者。

【原文】五劳虚极羸瘦，腹满不能饮食。食伤、忧伤、饮伤、房室伤、饥伤、劳伤、经络营卫气伤，内有干血，肌肤甲错，两目暗黑。缓中补虚，大黄䗪虫丸主之。

胡希恕

【释】五劳虚极之病，令人羸瘦腹满，不能饮食。为病之由多端，经文中以七伤言之。干血为瘀之变，肌肤甲错，两目暗黑即其候也。瘀血当去，但以极虚不可猛攻，须以缓中补虚的大黄䗪虫丸主之。

第六篇　血痹虚劳病脉证并治第六

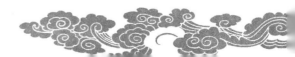

段治钧

<注>《证治要诀》曰"五劳者，五脏之劳也"；另有一说，为五类因劳逸不当而引起的损伤。本条所指当是五脏劳损的疾病更近文意。"五劳虚极"之证，即羸瘦、腹满、不能食。形成劳损之证，其因不一，饮食不节、饥饱劳碌、多忧善愁、性生活无节制等，均可致虚损之病。待至五劳虚极，就会伤及营卫之气或伤及经络，由营卫而及气血。劳损过度，人虚得厉害，则形体羸瘦；营卫之气化生（本）于胃，胃虚消化能力极差，故中虚而腹满，不能饮食；伤及经络而形成瘀血，其瘀血的证候即肌肤甲错（形容皮肤粗糙、干燥、角化过度、肌若鱼鳞），两目暗黑（黑眼眶，两眼无有光泽）。大黄䗪虫丸有缓中补虚之效，它是一个攻中有补的方子，故主于治疗本证。

大黄䗪虫丸方

大黄十分（蒸）　黄芩二两　甘草三两　桃仁一升　杏仁一升　芍药四两
干地黄十两　干漆一两　蛀虫一升　水蛭百枚　蛴螬一升　䗪虫半升

上十二味，末之，炼蜜和丸小豆大，酒饮服五丸，日三服。

<方解>本方集四虫、干漆、桃仁等有力的祛瘀群药，以祛陈固的瘀血，俗谓积久干血非此莫属也。合芍药、黄芩、杏仁、甘草，其意在于濡干、润燥、解热，以调不和之胃气。另外有祛瘀作用的药物还不只以上六味，例如大黄这味药，它以配合大队共性药物而取势，在本方中用量虽少又经蒸制，其攻下作用大减，而祛瘀作用明显，因亦用为主药。地黄味寒，是个强壮性的祛瘀药，所谓补血者，乃祛病以补正之道，与芍药配合，更加强了强壮滋液补虚的作用，炼蜜为丸更兼养正，谓为缓中补虚即指此也。此方扶虚祛病，治虚人血虚、干血（顽固性瘀血）之良方也。凡虚劳之病均日久积累而成，故治宜缓图，需坚持用药方已。

胡老曾治一肝炎患者，身如蛇皮，每夜脱落碎屑颇多，与服大黄䗪虫丸不但肝炎得速愈，且多年肌肤甲错亦得彻底治疗，实属意外的奇验。

大黄䗪虫丸与鳖甲煎丸有类似处，本方较之无解毒祛水药则有别。

　　<方解>本方即桂枝去芍药汤加滋阴养血之品，健胃为本。外调营卫，内滋阴液，健胃补虚以复心气。故《伤寒论》177 条中用治"伤寒脉结代，心动悸"者。这里说治虚劳不足，汗出而闷，脉结悸，此虚劳不足是指肺结核病而言。肺结核末期待至心悸、脉结、汗出而闷，乃危殆之证，虽病情似安，形动如常，其命亦不出百日已；若证情危急者，骨瘦如柴、息短、脉数者，则旬日将已。然此时若用本方，因重用生地黄、麦冬滋阴养液，加之有人参、阿胶、生姜、大枣等补益药，确可收一时之效，但若已病重如上述者，亦终难救其死也。对于一般的虚劳病有是证，其气阴两虚者则可以本方取效，则又另当别论矣。

　　<按>由鬼疰一门相染，可见是一种传染病，但不知究属何病。冷劳，通常指妇女虚劳病之属阴寒证者，多因气血不足，脏腑虚寒所致。胡老亦未用过此方，姑且不释。

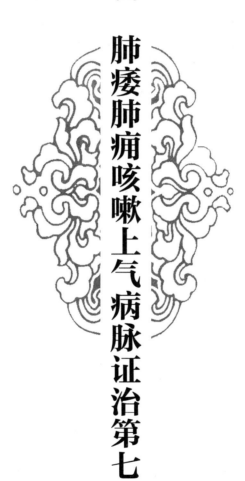

第七篇

肺痿肺痈咳嗽上气病脉证治第七

【原文】问曰：热在上焦者，因咳为肺痿。肺痿之病，从何得之？师曰：或从汗出，或从呕吐，或从消渴，小便利数，或从便难，又被快药下利，重亡津液，故得之。

曰：寸口脉数，其人咳，口中有浊唾涎沫者何？师曰：为肺痿之病。若口中辟辟燥，咳即胸中隐隐痛，脉反滑数，此为肺痈，咳唾脓血。

脉数虚者为肺痿，数实者为肺痈。

胡希恕

【释】热在上焦，病咳为肺痿。其致病原因非止一端：或从汗出，或从呕吐，或从消渴、小便利数，或从大便难又被快药下利，此皆重亡津液也，咳复有热，故成肺痿之病。

寸口脉数，为肺有热，其人咳，口中反有浊唾涎沫者，乃肺痿的特征，故曰肺痿之病。如果口中辟辟燥，咳即胸中隐隐痛，为有痈脓，故脉反滑数，此为肺痈，痈溃则咳唾脓血。

肺痿、肺痈虽均有热，但肺痿为虚，故脉应之而虚数；肺痈则实，故脉应之而数实也。

段治钧

<注>本条主述三层意思：肺痿的脉证，肺痿的成因，肺痈的脉证。

肺痿其脉证为：上焦有热，寸口脉虚数，咳，口中反有浊唾（指稠痰）、涎沫（指稀痰）。心一动则脉一动，故脉可有形象、部位上的不同，然至数上绝无差异，言寸口脉数，即寸关尺皆数也。一般上焦有热当口干而无浊唾涎沫，但肺痿之病有之，故曰"反"。古人认为上焦受气于中焦，中焦生化的津液被上输于肺，被肺吸收，若肺的功能正常，则吸其精华、去其糟粕。今津液上输后被热灼烁而为浊唾涎沫，这是肺的功能因热受损的缘故。痿者，枯萎的意思，即津虚有热也。因上焦有热，所以寸口脉数，但此脉数而虚（无力）。此与本条后面所述的肺痈做比较，貌相似而实不同也。

肺痿的成因，见胡老所**【释】**。

肺痈也上焦有热，其脉证为：咳，但口中干得厉害，辟（bì）辟燥即形容口干明显的意思。这说明较肺痿热盛。更主要的区别是咳则胸中隐隐（不是剧烈）作痛，发展到一定程度甚至咳吐脓血。脉滑数有力，说明此病热实也。

肺痿、脉痈虽均有热，但肺痿为虚，故脉应之而虚数；肺痈则实，故脉应之数实象滑也。

<按>肺痿咳而有痰，痰饮咳嗽亦所常见，但是，一热烁，一寒饮，则大相径庭，所以寸口脉数对诊断有重要意义。

本论所说的肺痿，从津虚有热、咳唾重或吐涎沫不止、邪干上焦来看，很像肺结核病。

【原文】问曰：病咳逆，脉之何以知此为肺痈？当有脓血，吐之则死，其脉何类？师曰：寸口脉微而数，微则为风，数则为热；微则汗出，数则恶寒。风中于卫，呼气不入；热过于营，吸而不出。风伤皮毛，热伤血脉。风舍于肺，其人则咳，口干喘满，咽燥不渴，时唾浊沫，时时振寒。热之所过，血为之凝滞，蓄结痈脓，吐如米粥。始萌可救，脓成则死。

胡希恕

【释】微则为风，微则汗出者，谓中风，脉本缓，以汗出多、亡津液，故脉乃微也。数则为热，数则恶寒者，谓数脉主热，而热在表则恶寒也。风中于卫，呼气不入者，谓风中于卫，气不得旁通而壅逆于肺，气上而不下，故呼易而吸难也。热过于营，吸而不出者，谓热过于营伤及血脉，因致痈脓，肺张而不合，故吸易而呼难也。若风伤皮毛，以肺合皮毛，故风舍于肺，则其人咳，甚则喘满。口干、咽燥为津虚。热在肺不在胃，故不渴。时唾涎沫为肺痿也。若热伤血脉，时时振寒，则为肺痈。热之所过，血为之凝滞，蓄结而致痈脓，则吐如米粥也。病始萌可救，待脓成不可救矣。

段治钧

<注>本条承上条，进一步又详细阐述肺痿、肺痈病所呈脉证的机理。

肺痿的脉证是：诊寸口脉微而数，汗出，恶寒，其息呼气较易而吸气较难，其人咳，甚则喘满，且时唾涎沫。其病理解释（与上条合参）为：肺痿（包括肺痈）也有由外感演

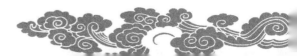

变来的。在太阳中风阶段，本有发热、恶寒、自汗出等症，脉应缓弱而不至于微。但若自汗出，时时不止，进一步脉就要变微（细而无力），《伤寒论》中微则为风、微则汗出，即解释此为汗出之应。太阳中风表不解，发热恶寒，论中自释为数则为热、数则恶寒。风邪袭人，首先及表，对人体起护外作用的卫气先受病，表气闭塞，气不旁达则壅逆向上，这就加重了肺的代偿负担，仅能呼气，而吸气困难，论中自释为风伤皮毛、风中于卫，呼气不入。其人咳（甚则喘满），时唾浊沫，是肺痿的特征，上条已释，本条自释为这是风舍于肺的病变。

肺痈的脉证是：诊寸口脉滑数而实，咳，或有喘满，口干，咽燥，不渴，其息吸气较易而呼气较难，胸中隐隐作痛，时时振寒，甚则咳唾脓血如米粥。其病理解释（与上条合参）为：肺痈较肺痿热盛且实于内，故脉数有力而滑。热伤肺而咳，甚至喘满。热至于血脉，伤及脉内的营气，结而为痈，肺张而不能合，仅能吸气而呼气困难，《伤寒论》中自释这是"热过于营，吸而不出"。其热进入血脉，血由于热而凝滞不通，蓄结日久而成痈脓，吐出如米粥，论中明释这是"热之所过"的缘故。脓将成之时，可见时时振寒。肺痈开始的阶段，尚可以排脓法治之，待"脓成"，即大面积成脓或全部溃疡，则危殆矣。

【原文】上气，面浮肿，肩息，其脉浮大，不治。又加利，尤甚。

胡希恕

【释】 上气即呼易吸难，气有上无下之谓。面浮肿，乃内有水气。一呼一吸为息，肩息者，因吸气困难故呼吸抬肩也。肺痿本虚，脉浮大为邪盛，正虚邪盛，故不治。若加下利，为重虚，故为尤甚。

段治钧

〈注〉 凡呼易吸难者，则用力向里吸气，谓之上气。上气者，以风伤皮毛，表气不得外达，气上冲逆，而作喘。面目浮肿，一是因内有蓄饮，二是因吸气难，努力以吸，水气亦随之上逆之故。病至肩息以纳气，说明喘剧，人则至虚已甚。脉浮大，乃其人里有停水又遭外邪，发为痰喘而邪盛的脉应。如此正虚邪盛，故曰不治。若同时下利，胃气衰败，津液更虚，病情则更重。

<按>任何病，久病人虚，脉反见浮大有力者，多属正虚邪盛之证。

【原文】上气喘而躁者，属肺胀，欲作风水，发汗则愈。

胡希恕

段治钧

【释】上气而复喘满烦躁者，外邪激动里饮，水气壅逆，属肺胀也。此欲作风水，宜发汗治之则愈。

<注>上气，喘而烦躁，类似于外邪内饮的小青龙汤证。喘则呼吸困难，胸腔内压增高，自觉胸中胀满，故名肺胀。欲作风水，即将要发作外感风邪、内有水饮的风水之证，即第十四篇水气病"其脉自浮，外证骨节疼痛，恶风"者。如果饮重则发为风水，饮不重则亦未必发为风水，其治均应发汗解之。

以下讲治疗。

【原文】肺痿吐涎沫而不咳者，其人不渴，必遗尿，小便数，所以然者，以上虚不能制下故也。此为肺中冷，必眩，多涎唾，甘草干姜汤以温之。若服汤已渴者，属消渴。

胡希恕

转为消渴也。

段治钧

【释】形似肺痿吐涎沫，但肺痿当咳，今不咳者，知此为肺中冷，而非有热之肺痿也。其人不渴者，亦示全无热也。遗尿，小便数者，胃气虚而不能制下也。头眩，多涎唾，亦以胃气虚则水气乘之以上犯的为候，即肺中冷之所由来也。故宜甘草干姜汤温中散寒饮以治之。服药后若渴者，此饮去，转为消渴也。

<注>本条所言非上述肺痿的论治，实乃胃有寒饮的论治。句首肺痿二字，是就"吐涎沫"这一点而言，形似肺痿的意思。但此涎沫非黏痰，其质清冷，与吴茱萸汤证所言相同，完全有别于上述肺痿病，那种由于热的煎灼所致之浊唾涎沫。《伤寒论》中以肺中冷来自释不渴、遗尿、小便数、眩、多涎沫的病机。因为没有咳之为证，说明其病不在肺，其实此肺中冷实际乃指胃中寒也。古人认为上焦、下焦均受气于中焦，若胃虚，则易停饮而胃中寒。胃有停饮，水气上冲而吐涎沫，且必眩；胃虚影响下焦也虚而不

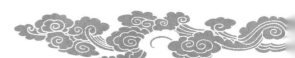

收，故遗尿、小便数，上虚即胃虚，土不制水而水饮流下也。以甘草干姜汤温之，即温胃以化寒饮之法。本方为理中汤之基础方，理中者，理中焦，实乃温胃也。因以祛寒祛饮为主要矛盾，故未加人参、白术。若服汤后，胃复寒去，水饮已消，此时之渴，即无涉于肺、胃，当为消渴，则另论之。

甘草干姜汤方

甘草四两(炙)　　干姜二两(炮)

上㕮咀，以水三升，煮取一升五合，去滓，分温再服。

<方解> 甘草益气而缓急，干姜温中健胃治呕。故本方治胃虚有寒饮，厥逆，呕逆，或涎唾多，遗尿、小便频数者。

【原文】咳而上气，喉中水鸡声，射干麻黄汤主之。

胡希恕

【释】表不解，则气不得旁通，壅逆于肺，故咳而上气。若复有痰饮，则与气相击，故喉中声嘶如蛙鸣也。本方主之。

【按】咳逆上气而喘，喉中有痰鸣音者，本方有良效。气管炎或哮喘多有本方证，宜注意。

<注> 咳而上气，即呼吸困难（呼易吸难），而喘又有咳。此亦如本篇前"上气喘而躁者，属肺胀，欲作风水，发汗则愈"条，为外邪（感风寒）内饮之证。以上气述之，亦当有喘。水鸡即青蛙，喉中痰鸣如蛙声。外邪闭塞皮表，上气激动里饮，则咳而痰鸣，审其无热者用本方，有热者可加生石膏。

段治钧

射干麻黄汤方

射干十三枚(一斤三两)　麻黄四两　生姜四两　细辛　紫菀　款冬花各三两　五味子半升　大枣七枚　半夏(大者洗)八枚(一法半升)。

上九味，以水一斗二升，先煮麻黄两沸，去上沫，内诸药，煮取三升，分温三服。

086

<方解> 射干苦凉微甘，为和缓性祛痰剂，兼有消炎、解热、解毒、降逆作用，散结气，利咽喉，平咳喘，主咽喉肿痛，咽下气阻，咳逆上气，扁桃体炎等症。紫菀甘苦温，镇咳、祛痰剂，化痰止咳，温肺降气，主慢性、虚弱性咳嗽，寒饮盘踞、浊涎胶固、喉中如水鸡声者。款冬花苦温，为镇咳祛痰剂，温肺化痰，平喘止咳，主长期咳嗽、痰多不利、寒饮喘嗽不得疏泄者。射干、紫菀、款冬花、五味子，均主咳逆上气，其中射干微寒更长于消痰泻火、散结气以利咽喉；麻黄、生姜发表散寒；半夏、细辛降逆逐饮（细辛芳香开窍而祛水，《神农本草经》列为上品，用量可 6～12 克。现在药典为 3 克，量偏小，往往效果不著，但不可用于真正热证，惟当慎也）；复用大枣，亦安中养正之意，也祛水。此为外邪内饮相搏，为咳、为喘的治剂，而侧重于上气痰鸣者。与小青龙汤所主大同小异。哮喘病多有本方证。

【原文】咳逆上气，时时吐浊，但坐不得眠，皂荚丸主之。

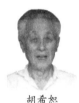

胡希恕

段治钧

【释】时时吐浊者，痰饮内盛也。坐则饮降气舒，卧则饮逆气迫，故但坐不得眠也。皂荚丸主之。

<注> 咳逆上气，同前，也是以咳、喘、短气为主症的病。与前面不同的是，本条为证痰太盛，时时吐出黏稠的浊痰。短气者，偏于里饮，如果里饮太重，坐着水性就下，不往上压迫，呼吸较畅，一躺下则水饮往胸部压迫，呼吸困难，所以但坐不得平卧。用本方的目的是先祛痰，然后再据具体情况善后，也是个办法。

皂荚丸方

皂荚八两(刮去皮，用酥炙)

上一味，末之，蜜丸梧子大，以枣膏和汤服三丸，日三夜一服。

<方解> 皂荚辛温、燥，功能下水逐痰。用在本证重在祛痰，但因其性燥，故用枣膏和汤服，一为缓其峻烈，二大枣本身也祛水。另外药量虽重，但刮去皮，经酥炙，再和以蜜丸，每服三丸如梧桐子大，其服量并不重。其意与葶苈大枣泻肺汤相通，因其性不驯顺，不若葶苈子，后世较少用它。

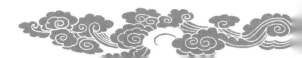

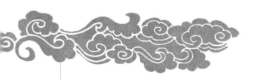

胡希恕

段治钧

【原文】咳而脉浮者，厚朴麻黄汤主之。

【释】咳而脉浮为在表，当用厚朴麻黄汤。

<注>此只述脉而略于述证。厚朴麻黄汤证，虽咳而脉浮为在表，但此咳指痰饮咳嗽，并不是一般表证咳嗽即用本方。此咳而脉浮与小青龙汤类似，必是外邪内饮之患，如果近似小青龙汤证而不需大发汗，咳逆喘满者用本方。

厚朴麻黄汤方

厚朴五两　麻黄四两　石膏如鸡子大　杏仁半升　半夏半升　干姜二两　细辛二两　小麦一升　五味子半升

上九味，以水一斗二升，先煮小麦熟，去滓，内诸药，煮取三升，温服一升，日三服。

<方解>其中小麦甘寒，为补益滋养镇静药。除客热，利小便，养肝气，缓急迫。主烦渴咽燥，止漏血吐血。在本方中起养正补虚的作用。

厚朴麻黄汤，是在解表方中又加了止咳药。它与小青龙汤相同的地方是解表药都用麻黄，同样以（干）姜、细辛、五味子、半夏逐内饮。与小青汤的区别是无桂枝、芍药而加石膏、杏仁、小麦，可见其证或有烦躁。麻黄伍石膏反制汗出，因此发汗作用较小；因加厚朴、杏仁，所以本方偏于治喘。因用大量的小麦（甘药不利于祛水），故养正则有余，逐饮则不足，以是不能治溢饮也，与小青龙汤的差别亦在此。本方为小青龙加石膏汤的变剂，主治亦很近似，若不需大发汗而喘重者用本方。

胡希恕

【原文】脉沉者，泽漆汤主之。

【释】脉沉者为水饮，当用泽漆汤。

段治钧

<注>此接上条。脉沉，当指咳而脉沉。后面第十四篇水气病有"脉得诸沉，当责有水"的条文，此脉沉主里、主水饮。内有水饮亦可致咳，所以当用泽漆汤主之。

泽漆汤方

半夏半升　紫参（一作紫菀）五两　泽漆三斤（以东流水五斗，煮取一斗五升）　生姜五两　白前五两　甘草　黄芩　人参　桂枝各三两

上九味，㕮咀，内泽漆汁中，煮取五升，温服五合，至夜尽。

<方解>泽漆即猫眼草，味苦微寒，有逐水除热的作用，本方用为主药，虽利水但不太伤人，故用量大而须频服。白前，香苦微寒，为镇咳、祛痰药，兼有平喘作用，泻肺、平气、消痰、止咳，主胸胁逆气，咳嗽痰多不利者。凡是停水主要是因为胃虚，故用生姜、甘草、人参健胃安中，胃健则饮不复留。泽漆、半夏合而下气逐水饮、利小便。泽漆、黄芩合而除热，里有停水常郁热不解。半夏、紫菀、白前下气治咳。桂枝降冲气，合逐水药以增强利尿的作用。故本方总的是安中健胃、利尿、下气、止咳之剂，治胃虚水饮在里、不寒有热而咳逆者。泽漆用量大，先煎汁，频服，至夜尽，可见本方是个较平稳的方子。古之一斗约合现在普通的四茶杯，一茶杯约合古之一升。

<按>本篇治咳逆上气的方子列举了常用的射干麻黄汤、厚朴麻黄汤、泽漆汤等，第十二篇痰饮咳嗽病中，以及《伤寒论》中，还有一些相关的方剂，如果对其做一个系统的分析研究，掌握各方剂的适应证，对临床治疗疑难的咳喘病是很有裨益的。

【原文】火逆上气，咽喉不利，止逆下气者，麦门冬汤主之。

胡希恕

【释】原文"火"字为"大"字。《医宗金鉴》谓为火字，是也，今从《医宗金鉴》改之。火逆上气者，谓此咳逆上气为虚火上逆所致也。咽喉不利者，以咽喉干燥而痰涎胶着不去也。麦门冬汤主之。

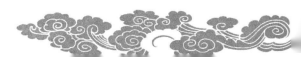

段治钧

<注> 本条是关于肺痿的证治。本篇第一条曰："热在上焦者，因咳为肺痿……其人咳，口中反有浊唾涎沫……为肺痿之病。"本条火逆即上焦有热，上气，即咳而上气，故火逆上气者，即肺痿之病也。咽喉不利者，即本病也口燥咽干（缺津少液的那种干），还有痰，也咳唾涎沫，咽越干，痰越黏，因而咳不出咽不下，缠绕不去，故咽喉甚感咳而不爽利也。这样的肺痿，为津虚有热，欲止此火逆，需下气治咳者，既要清热，又当滋润补虚（滋阴养液），故以麦门冬汤主之。这就是后世说的清燥救阴的方法。

与麦门冬汤类似的有竹叶石膏汤，也有用的机会。肺结核病也有与肺痿相同的证情，书中没提，对其初期的治疗，用柴胡剂的机会多，对其咳嗽，用瓜蒌一类药物或合小陷胸汤往往得效。

麦门冬汤方

麦门冬七升　半夏一升　人参三两　甘草二两　粳米三合　大枣十二枚

上六味，以水一斗二升，煮取六升，温服一升，日三夜一服。

<方解> 麦门冬甘平，为一补虚（补津液）润燥药，而有镇咳、健胃等作用，在本方中用为主药。佐以人参、甘草、粳米、大枣，尤能益胃生津。津液的生成和恢复，必须健胃以治其本。另以半夏下气除痰。故此治津虚火逆，咳逆上气，而咽中枯燥、痰涎难去者。

<按> 麦门冬与生地黄、瓜蒌根都是滋阴（阴液）润燥药。但麦门冬滋阴以止咳为主，咳逆咽干是麦门冬的主症，用量要大，至少在 20 克以上。生地黄滋阴而治血证，瓜蒌根有强壮、解凝消肿、祛肺胃之热生津以止渴的作用。

【原文】肺痈，喘不得卧，葶苈大枣泻肺汤主之。

胡希恕

【释】喘不得卧者，痰饮壅逆也，本方主之。

【按】肺痈脓未成，而只胸中隐隐作痛者，有用本方的机会；若脓已成，但宜排脓，即使喘不得卧者，亦不得妄用本方，宜注意。

段治钧

<注>本条之喘，乃黏痰壅盛阻碍气机。因喘而不得卧，也是卧则水饮上逆所致。肺痈脓未成，或其他咳逆、上气，但痰盛而不得卧者，均有用本方的机会，它和皂荚丸一样都是以祛痰为主。其不同者是本方中葶苈子兼可止咳。

葶苈大枣泻肺汤方

葶苈（熬令黄色，捣丸如弹丸大）　大枣十二枚

上先以水三升，煮枣取二升，去枣，内葶苈，煮取一升，顿服。

<方解>葶苈子辛寒，为利水祛痰药，降肺气以通利水道，破坚积以逐饮邪，主咳嗽气喘、痰涎壅盛、面目浮肿。它不像甘遂、大戟、芫花那样有大毒性，但也是峻下药，熬令黄色也是为去其峻猛之性，故虚弱、无痰、外邪感冒者不宜。

本方中用葶苈下水逐痰，佐以大枣者与皂荚丸用枣膏同意，用毒攻病，使勿伤正也。此方为汤剂，所以它比皂荚丸更有力量。

【原文】咳而胸满，振寒脉数，咽干不渴，时出浊唾腥臭，久久吐脓如米粥者，为肺痈。桔梗汤主之。

胡希恕

【释】咳而胸满者，谓因咳而使胸满也。振寒脉数者，为有痈脓之候。肺有热故咽干。胃无热故不渴。时时浊唾腥臭，吐脓如米粥者，为脓已成也。宜本方排脓。

段治钧

<注>此胸满是因咳嗽厉害所致。脉数主热，热在肺，上炎而咽干，蕴脓则振寒。时时浊唾腥臭，指吐痰多且吐出的痰有腥臭味。以上是指肺痈已开始蕴脓，但尚未完全成脓时的脉证。时间久了待脓已成时，则所吐物中有脓如米粥样。见脓以后，以排脓为第一要务。

桔梗汤方（亦治血痹）

桔梗一两　甘草二两

上二味，以水三升，煮取一升，分温再服，则吐脓血也。

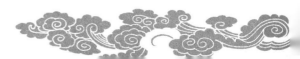

<方解>桔梗辛苦凉，为刺激性祛痰药，兼有排脓、消炎止痛作用。功能宣肺滑痰，排脓，止痛。主咳嗽、排痰不利、支气管炎、胸及胸膜炎、咽痛、牙龈痛等。

此方为甘草汤加祛痰排脓的桔梗，故治甘草汤证排痰困难或脓肿者。《伤寒论》311条，原治"少阴病二三日，咽疼者"，今移此以治肺痈。

排脓方剂，在第十八篇肠痈病证治中，还有排脓散、排脓汤等，亦可适证选用之。本篇后面的附方有个苇茎汤，也是治肺痈的，它祛瘀排脓，也是个很好的方子。

【原文】咳而上气，此为肺胀，其人喘，目如脱状，脉浮大者，越婢加半夏汤主之。

胡希恕

【释】邪热夹痰，壅逆于肺，故咳而上气，其人则喘，此为肺胀也。目如脱状，谓眼球突出如欲脱状，气壅甚也。脉浮为在表，脉大里有热，此以越婢加半夏汤主之。

段治钧

<注>此承本篇前"上气喘而燥者，此为肺胀"条。其人里有热，又有水气痰饮，复感外邪，故咳而上气，也概括了喘。但是这个里热尚未至蒸蒸发热的程度，也不渴，不同于阳明病。虽有水气，复感外邪，但其水不在体表，所以它也不像风水那样一身悉肿。这也是外邪内饮的为证，但它又有里热。脉浮主表，脉大主里热。热和水饮不得出表，则热夹水气向上壅逆于肺，故其喘甚剧。上气喘得厉害时，会有眼胀如将脱出的感觉。故以越婢加半夏汤主之。

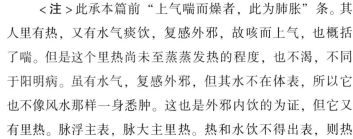

越婢加半夏汤方

麻黄六两　石膏半斤　生姜三两　大枣十五枚　甘草二两　半夏半升

上六味，以水六升，先煮麻黄，去上沫，内诸药，煮取三升，分温三服。

<方解>此越婢汤原方再加下气通饮的半夏。越婢汤见后第十四篇水气病证治，原治"风水，恶风，一身悉肿。脉浮不渴，续自汗出。身无大热"者。所谓风水，即表证而又水肿者，故脉浮、恶风、一身悉肿；因热蒸于

内，故续自汗出；里虽有热，但尚未至阳明病胃家实的程度，亦未至伤津，故外无大热，亦不渴。但原方和麻杏石甘汤证比，因无杏仁，故治喘作用较弱，而加了生姜、大枣，所以健胃逐水作用增强。而本方，因为在越婢汤的基础上加了半夏，所以加强了原方下气治痰饮的作用，所以用来治原方证喘重而目如脱状者。

〈按〉本方与小青龙汤对于治外邪内饮而喘咳者甚相似，但本方偏于治热，而小青龙汤偏于治寒。

【原文】肺胀，咳而上气，烦躁而喘，脉浮者，心下有水，小青龙加石膏汤主之。

胡希恕

【释】肺胀咳而上气，其人自喘。烦躁为有热。脉浮者，心下有水气而表不解也。此正为小青龙加石膏证。

【按】此与上条虽均属外邪内饮相搏的肺胀证，但上条是在越婢汤的基础上而夹饮；本条则在小青龙汤的基础上而夹热。故证治各异也。

段治钧

〈注〉肺胀，咳而上气，与上条同。小青龙汤为治外邪里饮而喘咳的治剂。外邪者，伤寒表不解，发热恶寒者是也；内饮者，心下有水气，小便不利少腹满，多唾涎沫，咳喘依息不得卧者是也。上条肺胀之病显越婢汤证，本条肺胀之病显小青龙汤证。咳而上气，喘，心下有水气，表不解而脉浮，烦躁者里有热也，故而加石膏。

此与越婢加半夏汤相比，虽均治上气而咳的肺胀，但此有不汗出烦躁，彼有目如脱状；此脉浮，彼脉浮大，其实不同也。故基础方也不一样：此以小青龙汤为基础，本偏于治寒，但因其夹热故原方加生石膏；彼以越婢汤为基础，本偏于治热，但因其夹饮故原方加半夏。

〈按〉小青龙汤偏于辛温，其证虽夹热，但因心下有水气，故而不渴。

小青龙加石膏汤方

《千金》证治同，外更加胁下痛引缺盆。

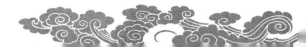

　　麻黄　芍药　桂枝　细辛　甘草　干姜各三两　五味子　半夏各半升　石膏二两

　　上九味，以水一斗，先煮麻黄，去上沫，内诸药，煮取三升。强人服一升，羸者减之，日三服，小儿服四合。

　　<方解>小青龙汤证（参见《伤寒论》），兼有里热而喘咳者，用本方。因烦躁而加生石膏，不过原方石膏用量太轻，临证宜酌情增加其量。

　　表证若里有水饮，只发汗而不兼祛水，表必不解。小青龙汤中，温化寒饮（心下有水气），主用干姜、细辛、五味子，饮（水）去则麻黄桂枝才能发挥作用，汗出而表解，否则只顾发汗激动里饮而变证多出。

> **附方**
> 《外台》炙甘草汤治肺痿涎唾多，心中温温液液者(方见虚劳中)。

　　<注>炙甘草汤，《伤寒论》177条，治"脉结代，心动悸"者；本书第六篇虚劳病附方，《千金翼方》以其治"虚劳不足，汗出而闷，脉结悸"者；而本条《外台秘要》，以其治"肺痿涎唾多，心中温温液液"者。肺痿涎唾多，即上述第二条"其人咳，口中反有浊唾涎沫"的肺痿病。"温温液液"，形容老是恶心想吐，让人愠愠苦恼的样子。炙甘草汤和上"火逆下气，咽喉不利"条所述麦门冬汤，有相似之处，是个滋阴清虚热（育阴清肺）的方子。以此治肺痿，类似于肺结核后期咳唾涎沫，不思饮食，心中总愠愠液液的恶心，服此方有效，但也仅是一时的缓解。

> ### 《千金》甘草汤方
> 甘草
> 上一味，以水三升，煮减半，分温三服。

　　【按】此有方无证，甘草一味，无量。当有脱简。

　　<注>如果其人食道痉挛，吃东西就吐，服本方有效，因甘草缓急迫也。

《千金》生姜甘草汤

治肺痿咳唾涎沫不止，咽燥而渴。

胡希恕

段治钧

【释】中虚饮逆，故咳唾涎沫不止，以是则津伤损液，所以咽燥而口渴。但此咽燥口渴，只是因咽中干思水润之而已，当健胃复津则治。这与白虎汤证的热烁津液，而烦渴引饮者大异。临证当细辨。

<注>本条之治，冠名以肺痿，乃指咳唾涎沫不止的为证言之，它与本篇开始"热在上焦，因咳为肺痿"条言其上焦（津）虚热者的病理机制有所不同。胃虚则饮停，水饮迫于上，则为呕逆或咳唾涎沫不止，因致津液损伤而咽燥口渴。治这种咽燥而渴，但需健胃复津即可。

生姜甘草汤方

生姜五两　人参三两　甘草四两　大枣十五枚

上四味，以水七升，煮取三升，分温三服。

<方解>生姜主呕逆，佐以人参、甘草、大枣补中益气之品，辛甘合用，此亦健胃止呕、滋津养液的治剂。

《千金》桂枝去芍药加皂荚汤

治肺痿吐涎沫。

胡希恕

【释】肺痿咳逆上气，胸满不得卧，而咳唾涎沫不止者，有用本方的机会。

<注>从这些附方来看，咳唾涎沫者都说是肺痿，本条更是太简单空泛。临床上若只咳唾涎沫不止者，就用本方去治疗吗？当然是不可以的！可见后世辨证离仲景书相去甚远。但是如果我们用六经八纲的辨证方法，来分析理解这些后世发展了的治疗经验，则又可发现这些附方宝贵的实用价值。这是我们在学习附方时，也是我

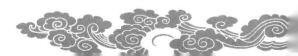

段治钧

们继承和发扬中医这一份丰富的民族文化遗产时应有的态度。

《伤寒论》21条"太阳病，下之后，脉促、胸满者，桂枝去芍药汤主之"。促脉寸浮关以下沉，主上实而下虚。芍药不利于胸满，故去之。这是下后腹气已虚，但表仍未解，而有气上冲的脉证。假如肺痿咳逆上气有这样的病理机制，并且又咳唾涎沫多、冲气重胸满不得卧者，当可用本方，否则见咳吐涎沫即用本方，那是不行的。

桂枝去芍药加皂荚汤方

桂枝　生姜各三两　甘草二两　大枣十枚　皂荚二枚(去皮子炙焦)

上五味，以水七升，微微火煮取三升，分温三服。

<方解>皂荚辛温、燥，功能祛水，有通窍排痰作用，加于桂枝去芍药汤中，故治原方证而痰涎多者。

096

<按>本条治的肺痿吐涎沫，当是肺中冷的一类，若为虚热的肺痿，皂荚辛温不可轻试，例如肺结核，只能用麦门冬汤、炙甘草汤等类方剂。因皂荚这味药不驯顺，可以桔梗、贝母等代之。

《外台》桔梗白散

治咳而胸满，振寒，脉数，咽干不渴，时出浊唾腥臭，久久吐脓如米粥者，为肺痈。

胡希恕

【释】此与本篇前桔梗汤证述同，治疗时若证虚不可攻者，用桔梗汤；证峻实需急攻者，可用本方。

段治钧

<注>本篇桔梗汤条曰"……桔梗汤主之"，此曰用桔梗白散。其实本方与桔梗汤，在治疗上为证有虚实之分：肺痈初蕴脓而未全成时或证较虚不可攻者，用桔梗汤；若吐脓如米粥，说明脓全成或证较实（如大便难，人也不虚）可攻者，用本方。全为排脓。

桔梗白散方

桔梗　贝母各三分　巴豆一分(去皮熬，研如脂)

上三味，为散，强人饮服半钱匕，羸者减之。病在膈上者吐脓血；膈下者泻出；若下多不止，饮冷水一杯则定。

<方解> 桔梗白散又叫三物白散或白散，始见于《伤寒论》141 条"实结胸，无热证者……白散亦可服"（胡老玩其文意前后不相属，故将其最后一句单列为一段）。那个寒实结胸，即包括吐下有脓汁的证情。本篇桔梗汤方再明确治肺痈，"吐脓如米粥"者。至《外台》又原文摘录之。巴豆辛烈微苦，有毒，为峻利的温性泻下药。功能利痰水而破寒积，通闭塞，涤荡五脏六腑，祛坚积实邪。服后病在上则吐，病在下（例如肠痈有脓）则泻。主腑内结毒、腹满、便闭、冷滞、胃腹卒痛、脓成于内而需开放通道予以排出者。热结、烦渴、津液虚者禁用。胡老经验，若把巴豆去净油制成巴豆霜，则毒副作用大减，药虽猛峻，但小量用并不伤人。本方排脓，主在桔梗、贝母，用量需大。桔梗、贝母排痰排脓的机制是一样的。

服散的用量，强人服半钱匕，约合近代半钱至一钱，现代 1.5～3 克。瘦人还要减些。若吐下不止，饮冷即止。

《千金》苇茎汤

治咳有微热、烦满、胸中甲错，是为肺痈。

胡希恕

【释】此方药味精简，实祛痰排脓之良方，以治上证可信。

<注> 胸中甲错，即当胸（肺）的部位，肌肤粗糙、干燥、角化过度，外观上状如鱼鳞，这是内有痈脓或瘀血的为候。从咳有微热而烦满来看，这是肺痈，需用解热排脓之剂。因其为证偏热，故以偏寒的本方治之。

段治钧

第七篇　肺痿肺痈咳嗽上气病脉证治第七

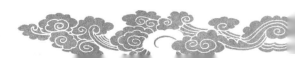

胡希恕
《金匮要略》学习笔记

苇茎汤方

苇茎二升　薏苡仁半升　桃仁五十枚　瓜瓣半升

上四味，以水一斗，先煮苇茎得五升，去滓，内诸药，煮取二升，服一升，再服，当吐如脓。

<方解> 苇茎，甘凉，为清凉、解热、生津剂，也有排脓的作用。主急性热病发热、口干、少津、小便赤涩。瓜瓣现在用冬瓜子代替，甘淡微凉，为利尿剂，兼有消炎作用，化痰热，利水，排痈脓，破结聚，主小便不利、热痛、内有痈脓、肾炎等。加之以桃仁活血祛瘀、薏苡仁解凝、消肿利水，用以治肺痈甚佳。亦可加桔梗、贝母更良。

【原文】肺痈胸满胀，一身面目浮肿，鼻塞清涕出，不闻香臭酸辛，咳逆上气，喘鸣迫塞，葶苈大枣泻肺汤主之（方见上，三日一剂，可至三四剂，此先服小青龙汤一剂，乃进。小青龙汤方见咳嗽门中）

098

胡希恕

段治钧

【释】此亦外邪内饮相搏的肺胀证。一身面目浮肿者，饮复外溢也。先与小青龙汤，外解而痰涎不去者，再与葶苈大枣泻肺汤是也。但与肺痈无关。

<注> 本条句首虽冠以肺痈二字，但并不是肺痈，仍述肺胀的治疗。所述之证，为咳逆上气，喘鸣迫塞，而其人觉胸满发胀，但有此为证不一定就是肺痈。鼻塞清涕出，乃是外邪所干，因鼻塞发堵而不闻香臭酸辛。其人又有内饮，饮邪外溢故一身面目浮肿。所以胡老说这也是外邪内饮相搏的肺胀证。正文后有"此先服小青龙汤一剂，乃进"的说明，意即此当先服小青龙汤，以治外邪内饮之证，然后若仍有黏痰壅盛阻碍气机，而喘不得卧者，再以葶苈大枣泻肺汤治之，可以做这样的理解。如果是肺痈初期没有蕴脓之前，胸中隐痛，再有咳逆上气、喘鸣迫塞者，或有用本条中葶苈大枣泻肺汤的机会。但肺痿、肺痈均是热在上焦的病（且肺痿为虚热），用小青龙汤的机会很少，此不可不知。这恐怕也是后人所附。

葶苈大枣泻肺汤方见本篇前文。小青龙汤方见第十二章痰饮咳嗽病中。

小结

这一篇主要是讲肺痿、肺痈的治疗，其次讲咳嗽上气病的治疗。三者都是呼吸系统的病。

肺痿病，有虚热、虚寒之分。虚热者，热在上焦（肺），主要症状是咳嗽、吐浊唾涎沫、脉象虚数。其病因，为过分出汗，或呕吐，或消渴而小便过多，或便难又被快药下利等，反复伤亡津液所致。其证治，有麦门冬汤证、炙甘草汤证。虚寒者，主要症状是不咳嗽、不渴、遗尿或小便数、目眩、多涎唾。其病因，乃久病伤气，肺中虚寒（肺中冷）所致。其证治，有甘草干姜汤证、甘草汤、生姜甘草汤证、桂枝去芍药加皂荚汤证。

肺痈，是肺部发生痈疡。其因：有风热之邪阻郁于肺，热腐气血，蓄结痈脓；或嗜酒、过食辛热厚味，燥热伤肺；或因其他疾病而续发者。病情变化主要分酝脓期和溃脓期。肺痈开始时可能有表证。酝脓期，主要症状为咳逆、喘满、胸中隐隐作痛、口干咽燥不渴、多唾浊沫、振寒。溃脓期，主要症状为咳吐脓血腥臭。此病始萌时易治，待脓成已溃则处理困难。其证治，有葶苈大枣泻肺汤证、桔梗汤证、桔梗白散证、苇茎汤证。

咳嗽上气，上气即肺气上逆的意思，就是咳嗽气喘病，临床上有实证、虚证的区别。实证的主要症状为喘而燥、咳而胸满、或欲作风水、呼吸迫促、不能平卧、痰多黏腻、脉浮滑。虚证的主要症状为咳喘面浮、喘时摇肩、脉浮大无力，若同时有下利者，难治。本篇主要涉及的是外邪内饮而发咳逆上气的病，其证治，有射干麻黄汤证、厚朴麻黄汤证、越婢加半夏汤证、小青龙加石膏汤证。附带还讲了专以治痰的皂荚丸证，和治水饮在里之咳的泽漆汤证。

本篇所出的十六个方子，虽然按所治之病分归如上，其实都得辨证施治。例如治肺痿的六个方子，每个方子为证的病理机制并不相同（详见各方【释】〈注〉），不辨证施治，则达不到预期效果。

关于排脓法，并不限于本章所述，在第十八篇肠痈病中还有别的方剂。关于上气咳喘的治疗，在第十二章痰饮病还要讲。这些都宜前后互参，才更全面。

听讲中采撷胡老兼述的治疗经验：治肺痿，类麦门冬汤证的，亦有用竹叶石膏汤的机会。治咳嗽，不能只盯着咳嗽的症状，要辨证，例如，若有表证，

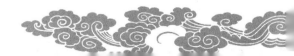

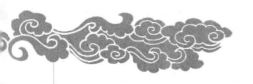

要适证在所选的解表方剂里加止咳药，有汗用桂枝汤法，无汗用麻黄汤法，表解则咳嗽可愈。常用到葛根汤，因为葛根是个清凉性解表药，和麻黄、桂枝配合，就不那么燥。表证如果里有水饮，解表的同时必须兼顾逐饮。治喘，在《伤寒论》中有多条论述，例如不汗出而喘的麻黄汤证，汗出而喘的麻杏石甘汤证等，本章又专讲了上气而喘的治疗，另外还常见阳明病的腹满而喘，一定要依证下实去满。另外还应注意，慢性哮喘常有瘀血证，则不仅要通便去实，还必兼祛瘀才行，常用大柴胡汤合桃仁承气汤或桂枝茯苓丸。解表、清热、去实、祛瘀，依辨证施治精神，抓住重点，常把几个方法合起来用，这就是圆机活法。这些都需要把《伤寒论》和《金匮要略》融会贯通的学习，因它们本来就是一本书。

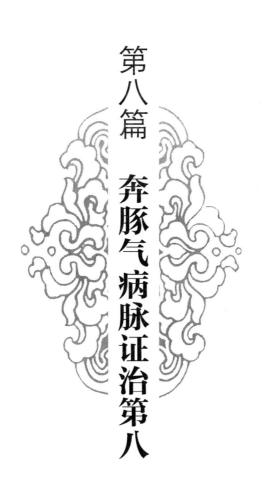

第八篇　奔豚气病脉证治第八

【原文】师曰：病有奔豚，有吐脓，有惊怖，有火邪，此四部病，皆从惊发得之。

胡希恕

段治钧

【释】奔豚、惊怖、火邪，均属神经症，若谓此三者从惊发得之，还易理解。而吐脓为实证，亦谓从惊发得之，不可理解，其中必有错简。

<注> 豚即小猪，病发时胸腹如有其物上闯，故名。奔豚，即《伤寒论》117条"烧针令其汗，针处被寒，核起而赤者，必发奔豚。气从少腹上冲心者"。惊怖，即《伤寒论》112条"伤寒脉浮，医以火迫劫之，亡阳，必惊狂，卧起不安者"。火邪，即《伤寒论》114条"太阳病，以火熏之，不得汗，其人必躁。到经不解，必清血，名为火邪"。皆从惊发得之，这个"惊发"，不是外界事物造成的恐惧，而是指人自身表现出来的一种神经上的反映。这三种病都是由于太阳伤寒而用火攻造成的变证，由于非法逆治，给神经以激烈的击扰而发的为证，用现代话来说就是神经症。

【原文】师曰：奔豚病，从少腹起，上冲咽喉，发作欲死，复还止，皆从惊恐得之。

胡希恕

段治钧

【释】基于论中的说明，则所谓奔豚病者，知是一种阵发性、上冲性的神经证候。皆从惊恐得之，不是指可惊可怖的外界事物，而是指患病机体自身发作惊恐的自觉证，奔豚就是在此惊恐的基础上而引起的。

<注> 这条是述奔豚病的具体证候。奔豚病发作，病人自觉有东西从小腹向上奔冲，经胸直至咽喉，发作的时候难受得要命，但一会儿就过去了。可知它是一个神经的病，不是有实质的东西在里边跑。皆从惊恐得之，是说奔豚病的发

病机理。由于某种原因，例如上条引述的"烧针令其汗"，这种刺激让机体产生了自惊自恐的反应，在这种反应的基础上诱发出了本条所述的证候，也就是说如果那种惊恐的反应强烈，则可引发奔豚病。后世谓这是肾的动气，恐非如此。

<按> 以下讲治疗。

【原文】奔豚，气上冲胸，腹痛，往来寒热，奔豚汤主之。

胡希恕

段治钧

【释】血虚于上，客邪乘于下，故发奔豚气上冲胸也。腹痛，往来寒热，属少阳证。以奔豚汤治之。

<注> 奔豚病发作时也可有不同的证候群。上述奔豚病（以发作性的气上冲，直达咽喉，复还止为基本特点），如果证候表现为气上冲胸，腹痛，往来寒热，则此正如《伤寒论》97条，阐释小柴胡汤病机所指出的：腹痛，即脏腑相连，其痛必下；正邪纷争，即往来寒热；气上冲胸者，必胸胁满也。这些都是少阳证，而且说明本条的奔豚病是以柴胡证表现的。以奔豚汤主之者，因为柴胡证本身并不是奔豚病，所以方子也要变化，故方中无柴胡而是代之以李根白皮。

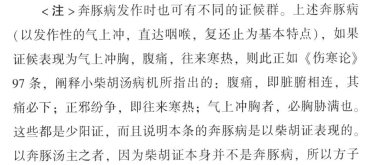

奔豚汤方

甘草　川芎　当归各二两　半夏四两　黄芩二两　生葛五两　芍药二两生姜四两　甘李根白皮一升

上九味，以水二斗，煮取五升，温服一升，日三夜一服。

<方解> 李根白皮有甘寒、苦热两种。甘李根白皮，甘，大寒，解热作用有似于柴胡，有治烦逆、止奔豚的作用。在此方中用代柴胡，以治奔豚。与半夏、黄芩、生姜、甘草组成柴胡汤的变剂，治往来寒热。加芍药而治腹痛。生葛即葛根，其用五两，当治项背。以有当归、川芎，当治血虚。综观本方，当为治奔豚气上冲胸，腹痛，往来寒热，项背强急而有血虚证候者。这个方子不常用，因为奔豚病少见以柴胡证的形式出现者。

【原文】发汗后，烧针令其汗，针处被寒，核起而赤者，必发奔豚，气

从少腹上至心，灸其核上各一壮，与桂枝加桂汤主之。

胡希恕

【释】发汗后表未解，法宜桂枝汤更汗以解之，而以烧针令其大汗出，亡阳必惊狂也。若复不慎针处被寒（即感染），红肿为核者，又给机体以强烈的刺激，必导致奔豚，发作气从少腹上冲心的证候。宜灸核上各一壮以治针处的感染，另与桂枝加桂汤治奔豚病以解外。

【按】前谓奔豚病皆从惊恐得之，当即指本条而言者。此之惊恐，不是来自可惊可恐的外界刺激，而是发惊发恐的自身症状。瘀血痰饮诸病，均可致惊恐的发作。非法治疗，更易使之发惊恐。如"少阳中风，两耳无所闻，目赤胸中满而烦者，不可吐下，吐下则悸而惊"。又如"太阳伤寒者，加温针必惊也"。奔豚病即在此惊恐基础上发生。本条烧针令其汗，犯太阳伤寒加温针的逆治；又由于烧针劫汗太过，更易导致急剧的气上冲，所以必发奔豚也。

段治钧

<注>胡老**【按】**中引文为《伤寒论》264条和119条。吃过发汗药后，已发汗，即使仍有表不解，也应依法变更为适证的发汗方法，而今却采取烧针以劫汗的方法，这是非法的治疗。烧针，即温针，针刺入肤后，对针体或针柄施以艾条或艾团的灸法，为以火劫汗最激烈者。汗出过多，古人谓之"亡阳（阳指津液）"，前已引述"亡阳，必惊狂"。针处被寒，即针处被感染。经烧针、感染这两重的刺激，因而引发奔豚病。从少腹上冲心（未至上冲咽喉），为病者的一种自觉症状。灸其核上各一壮，即将一个艾团置核上，燃尽为一壮。

在治疗上，以灸法治针处被寒（治感染），并以桂枝加桂汤治奔豚。

<按>本条即《伤寒论》117条，于本篇复出者。

桂枝加桂汤方

桂枝五两　芍药三两　甘草二两(炙)　生姜三两　大枣十二枚

上五味，以水七升，微火煮取三升，去滓，温服一升。

<方解>本方即桂枝汤原方，增加了桂枝的用量。桂枝主治气上冲，今

增大其量，治桂枝汤原方证而气上冲剧者。选桂枝汤为基础方，是因为原发病为太阳表证，经发汗后仍有表不解也。

〈按〉据编者经验，本方治天阴欲雨时头疼和二三日、三五日头痛时发者均有效。

【原文】发汗后，脐下悸者，欲作奔豚，茯苓桂枝甘草大枣汤主之。

胡希恕

【释】发汗后，其人脐下悸者，是误发了小便不利、里有水饮人的汗。水饮被激动，伴急剧的气上冲，而欲作奔豚也，脐下悸即其预兆。主以茯苓桂枝甘草大枣汤。

【按】小便不利，水停于里，必须兼利小便，表始得解。若强发其汗，激动停水，变证百出，《伤寒论》言之屡屡，详参自明。

段治钧

〈注〉发汗后，指服发汗药已得大汗。其人脐下悸者，指其人脐下少腹有悸动的感觉。因为原有停饮在里，误发其汗，里饮被发汗所激动而急剧地上冲，因而脐下悸。欲作，尚未作也。剧烈的气上冲，或气夹水上冲，均可导致奔豚。苓桂枣甘汤为治气夹水上冲、脐下悸的要方。

〈按〉悸，就是跳动，让人很难受，因而欲得按，正是桂枝甘草汤证的病理机制。所谓发汗激动里饮者，即人体某部位（比如胃或膀胱）原有水气停留，如果汗出过多，一下子体液失调，就造成饮动的为患，再伴有气上冲，则往往有比较激烈的反应。桂枝、茯苓合用，能治多种神经官能疾患，也正是对应了这种病理机制。这种情况也属于本篇开始、经文所谓皆从惊恐得之之列。

本条即《伤寒论》65条于本篇重出者，它和《伤寒论》67条苓桂术甘汤证均为水气上冲，两条亦均当有小便不利。苓桂术甘汤证有起则头眩、身为振振摇，本条有脐下悸或少腹挛痛。

上条是以自觉气上冲为主，药加桂枝；本条以水饮欲上逆为主，遣药茯苓。上条已作奔豚，本条欲作奔豚，且奔豚的原因亦有别。细加比较，奥妙自明。

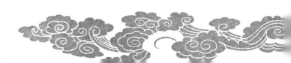

胡希恕
《金匮要略》学习笔记

茯苓桂枝甘草大枣汤方

茯苓半斤　甘草二两(炙)　大枣十五枚　桂枝四两

上四味，以甘澜水一斗，先煮茯苓，减二升，内诸药，取三升，去滓，温服一升，日三服。(甘澜水法：取水二斗，置大盆内，以勺扬之，水上有珠子五六千颗相逐，取用之)

<方解> 茯苓，利小便，主胸胁逆气，安神，治忧惊恐悸，正对本病病机；桂枝降冲气；大枣治小腹痉挛，而且祛水（甘药一般不利于小便，惟大枣可利水）；脐下悸欲作奔豚或有小腹挛痛，均急迫证也，故用甘草。此以桂枝甘草汤治气上冲，茯苓、大枣治脐下悸或痛也。苓桂合用能治多种发作无定的神经症状，宜注意。

<按> 本条谓欲作奔豚，既已发奔豚而脐下悸者，亦用本方。他如腹痛而气上冲胸，以及诸水饮而脐下悸者，用之亦皆验。脐下悸为本方的主症。在这种情况下，茯苓用量要大。利尿药中，各有不同特能，泽泻治头晕，白术健胃，而茯苓有镇定、治悸动的功效。《伤寒论》67 条苓桂术甘汤证为水停中焦，故用白术；本条为水停下焦，故倍茯苓而合大枣。和桂枝甘草汤证相比，桂枝甘草汤证为心下悸；本条为脐下悸。两者之脏器、虚实、部位均不同。胃扩张病的停水用此方屡验。小便不利及少腹挛痛者，本方亦好使。

小结

本篇论奔豚病比较简单，就是气从少腹上冲的一种神经症。《伤寒论》中虽说"皆从惊恐得之"，但临床证明也并非必然，例如上之奔豚汤证，就没有惊的基础，类似情况还有。在辨证上，有外感表不解而发奔豚，用桂枝加桂汤；脐下悸、欲作奔豚或已作奔豚，用苓桂枣甘汤；遇柴胡证而发奔豚者，则在适方中加桂枝、茯苓，或其他适证的药物（例如奔豚汤证，因偏于热，则不用桂枝，而用解热止冲气的李根白皮）等。总之病以什么样的证候出现，就选什么样的适证方药。其治冲逆的药物也不只桂枝，像吴茱萸、半夏等还有很多，不过各兼其特能而已，不可死于几个方剂之下。

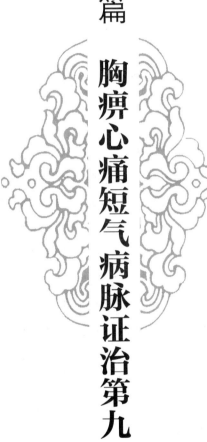

第九篇

胸痹心痛短气病脉证治第九

【原文】师曰：夫脉当取太过不及，阳微阴弦，即胸痹而痛，所以然者，责其极虚也。今阳虚知在上焦，所以胸痹、心痛者，以其阴弦故也。

胡希恕

【释】无病之人的脉谓之平脉，平脉不以象名。较平脉太过或不及的脉均为病脉，故诊脉当取太过与不及以候病也。阳微指寸脉微，阴弦指尺脉弦。脉阳微阴弦，法当胸痹而痛，所以然者，以微属不及主虚，今微见之于寸，知上焦阳气虚；弦属太过主寒，今弦见于尺，知下焦阴寒盛。寒乘虚而上犯，故使胸痹而痛也。

段治钧

<注>阳微阴弦，这个阴、阳在仲景脉法中，有两种意义：一如本条，指诊桡骨动脉的部位尺、寸而言，则尺为阴、寸为阳，即寸脉微、尺脉弦，这是一个部位不同象的复合脉；还有时候这个阴、阳，指重取、轻取的方法，则沉（内）为阴、浮（外）为阳，如太阳中风的"阳浮而阴弱"。通过本条经文和胡老的【释】文，给我们示范了辨复合脉应证（病）的分析方法，对于仲景脉法"上以候上，下以候下"等的应病规律，应予认真体会。

微是不及的脉，常主阳（指津液，而非阳热）虚，寸微应上焦阳虚；弦是太过的脉，在此主寒盛，阴弦应下焦寒盛，根据中医"邪气所凑，其气必虚"的病理理论，故在下之寒邪必冲逆于上，因断为必作胸痹而痛。因为寸脉太虚，所以邪才乘虚而逆迫于胸，因谓"所以然者，责其极虚也"；但是如果没有寒邪在下焦，且趁虚上乘，只是上焦虚也不会出现胸痹，因谓"所以胸痹心痛者，以其阴弦故也"。

<按>痹者，闭阻不通之意，不通则痛，也可以说痹就是痛，泛指邪气闭阻躯体或内脏、经络所引起的病证。胸痹者，邪气闭阻于胸中的病证，其为证非止一端，本条只指出其中之一，即胸中痛（现代病名例如胸膜炎、肋间神经痛等皆属之，包括心痛），重点在阐述胸痹发病的机理，胸痹为证的其他表现（例如胸背痛，喘息咳唾，心中痞结，气塞短气等），都在后续条

文中展述。对于这种为文的特点，学者应注意。

【原文】平人无寒热，短气不足以息者，实也。

胡希恕

段治钧

【释】平人者，无病之人也。无寒热者，无外感也。无寒热的平人而短气不足以息者，当必里有所实。

【按】有留饮则短气，有宿食则喘满，皆实之谓也。

＜注＞短气，即气短，指呼吸短促。不足以息，即吸气不满、呼气困难，不能深呼吸之意。此可见于多种疾病，有实有虚。实者多由于痰饮、宿食内阻；虚者多属久病元气大伤。本条乃平时无病之人，又未招受新感，无端而短气不足以息，当然是要考虑里有所实的方面。本书后面第十二篇痰饮咳嗽水气病有"水停心下，甚者悸，微者短气"的论述，就是胃有停水、里有所实的一个非常重要的明证，这对后面条文的辨证甚有帮助，宜注意。

＜按＞以下讲治疗。

【原文】胸痹之病，喘息咳唾，胸背痛，短气，寸口脉沉而迟，关上小紧数，瓜蒌薤白白酒汤主之。

胡希恕

段治钧

【释】心一动则三部皆动，故脉上下部位可有形象之殊，但绝无至数之异。故关上小紧数当是小紧弦之误，宜改之。

胸痹之病，本阳虚在上焦，在下的寒饮乘虚逆迫于胸中，故喘息咳唾，胸背痛而短气也。寸脉沉而迟者，上焦阳气不足也；关上小紧弦者，心下有寒饮也。本方主之。

＜注＞寸口脉沉而迟，这个寸口指三部的寸部。脉沉主里，迟脉主寒也主虚，在本条则是主虚。沉、迟都是不足的脉，显著于寸位，这就是本篇前条所说的虚在上焦。关上小紧弦，此处小字不要看作是脉象，应看作比较量词，即关上稍有紧弦之象。紧脉主寒，弦脉亦主寒，关上以候心下，心下当是胃部，就是这个部位寒盛（指胃有水饮），在下的水饮寒气乘上边之虚往上攻冲，因发胸痹，这和前条的机理是一样的。本条胸痹之病，伴有喘息咳唾（涎唾），胸背痛，短气。寒气上攻，不但胸痛而且也牵掣到背痛；

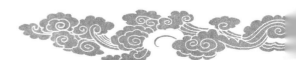

波及肺，则喘息咳唾；胃有停水，微者短气。胸痹的治疗也不是一个方法，证候如上者当以瓜蒌薤白白酒汤主之。

瓜蒌薤白白酒汤方

瓜蒌实一枚（捣）　薤白半升　白酒七升

上三味，同煮，取二升，分温再服。

<方解> 瓜蒌实，即全瓜蒌，苦甘微凉而滑，为缓和性祛痰药，兼有清凉作用。主要作用是宽胸、利肺、清热化痰、止咳、消炎、润下。《神农本草经》谓宽胸化痰，消肿滑肠。主治胸膜炎症、胸痹、气塞、短气、痰多不利、口渴便秘。薤白，即野蒜，东北叫香根菜，辛、臭、微甘，温。缓和性祛痰药，长于治胸痛，兼有宽胸作用。宽胸化痰，泄浊散结。主治胸痹气喘、咳嗽脘闷、胁痛及痰多便秘。在本方中两者为伍，瓜蒌宽胸、下气、逐饮，乃止咳圣药；薤白散结、止痛。故治胸痹而痛，喘息咳唾者。并煎以白酒以助药力也。不能饮白酒的人，用黄酒亦可，黄酒也不受用，只好用水煎，但薤白要多放一些。

【原文】 胸痹不得卧，心痛彻背者，瓜蒌薤白半夏汤主之。

胡希恕

段治钧

【释】 不得卧者，因喘息短气更甚也。心痛彻背者，胸痹疼痛为更剧也。此皆寒、饮逆迫所使然。故以瓜蒌薤白半夏汤主之。

<注> 此承上条递进而重的为证。不得卧（因为喘息短气），源于饮邪较上条为重。心痛彻背，彻者通也，即心痛彻背、背痛彻心，前后都痛剧（重于胸背痛的语气），源于寒邪较上条亦重。所以在上方的基础上，又加半夏，加重降逆下气、祛饮的力量，以本方主之。

瓜蒌薤白半夏汤方

瓜蒌实一枚（捣）　薤白三两　半夏半升　白酒一斗

上四味，同煮，取四升，温服一升，日三服。

110

<方解>此于瓜蒌薤白白酒汤加下气逐饮有力之半夏，故治瓜蒌薤白白酒汤证而寒、饮逆迫剧甚，不得卧，心痛彻背者。

【原文】胸痹，心中痞气，气结在胸，胸满，胁下逆抢心。枳实薤白桂枝汤主之；人参汤亦主之。

胡希恕

【释】心中痞气者，谓心中痞结而觉气塞也。气结在胸者，谓气充塞于胸中而不去也。胸满者，即气结在胸的结果。胁下逆抢心者，谓气自胁下逆抢于心胸（气自胁下向上攻冲），此即"心中痞气，气结在胸，胸满"之所由来也，故以枳实薤白桂枝汤主之。人参汤亦主之者，以胃虚寒亦可导致气冲逆也，有是证而符人参汤之病机者，即予是方。

段治钧

<注>痞，就是痞塞不通，是胸腹间气机阻塞不舒的一种自觉症状。心中痞之心中实际感觉就是胸中。心中痞气的具体症状，就是胸闷憋气，胸觉胀满，气结不通（气塞）。如果胸痹病又有气结胸满、胁下逆抢心（这是主症，也是痞塞、气结胸满的原因）的一组证情，此与胃无关，这就是枳实薤白桂枝汤证；若中（胃）虚多寒，胃有停饮，如果上焦又虚，也能造成胃中寒饮上逆的情况，这种胸痹因为有理中汤（即人参汤）证，例如呕逆、心下痞硬等，才可与理中汤主之。以上两方证有虚实的不同，所治不是同一种证，它们反映的是胸痹的两种情况。

枳实薤白桂枝汤方

枳实四枚　厚朴四两　薤白半斤　桂枝一两　瓜蒌实一枚(捣)

上五味，以水五升，先煮枳实、厚朴，取二升，去滓，内诸药，煮数沸，分温三服。

<方解>此于瓜蒌薤白白酒汤加消胀去满的枳实、厚朴（以行气药治气结在胸）和降冲气的桂枝（治胁下逆抢心），故治瓜蒌薤白白酒汤证而心中痞、胸满得厉害而气上冲者。

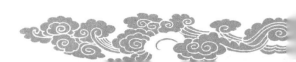

胡希恕 《金匮要略》学习笔记

> ### 人参汤方
>
> 人参　甘草　干姜　白术各三两
>
> 上四味，以水八升，煮取三升，温服一升，日三服。

<方解>甘草、干姜温中缓急以止呕，人参、白术健胃利水而治利。本方治胃虚寒有饮，心下痞硬、呕吐、下利而急迫者。若胸痹而基于此者，当予本方主之。

【原文】胸痹，胸中气塞，短气，茯苓杏仁甘草汤主之，橘枳姜汤亦主之。

胡希恕

【释】气逆满于胸中，则胸中气塞。水阻于心下，则短气。茯苓杏仁甘草汤主之，橘枳姜汤亦主之者，前方着重于利水，偏于治短气；后方着重于行气，偏于治气塞。宜依证之主从，择其一用之之谓也。

【按】胸中气塞者，当必亦觉短气；而短气者，亦必当胸中觉气塞。故临证时须细审主从，即胸中气塞而短气者，宜橘枳姜汤以行气，气平则短气亦自已；短气而胸中气塞者，宜茯苓杏仁甘草汤以利水，水去则短气止，而胸中气塞亦自消也。

段治钧

<注>本条虽冠以胸痹，但没有疼痛的为证。气塞、短气是这种胸痹的特指证情，据以选方用药。胸中气塞者，气逆满于胸，就是自觉胸闷胸胀得厉害，这还是由胸痹之理（上面阳虚寒气上攻）来的。短气，是由于水停心下（参见本篇"平人无寒热，短气不足以息者，实也"条<注>文)，因水上逆，压迫横膈而影响呼吸。两方都治胸痹，但不能治疼痛，有胸背疼痛者，必选含散结止痛的薤白之适方才可。依胡老所按，两方证虽关系密切，也应依短气、气塞谁为主症而选用之。茯苓杏仁甘草汤祛水为主，所以偏于治短气；橘枳姜汤以行气为主，所以偏于治胸中气塞。这是古人辨证治疗的细微道地处，应认真体悟。

茯苓杏仁甘草汤

茯苓三两　杏仁五十个　甘草一两

上三味，以水一斗，煮取五升，温服一升，日三服（不差，更服）。

<方解>茯苓利水逐饮，杏仁下气定喘，甘草益气缓急。本方祛水为主，故治水气阻塞胸膈而短气息迫者，亦治痰饮而短气、喘急、小便不利者。本方中不单是茯苓利尿逐饮祛水，其实杏仁也祛水，例如本书第十二篇痰饮咳嗽病中，有"其人形肿，加杏仁主之"，此处本该用麻黄，因其人血虚而改用杏仁。杏仁与解表药配合能解在外的水气，与里药如利尿药配合也能行水下气。由此观之杏仁不尽是利肺，也祛水。如果水停心下（胃），短气而胸憋者，本方亦好使。

橘枳姜汤方

橘皮一斤　枳实三两　生姜半斤

上三味，以水五升，煮取二升，分温再服。（《肘后》《千金》云：治胸痹，胸中愊愊如满，噎塞习习如痒，喉中涩燥，唾沫）

<方解>橘皮辛香苦温，为苦味健胃剂。健胃，下气，止呕，燥痰。以行气为主，止呕镇咳，利水谷燥湿，促食欲。虽类似于半夏，但半夏以下气利痰水为主，而橘皮以下气治逆满为主。

橘皮合生姜名橘皮汤（见本书第十七篇呕吐哕下利"干呕，哕，若手足厥者，橘皮汤主之"条），治气逆胸满，干呕、哕，因致手足厥者。

本方即橘皮汤增加橘皮的用量而更加消胀去满，佐橘皮以行气的枳实。故治橘皮汤证逆满剧甚而心胸痞塞者。但橘皮、生姜用量都很大，否则不足以下气、祛胸中气塞。有谓橘皮多用破气，未必然，只是应注意芳香性燥即可。使用本方时，胡老常用橘皮至 50 ~ 60 克，生姜酌情也可在 20 ~ 30 克，这是根据上面阳虚、寒气上攻的机理，只用橘、枳行气不行，必加温中的生姜才可。

方后文：《千金》云：治胸痹，胸中愊愊如满，噎塞习习如痒，喉中涩

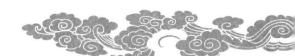

燥，唾沫。

<又注> 这是孙思邈的《千金方》在橘枳姜汤方下的小注。愊（bì），是形容郁结在心头的不适，愊愊如满，就是气塞的胸部好像满了一样。噎塞，就是不但胸满发憋，气还往上撞，咽喉也憋。习习是频频而来的样子，习习如痒，就是老觉着咽喉发痒。喉中涩燥，就是喉中感觉干。多唾涎沫者，胃中有水饮也。总之这是胸痹同时伴有咽喉不利（干涩、发痒、发憋等），且多唾涎沫的为证。因为这个方子有健胃行气（主在橘皮、生姜）、消胀去满（主在枳实）的作用，尤其橘皮大量用可解气塞性的咽喉不利，故以本方治之。

本方再加人参、白术、茯苓，即茯苓饮，治胃有停痰宿饮，心胸间气满，不能食的胃病，甚佳。

【原文】胸痹缓急者，薏苡附子散主之。

胡希恕

段治钧

【释】胸痹缓急者，谓胸痹痛时缓时急，而久不愈也。薏苡附子散主之。

<注> 本条的胸痹，主症就只是疼痛。但这个胸痹疼痛，有时轻有时重，而久久不愈。一般胁岔里痛、肋骨神经痛，遇寒则痛，遇温则解，这种痹痛偏寒的为多，所以要加温性药，若陷于阴虚证者，更应加附子。这种时轻时重的疼痛如果偏有湿水的黏结，疼痛就较顽固而不易解，更应加解凝性的祛湿（也排脓）药薏苡仁。两者合用故治以疼痛为主的胸痹缓急者。

薏苡附子散方

薏苡仁十五两　大附子十枚（炮）

上二味，杵为散，服方寸匕，日三服。

<方解> 薏苡仁，甘，寒，为一解凝性滋养、利尿药，有消炎、排脓、止痛、解凝、缓急、镇痉的功效，主肠炎泄下、小便不利、水肿、湿性筋膜炎、分泌物过多之溃疡、慢性关节炎、皮肤赘物等，并有治痈脓和肿瘤的特

能。与附子为伍治胸痹缓急，此与白术、附子合用以治痹痛而陷阴虚证者取意相同。不过白术性温，而薏苡仁性寒，是其异也。附子在方中主要作用为起沉衰、鼓舞正气，如上述此痹痛偏寒故也。本方每服方寸匕，约合现代3克左右，用量并不大。若作煎剂，薏苡仁最少要用30克，附子可用3~9克。本方有治其他病的机会，如肋间神经痛、某些皮肤病等。另外它是本书"疮痈肠痈浸淫疮病脉证并治第十八"薏苡附子败酱散的基础方。

<按>以下讲心痛。

【原文】心中痞，诸逆心悬痛，桂枝生姜枳实汤主之。

胡希恕

【释】心中痞者，谓心中有痞塞感也。诸逆者，咳咳、呕、哕，以及气逆等言之也。心悬痛者，谓心痛如悬状也。桂枝生姜枳实汤主之。

【按】此似述心绞痛的证治。但依经验此证单用本方的机会甚少，而以大柴胡汤与桂枝茯苓丸合方的机会较多。血压高者宜加生膏，心悸甚者增量桂枝，均有捷效，学者试之。

段治钧

<注>对于痞证，前面形容其为痞塞、气机阻塞不通，也有时是感觉心胸不宽快、憋得慌。诸逆，包括气逆、呕逆、冲逆等多个方面。悬痛，就是俗话所说像揪着那么痛。若论这三方面分别的为证，都有用桂枝生姜枳实汤治疗的机会，从药物组成来看这是可以的，因为：治痞需行气，方中有枳实；诸逆需降逆，方中有桂枝降冲气而治逆，同时生姜也治逆（呕逆）；心悬痛者，方中桂枝兴奋强心而镇痛，身痛用之，心痛亦可用之也。三者虽都有对症的药物，但桂枝生姜枳实汤若作为治疗三者中某一方面的专方，显然有其不足。三者作为一个症候群，以本方主之者，当指寒饮、客气冲逆，以致心中痞塞而心区一侧疼痛者。

桂枝生姜枳实汤方

桂枝　生姜各三两　枳实五枚

上三味，以水六升，煮取三升，分温三服。

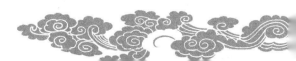

<方解> 枳实行气破结而消胀满，主心下（胃部）、心中（心区）痞塞，配伍主气冲的桂枝、治饮逆的生姜，故治寒饮、客气冲逆以致心中痞而悬痛者。

<按> 胡老治心绞痛多用大柴胡汤桂枝茯苓丸合方，经验弥足珍贵，其中就包括本方，如果大便偏干，大黄可用 6 克，不干则可少用些。所以在 <注> 中说，就心悬痛一个方面单用本方显有不足。适证还有用四逆散、桂枝茯苓丸加瓜蒌、薤白合方的机会，还有时加半夏、生姜，这就把桂枳姜汤也包括在内了。另外胡老治心血管病并发高血压，适证用生石膏配伍大黄，血压高心跳得厉害，加重桂枝、茯苓的用量等经验，也很值得重视。

胡希恕

【原文】心痛彻背，背痛彻心，乌头赤石脂丸主之。

【释】心痛彻背、背痛彻心者，谓时而心痛通于背、时而背痛通于心，较上条之心悬痛为尤剧也。乌头赤石脂丸主之。

段治钧

<注> 古人认为寒往上乘越重，则疼痛也越重，宜加温药治之。本条心痛彻背、背痛彻心，不但痛剧，从方药组成来看已是寒极入阴之证，故以本方主之。

乌头赤石脂丸方

蜀椒一两(一法二分)　乌头一分(炮)　附子半两(炮)(一法一分)　干姜一两(一法一分)　赤石脂一两(一法二分)

上五味，末之，蜜丸如梧子大，先食服一丸，日三服（不知，稍加服）。

<方解> 乌头、附子、干姜、蜀椒温中散寒止痛。赤石脂酸、甘、大温，为黏滑性收敛药，止血止泻，明目益精，主寒痛，下利脓血，崩漏，痛在少腹而无里热者。久泻不止可用，有热、新利者不可用。在本方中除起祛寒止痛、敛气养心的作用外，也起收敛上述温性药过于辛散的作用。故全方治心痛剧甚，而陷于阴寒虚证者。

附方

九痛丸治九种心痛。

九痛丸方

附子三两(炮)　生狼牙一两(炙香)　巴豆一两(去皮心，熬，研如脂)　人
参　干姜　吴茱萸各一两

上六味，末之，炼蜜丸如梧子大，酒下，强人初服三丸，日三服，弱者二
丸。兼治卒中恶，腹胀痛，口不能言。又治连年积冷，流注心胸痛，并冷冲上
气，落马坠车血疾等，皆主之，忌口如常法。

<方解>巴豆下食水毒，利水谷道，祛脏腑停寒，心腹卒痛，腹大实满
而无里热，或肢厥者，在本方中快下通利胸腹。吴茱萸，温中、下气，伍人
参健中补胃，伍干姜逐饮止呕逆。附子、干姜为伍，祛阴寒、起沉衰、亢奋
代谢机能。诸药共同组成温下之方，用于寒实闭塞之证。例如久久积冷流注
心胸或冷冲上气的心胸痛者，大便干、腹胀满而痛属阴寒实证者。卒中恶
者，突然倒地昏厥不省人事、腹胀痛、口不能言正是巴豆的一个主要治证。
本方均当有效。

<按>九种心痛者，一虫、二注、三风、四悸、五饮、六食、七寒、八
热、九去来痛（时作时止之谓）。其实九种心痛多是痛在胃脘，个别的属于
心脏病。九种心痛用一方治疗，殊失辨证施治精神。此恐是宋人所附，后世
方也。

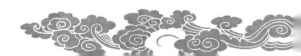

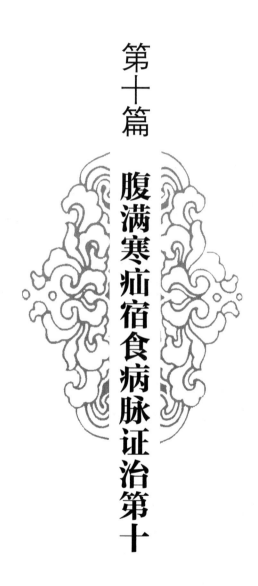

第十篇

腹满寒疝宿食病脉证治第十

【原文】趺阳脉微弦，法当腹满，不满者必便难，两胠疼痛，此虚寒从下上也，当以温药服之。

胡希恕

【释】趺阳脉以候胃，微则为虚，弦则为寒，胃虚有寒，法当腹满。设不满者，必便难两胠疼痛，此以胃虚寒乘之而迫于上也，当以温药治之。

段治钧

<注>趺阳脉在足背横纹两筋间，遍诊脉法专以候胃者。本条所述为两种情况。第一种：微主虚，弦主寒，胃虚则消化力弱，易为寒饮之邪所凑，造成胃虚有寒饮。另外因胃虚消化力弱，则胃气不降。两者均可致满（虚满），故曰"法当腹满（上腹)"。第二种：若寒不在胃而在下焦，则胃不满，但寒自下向上攻，则两胠（音 qū，即两胁部位）疼痛；寒气往上攻，而不下，故大便难。"以温药服之"是双关语，即上述两种情况均当以温药治之。

<按>腹满一症，多属胃肠消化道的为证表现，若此，则总是其消化吸收机能因受病而异常的缘故。诊治之要，当辨虚实、寒热。

【原文】病者腹满，按之不痛为虚，痛者为实，可下之。舌黄未下者，下之黄自去。

胡希恕

【释】病腹满，有实有虚，按之不痛者为虚，按之痛者为实。虚者不可下，实者可下之。舌苔黄为里实之候，下之腹满已，则舌黄当自去。

段治钧

<注>本条阐述腹满证的虚实之辨。腹满的实证，里面有容物，按之有抵抗，力稍大按之痛而拒按，就是胃家实的那种满。腹满的虚证，里面无容物，按之无抵抗或初按似有抵抗但重按时无抵抗，按之亦不痛。实满可下，虚满不可下。如果腹满拒按，按之痛，舌苔再黄，肯定这是热实之证，故

可下之，下之后病实解、腹满除，则黄苔自去。至于虚证腹满的治法，本条未说，但上条已明示，"当以温药服之"也。

【原文】腹满时减，复如故，此为寒，当与温药。

胡希恕

段治钧

【释】腹满时减时复者，此为虚寒，当与温药。

＜注＞上条讲腹满的虚实，本条讲该证的寒热。腹满的寒热之辨，依其腹满有减无减或满减的情况而辨。腹满的寒证，其胀满的情况会有所消减，但消减后又胀满如故（这是因为寒减则满轻，寒增则满又重），这种腹满当以温药治之。言外之意，若腹满不减，或减不足言，则此腹满属热（这是由于里热伤津，而影响了正常的消化机能，容物不行而满），这种腹满当可下之（可与本篇后面"腹满不减，减不足言，当须下之，宜大承气汤"条互参）。实与热、虚与寒，很多情况下是连属的，这在临床辨证中宜注意。

【原文】病者痿黄，躁而不渴，（胸）腹中寒实，而利不止者死。

胡希恕

段治钧

【释】胸中寒实，当是腹中寒实，宜改之。病者痿黄，病在胃。烦躁而渴者为热实；烦躁不渴者为寒实。腹中寒实复不能保持之，而下利不止，胃虚下脱也，故主死。

【按】文中之"胸"字，依《医宗金鉴》改为"腹"，这是对的。

＜注＞病人痿黄者，是指这个人很虚衰瘦弱，又面色枯黄，目暗淡无神。显见是宗气（胃消水谷化生的气血与吸入的氧相结合，集于胸中，输布于全身之气。主一身气血的运行、肢体寒温和活动能力）大损，就是因胃过于虚寒，故胡老【释】中说这是病在胃。躁而不渴者，烦躁而不渴，也口干。这个口干也是由于缺少津液，但它不是阳明证那种因里热充斥、消烁津液造成的，而是因为胃很弱，寒充斥于胃，谷不化，津液不生，所以也口干。虽然口干，但因其胃虚有寒饮（胃虚寒实），所以反而不渴（《伤寒论》277条"自利不渴者，属太阴，以其脏有寒故也"，可与互参）。通过对上两

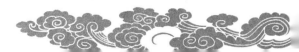

句文意的分析，可知此为腹中寒实之证，而非热实（其证燥而渴）也。这种在里的寒实，若因胃肠虚衰到失去收摄的能力，而下利不止者，这是胃气衰败虚脱的象征，所以主死。

<按>本条腹中寒实，也指的是腹满。前面已讲腹满有虚实、寒热之不同。热实之证，可以承气汤类下之；寒实之证前面亦讲有温下之法。但本条机能沉衰已至下利不止，哪敢再下？惟待胃气恢复则尚有可生之机，否则殆矣！

【原文】寸口脉弦者，即胁下拘急而痛，其人嗇嗇恶寒也。

胡希恕

【释】脉弦，胁下拘急而痛者，邪传少阳也。其人嗇嗇恶寒者，表证未罢也。

<注>仲景书中弦脉主半表半里，或主寒主水饮，或主筋脉拘急等，在此脉弦主少阳。寸口脉弦，寸口脉即桡骨动脉，以区别于遍诊法，独取寸口的意思。胁下拘急而痛，类胸胁苦满而痛的小柴胡汤证，说明邪已传入少阳。同时表证未罢，故嗇嗇而恶寒。嗇嗇者，缩缩然也，形容病人怕冷的状态。此太少并病。出这么一段，是要说明里面的寒也可以是由外面来的，由表传半表半里再传里，后面有些条文的论述与此有关。

段治钧

122

【原文】夫中寒家，喜欠，其人清涕出，发热色和者，善嚏。

胡希恕

【释】中寒家，谓中于寒邪之人。欠者，哈欠。其人清涕出，发热色和者，病在表，表实无汗，因致九窍壅塞，故喜欠而善嚏也。

<注>对这条，注家有多种解释，亦可参考。中（读第四声）寒家，即被风寒所伤（或经常为风寒所伤）之人。初感寒的时候，寒邪客于皮毛，尚未达于里，只能使九窍壅塞不通，所以有发热、清涕出、面色也无甚异常。因表实无汗，使气不旁达，故喜欠而善嚏。

段治钧

【原文】中寒，其人下利，以里虚也，欲嚏不能，此人肚中寒。（一云痛）

胡希恕

【释】中寒本在表，其人下利者，因其里虚，寒邪乘虚而入里也。此时邪已不在表，故欲嚏而不能，此人肚中寒也。

<**注**>此人肚中寒者，肚中即表里的里，因为寒已趁虚入于里，所以就会出现里寒之证。本条是说这种寒入于里，而使其人下利，是因为其人里虚的缘故。

段治钧

胡老**【释】**谓，中寒本在表，乃由"欲嚏不能"而知。开始时打喷嚏，可见起于表证，待因里虚、寒传入里为肚中寒而下利，"此时邪已不在表，故欲嚏而不能"也。这个时候不打喷嚏，言外也不打哈欠了。可见本条之论是承上条而来。

<**按**>在外的寒邪所以能向里传，是因为里虚；寒入于里而为下利，这就是肚中寒了。若论治疗，当然要用温性药物。

【原文】夫瘦人绕脐痛，必有风冷，谷气不行，而反下之，其气必冲，不冲者，心下则痞也。

胡希恕

【释】绕脐痛者，为里有寒。寒则不能食谷，谷气不行，故令人瘦也。而医反下之，益虚其胃，寒从下上逆，故其气必冲。不冲者，因胃虚邪凑，亦必心下痞硬也。

<**注**>营养人的体液占了人体总重的很大分量，它来源于胃肠的消化吸收，化谷生津，这些津液也叫精气。胃强精气充沛，人则丰腴；胃虚弱不能消化，谷食、水分就不能化生为营养人的精气，这就是谷气不行，人则消瘦。本条因其人胃虚，不但人瘦，而且必有风冷：此处风指外寒，冷指里寒，这就是上条<按>中所言在外的寒传变入里而成了里寒。

段治钧

这种沉寒客冷刺激胃肠，所以绕脐痛（寒、热刺激都能使人腹痛，但本条是里寒之证）。此本应温之，而医反下之，若其人胃气还有力量，人的自然良能就要给这种非法治疗以反抗，其反应就是气上冲（上虚下寒，寒从下逆乘于上）。若因误下，胃更虚到连这种反应力量都没有了，则气不上冲，但客邪、水气乘虚往凑之，因心下反倒痞硬也。

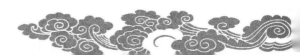

<按>气上冲者，为机体的自然反映，其症轻。不冲者，表示胃更虚无力，其症重。这个心下痞是心下痞硬，乍一按有抵抗，但仔细探寻里面并无实满的充实物，它是个虚证，是用人参的一个指证，《伤寒论》中的半夏泻心汤、甘草泻心汤等用人参，就针对这个痞硬证。

以上前四条，讲偏于虚寒性腹满的辨证及病理机制；后四条，讲寒邪中人除了上述腹满的为证之外，又进一步做其他方面的阐述，尤其对寒中于里的为证表现，又做辨证分析。但这些也仅是原则上的反复议论。

下面讲腹满的证治。

【原文】病腹满，发热十日，脉浮而数，饮食如故，厚朴七物汤主之。

胡希恕

【释】此腹满为里实，虽发热十日，脉浮而数，但仍饮食如故，知此热既有里，复有表也。故以两解表里的厚朴七物汤主之。

段治钧

124

<注>在本篇头一条<按>中，说过对腹满当辨虚实、寒热。本条腹满为实满属热。其理由有三：一腹满而发热，而且发热已十来天了，肯定是热；二若是虚满属寒的话，当不能食（此可参见《伤寒论》273条"太阴之为病，腹满而吐，食不下……"），今"饮食如故"；三是对治方的药物组成分析，本方乃小承气汤增量厚朴、枳实（名厚朴三物汤），加桂枝、生姜、大枣、甘草，亦可知此腹满为实满属热。但是此腹满虽然为实、为热，有阳明病的现象，但并未至胃家实的重症。阳明病是里热证，热传于里开始时胃有热所以能食。随着里热的加重消烁津液的程度越来越严重，先是大便燥结不通，进一步到屎硬，从下往上又影响到胃也缺津少液，这时就不能食，因而造成胃中也有不消化的食物积存（宿食）。其热如果再波及脑系则更发谵语等为证（此可参见《伤寒论》215条"阳明病，谵语有潮热，反不能食者，胃中必有燥屎（即宿食）五六枚也。若能食者，但硬尔，宜大承气汤下之"）。这是对腹满的辨证分析。

从脉来看，发热，脉浮而数，浮主表，数主热，虽发热十日，但仍有表证，这是表不解的脉证。可见本条为太阳、阳明并病。参见《伤寒论》257条有"发热七八日，虽脉浮数者，可下之"的论文，但那是没有表证的情况，故可以单用下法。而本条因还有表证的关系，故需用表里两解的方法。

厚朴七物汤方

厚朴半斤　甘草　大黄各三两　大枣十枚　枳实五枚　桂枝二两　生姜五两

上七味，以水一斗，煮取四升，温服八合，日三服。呕者加半夏五合，下利去大黄，寒多者加生姜至半斤。

<方解> 此即桂枝去芍药汤与小承气汤合方。桂枝、生姜、甘草、大枣，乃桂枝汤去芍药，加强了解表治气上冲的力量。大黄、厚朴、枳实为小承气汤增加了枳实、厚朴的用量，突出了消胀去满的力量，其为证表现应有大便干。故本方治太阳、阳明二方的合并证者。

方后的加减不尽可信。呕加半夏是可以的；下利去大黄，怎么能有下利呢？真要是下利腹胀满，就绝不是实满，如果要是实满又没有去大黄的道理；寒多者加生姜半斤，寒多是不可用厚朴三物汤的，小承气汤也是里热证而不是寒多。此多是后世注家的注文，或互相传抄之误，学者宜辨之。

<按> 仲景书，其精神前后贯穿一致，所以学习《金匮要略》，先需读懂《伤寒论》，这是必做的前一番工夫。

书中关于腹满的证治就讲了这么一条。《伤寒论》中没有出治虚满的方剂，对于实满也只提了这么一个既有表又有里的特别的方证。这是举一示例之法，随证治之、辨证施治，乃全书之精髓，其他种种当因证而施论自在言外了。查仲景书，治虚满用温法，厚朴生姜半夏甘草人参汤、四逆汤、吴茱萸汤等，为数也不少，学者应悟而得之。

【原文】腹中寒气，雷鸣彻痛，胸胁逆满，呕吐，附子粳米汤主之。

胡希恕

【释】腹中寒气者，谓腹中有寒和水气也。雷鸣切痛者，谓腹鸣甚而痛剧也。胸胁逆满、呕吐者，水气冲逆也。附子粳米汤主之。

<注> 腹中寒又有水气，寒水相激则腹中雷鸣，咕噜咕噜作响，刺激下腹则腹痛。切痛者，其痛如切，言其痛重也。

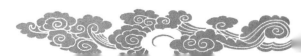

段治钧

胸胁逆满、呕吐，乃寒气向上冲逆的缘故（在这儿不要以为胸胁逆满、呕吐是少阳证。因少阳为半表半里的阳性证，有热，而本条是因寒）。此寒饮在里而呕逆腹痛的为证，故以附子粳米汤主之。

＜按＞本条应放在其后的"腹满不减，减不足言，当须下之，宜大承气汤"条之后，与寒疝的证治一起讲为宜。

附子粳米汤方

附子一枚(炮)　半夏半升　粳米半升　甘草一两　大枣十枚

上五味，以水八升，煮米熟，汤成，去滓，温服一升，日三服。

＜方解＞附子在本方之用，主在温中祛寒，半夏降逆逐饮而止呕，复以粳米、甘草、大枣安中止痛，故此为寒饮在里，而呕逆、胸胁满、腹痛的治剂。半夏、附子本不宜合用，但在本方中以甘缓之药和之，就减少了合用的副反应，何况粳米对消化道黏膜又有保护作用，因此在本方中是可以的。

本方治腹痛、呕吐，虽似大建中汤证（本条之后文），但大建中汤痛在上腹，上及心胸；而本方证痛在下腹，上不及心胸。若上下腹痛剧而及于心胸者，宜两方合用，有奇效。

＜按＞本方虽也可用于寒疝，但祛寒的力量仍嫌不足。但对一般虚寒性的腹痛，需振奋机能沉衰者，本方可用。

胡希恕

【原文】痛而闭者，厚朴三物汤主之。

【释】痛而闭者，谓腹痛胀满剧甚，大便闭而不通也。厚朴三物汤主之。

段治钧

＜注＞痛，此处指腹满痛，即胀满而痛。闭，就是大便不通，也是胀满的原因。本方证以胀满为剧，其满当然是实满。

厚朴三物汤方

厚朴八两　大黄四两　枳实五枚

上三味，以水一斗二升，先煮二味，取五升，内大黄，煮取三升，温服一升，以利为度。

<方解>本方即小承气汤增加厚朴、枳实的用量，故治小承气汤证而腹胀满甚者。小承气汤以大黄为主，本方以厚朴为主，君药不同也。

【原文】按之心下满痛者，此为实也，当下之，宜大柴胡汤。

胡希恕

段治钧

【释】按之心下满且痛，当有拒按，这是里实之证，法当下之，宜大柴胡汤。

<注>《伤寒论》103条大柴胡汤证，乃太阳病传变至少阳，（医者误下后）"呕不止，心下急，郁郁微烦"者。呕加"不止"二字，较小柴胡汤证之呕为重，一因大便不通，二因停水且停食也。心下急，为心下痞塞不通、憋得慌、胀满，按之则痛，是大柴胡汤的主症。郁郁微烦，"郁郁"比小柴胡汤的"嘿嘿"又有进展，较之为重，但较阳明证为轻。这都属实证。烦，三阳证均有，但其机理不同，表现亦有差别，不但宜细察，且应与阴证躁烦认真鉴别。大柴胡汤之烦，因于心下急，也是热烦。

本条既以大柴胡汤治之，当然应有大柴胡汤证在，如呕吐、心下急（胸胁、心下满）、郁郁微烦、往来寒热、热结在里不大便等，不必悉俱。因在《伤寒论》中都讲过，所以在此处则略而不提。本条心下满即心下急之甚者，而且有疼痛，所以判断此为实证当下。但由于半表半里少阳证还在，即使有里实之证，依法不可单用吐下攻邪，也只"宜大柴胡汤"治之。

<按>大柴胡汤证呕重、心下急较突出，为证反映主要在胸胁心下这个部位，不在脐下而在两边；若并于阳明，即使有大便难等症，也不得单以大承气汤下之，需知。

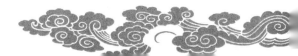

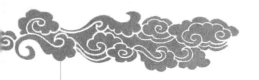

> **大柴胡汤方**
>
> 柴胡半斤　黄芩三两　芍药三两　半夏(洗)半升　生姜五两　枳实四枚
> (炙)　大枣十二枚　大黄二两
>
> 上八味，以水一斗二升，煮取六升，去滓，再煎，温服一升，日三服。

<方解> 此小柴胡汤去人参、甘草，加芍药、枳实、大黄。小柴胡汤补中以利祛邪外出，故用人参；大柴胡汤邪已开始入里而将成实，补则闭门留寇，故不用人参。大柴胡汤无甘草，因其补气而缓下也。因呕得厉害，加重半夏、生姜之量。因心下急、大便不通、胀满，故用芍药、枳实、大黄。

【原文】腹满不减，减不足言，当须下之，宜大承气汤。

胡希恕

【释】腹满不减，或既减而微不足道，此为实也，当须下之，宜大承气汤。

段治钧

<注> 此即《伤寒论》255条于此又重出者。腹满所以不减，是因为它里面有结实的东西（比如宿食或大便），它有形质，不去掉这个东西，这个腹满就不会有所减；虚胀（满）不是这样，里面没有东西，无形质，它只是寒，寒气去则胀减，寒来则又胀复如故。此腹满不减虽属实，但若是一般情况，不一定必用大承气汤，此处用之，可见证情不是一般。

《伤寒论》254条："发汗不解，腹满痛者，急下之，宜大承气汤。"本条承此，言这条的腹满痛，虽以大承气汤急下，但腹满不减，既有所减亦微不足道，可见病毒的重剧，此结实至极，非一击而能收功，除恶务尽，故需再下。有是证在（腹满不减，胀得厉害），仍用是方，故曰"宜大承气汤"。但用"宜"字，而不用"主之"，则含有斟酌之意，仍当辨里实的情况用药。

<按> 前已言及，腹满当辨虚实、寒热。腹满不减，减不足言，为实满；腹满时减复如故，或临床见上午腹不满而下午满，或醒时胀满而寐时较好者，皆属虚满。

128

以上三条仍述腹满的治疗，但其满又都兼有痛的共同点，故在此一并提出加以辨证施治。

大承气汤方见第二篇痉病中。以下讲寒疝的证治。

【原文】心胸中大寒痛，呕不能饮食，腹中寒，上冲皮起，出见有头足上下，痛而不能触近，大建中汤主之。

胡希恕

【释】腹中寒，自里以上迫，故心胸中大寒痛，呕不能食也。胃肠被寒所激，蠕动不已，上冲腹皮，起伏无常，有似头足出没于腹之上下，且腹痛尤剧，以至不可触近。大建中汤主之。

【按】如上所述，此为大建中汤证之最剧者。实践证明，凡寒自下向上迫，冲逆心胸，呕而腹痛者，即可用本方。因蜀椒杀虫，虫积而心腹痛剧者，用之亦验。

段治钧

<注>本条所有症状表现，都由里寒所起。下寒冲逆于上，故心胸中大寒痛。胃虚有寒则不能食，有饮则呕。这个里寒即腹中寒，就是胃肠中寒。沉寒客冷刺激胃肠加大蠕动，腹皮也动，故曰上冲皮起。这种异常的蠕动，一起一伏，像是有头足上下出没无常。因腹中寒痛得厉害，故其人拒按，甚至不可触近。像这种疼痛，就属于寒疝，大建中汤主之。

<按>本篇的标题为腹满寒疝宿食病脉证治。疝，就是剧痛，也叫疝痛。单讲"疝"字的含义大体有三：一泛指体腔内容物向外突出的病证；二指生殖器、睾丸、阴囊的部分病证；三指腹部的剧烈疼痛，或兼两便不通的证候。疝的为证多端，寒热虚实都有。寒疝是疝病的一种，这种疝痛与外寒、内寒都有关，天凉、受寒，遇冷它就发作，把病因归于寒上，所以它叫寒疝。但病情也很复杂，例如小肠疝气、肠梗阻、肠套叠等，有时也有中气不足、四肢厥逆（气血不达四末）等寒疝的证候，其实它们主要还不是寒而是气虚，就是机能不振、组织松弛的缘故。还有一种虫疝，就是虫积，或者是胆道蛔虫，因疼重，故也以疝（虫疝）名之。这些都需在辨证中做具体细致的分析。

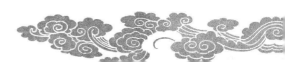

大建中汤方

蜀椒二合(去汗)　干姜四两　人参二两

上三味，以水四升，煮取二升，去滓，内胶饴一升，微火煎取一升半，分温再服；如一炊顷，可饮粥二升，后更服，当一日食糜，温覆之。

<方解> 蜀椒辛温、麻辣，为辛辣健胃药。温中暖胃，除六腑寒冷，逐寒燥湿，止痛、杀虫。主胃腹冷痛、呕吐、便泻、蛔虫等。方中以蜀椒、干姜除寒止呕，以人参、胶饴补中缓痛，故治胸腹中大寒痛而呕不能食者。本方针对里寒乃大温大补之剂，故曰大建中汤。没有上冲皮起亦可用之。

小建中汤是在桂枝汤基础上倍芍药加胶饴，虽易攻为补，但仍兼解外，虽治腹痛，但补而不峻，与上之专行温补的大建中汤绝然不同，故曰小建中也。另外大建中汤有呕，小建中汤无呕。"呕家不可用建中汤，以甜故也"，这是指小建中汤而言。本方有人参，当有心下痞硬，如果呕而心下痞硬、腹中痛剧烈者，本方亦可用。

【原文】胁下偏痛，发热，其脉紧弦，此寒也，以温药下之，宜大黄附子汤。

胡希恕

【释】胁下偏痛者，谓或左或右的胁下一侧痛也，即所谓久寒积聚的为候。其脉紧弦为寒实。虽有发热，亦不过寒实气郁所致。当以温药下其寒，宜大黄附子汤。

【按】本方不只治胁下偏痛，凡痛在一侧者，用之多验。又，既不偏一侧痛，寒实于里而腹痛剧甚者，亦可用之。

段治钧

<注> 胁下偏痛者，这个胁下还不单指正在胁下的部位，腹也在胁下，下肢也在胁下，如果这些部位疼痛偏于一侧，这就叫胁下偏痛。其脉紧弦者，紧脉主寒邪盛、主痛，弦脉主胁腹痛亦有时主寒（参见拙作《胡希恕讲仲景脉学》一书第一篇总论），此紧弦之脉应偏于沉取。紧、弦之脉均为太过，故主实（热能实，寒也能实，《伤寒论》中就有寒实结胸）不主虚。沉主里，沉紧、沉弦为里寒之应。综观其脉，这是寒实于里的脉应。如果寒

实成聚（结聚），则可停留于一侧，古人把这叫作"寒着一侧"，其结聚在哪一侧，哪一侧就痛。比较起来这种脉象更明显的表现于疼痛的一侧，此亦仲景脉学中"左以候左，右以候右"之谓也。所以《伤寒论》中说"此寒也"，也就是说，古人把这种偏一侧痛的证，认为是寒实结聚在里的为候，也叫作沉寒。至于发热一证，胡老说"亦不过是寒实气郁所致"。从脉象上来分析：弦紧脉均属太过主有余，就是阳；沉为不及主不足，就是阴。此阴中有阳、阳中有阴，就正说明这个病寒热并存错综复杂，总的来说还是里有寒实，但外还有热。寒实可攻，但是需用温下之法，故曰"宜大黄附子汤"（虚寒不可下也）。

大黄附子汤方

大黄三两　附子三枚(炮)　细辛二两

上三味，以水五升，煮取二升，分温三服；若强人煮取二升半，分温三服，服后如人行四五里，进一服。

<方解>大黄伍以附子、细辛的热药，即所谓温下法，而治寒实宜攻者。也叫大黄附子细辛汤。

<按>凡是偏疼，多为沉寒，若脉紧弦，则属寒实。本方能治胁下偏痛在一侧各部位者。但在临床中不要仅限于这几味药，还需适证择方加减，例如，一侧的胸、腋、肩痛或一侧关节痛而挛急者，可加芍药甘草汤；一侧肢体痹痛属寒实需下者，可于适证方剂中加本方；不止于痛的偏于一侧，即肌肉萎缩偏于一侧者，也有用本方之机会。

胡希恕

【原文】寒气厥逆，赤丸主之。

【释】条文过略，必有错简，不释。

段治钧

<注>本条述证简略，但由"寒气"二字和方剂组成来看，这和附子粳米汤条中的腹中寒气为证同，当是里既有寒

又有水，自然亦有肠鸣腹痛，而且手足厥冷者。

赤丸方

茯苓四两　半夏四两洗(一方用桂)　乌头二两(炮)　细辛一两(《千金》作人参)

上四味，末之，内真朱为色，炼蜜丸如麻子大，先食酒饮下三丸，日再，夜一服，不知，稍增之，以知为度。

<方解>方后语，真朱即朱砂，以末少许拌入，其色赤，故曰赤丸。先食酒饮，即饭前服。以知为度，知就是效。这个药的服法是逐渐增量，宜注意。茯苓、半夏逐饮，乌头、细辛祛寒。此亦治寒气在里的疝痛方。由于用丸，故宜于疝痛的为证久而宜缓图者。本方水气寒气都比附子粳米汤要重。因为水气重，所以加了茯苓、细辛，因为寒气重，所以原来的附子改成乌头。因寒气重，所以有四肢厥逆，但寒气上冲的情况不如彼方证，所以没有胸胁逆满、呕吐。因为去了粳米、甘草、大枣，所以本方缓痛之力较逊，而祛寒饮之力较峻。

<按>这个方子因为半夏、乌头共用，容易惹人非议，现在药房也未必给抓。但是古人是这样用的，有是证用是方，应有他一定的道理，但方中的乌头当是川乌而非草乌。本人未曾用过此方，不敢妄言，但见胡老多次用附子粳米汤，其中虽有半夏、附子共用，疗效确切，亦未见有不良反应。

【原文】腹痛，脉弦而紧，弦则卫气不行，即恶寒，紧则不欲食，邪正相搏，即为寒疝。

寒疝绕脐痛，若发则白汗出，手足厥冷，其脉沉紧者，大乌头煎主之。

胡希恕

【释】寒盛于里，则卫气不行于外，故恶寒，脉应之弦。里虚有寒，故不欲饮食，脉应之紧。寒邪既甚，胃气复虚，此寒疝之所作也。若寒疝绕脐痛，发则冷汗出，手足厥冷，而脉沉紧者，大乌头煎主之。

【按】腹痛剧烈难忍，冷汗如流，四肢厥冷，脉沉紧者，无论小肠疝气，或肠梗阻，用大乌头煎，均有奇验。

段治钧

<注>腹痛者，即综合前几条所言腹中寒气、腹中寒、此寒也、寒气的腹中痛。脉弦而紧者，即前条大黄附子细辛汤证的脉紧弦、寒实于里的脉应。因其寒实未结聚在一侧，故而本条的腹痛不表现为偏痛。气血化生于胃，今里寒盛，妨碍气血的生化，故气血卫外营内的功能受到削减，所以其人恶寒，脉应之弦。里虚有寒则饮食入胃不能消化，宿食不去则不欲食，脉应之紧（参见本篇后文"脉紧如转索无常者，有宿食也"条），紧脉主宿食。寒邪盛、胃气虚相互影响、交争，所以会有剧烈的腹痛，这就叫寒疝。由此可见前边的附子粳米汤证、大建中汤证、大黄附子细辛汤证、赤丸证诸条，均为寒疝之类。这是对寒疝病机的简述。下一段接前三条继续讲寒疝的证治。

寒疝绕脐痛，即一阵阵围绕着肚脐发生剧烈的疼痛，就是绞痛。发则白汗出，即因疼痛剧烈而出冷汗（热汗黏而不清沏，冷汗色白易流故曰白汗）。如果再有手足厥冷、脉沉紧，表明里寒甚重。这是寒疝中证情严重者，应以大乌头煎主之。

大乌头煎方

乌头大者五枚（熬去皮，不㕮咀）

上以水三升，煮取一升，去滓，内蜜二升，煎令水气尽，取二升，强人服七合，弱人服五合。不差，明日更服，不可一日再服。

<方解>乌头（川乌）治同附子，祛除沉寒、振奋机能，而力更峻。合成蜜煎，缓中止痛，并兼解毒。此治寒疝腹痛剧甚、白汗出、手足厥冷的治剂。乌头碱有毒，服过后可能发生头晕、呕吐的瞑眩状况。所以方后服法应注意，一不要打碎煎煮，二必用蜜煎如法，三不可一日服两次，四不知渐加服量，五要事先告知病家以免慌张。据胡老经验，本方用川乌煎服如法是没有问题的，一日服量也最好分几次服，头眩即至量，治寒疝甚验。一个乌头的重量大约在30克左右，虽云大者5枚，还是不宜过大为妥。

【原文】寒疝腹中痛，及胁痛里急者，当归生姜羊肉汤主之。

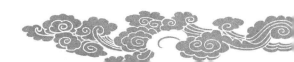

胡希恕

段治钧

【释】 此里急与小建中汤证的里急同。腹中痛及胁痛而里急者，知为血虚有寒也。当归生姜羊肉汤主之。

<注> 腹中痛及胁痛，就是胁腹全都痛，而且明示此痛属寒疝，以证里寒也。里急，指腹内拘急、腹肌也有挛缩感，这是因为血虚不足于外而寒盛于里的缘故。所以胡老说本条腹胁痛而里急者，此"血虚有寒也"。本方证和小建中汤证比较：小建中汤证"伤寒，阳脉涩，阴脉弦，法当腹中急痛"，这个腹中急痛就是拘急而痛，浮取脉涩者应津血不充于外，沉取脉弦者应寒盛于里。血虚里寒，与本条同，但是小建中汤有太阳证或为太阳少阳并病而兼里有虚寒，而本条则全为里证也。本证虽有里寒，但主要是血虚津枯所致，所以用当归生姜羊肉汤主之，既补血又温中，与乌头汤所主之沉寒疝痛亦不全同。

当归生姜羊肉汤方

当归三两　生姜五两　羊肉一斤

上三味，以水八升，煮取三升，温服七合，日三服。若寒多者，加生姜成一斤；痛多而呕者，加橘皮二两、白术一两。加生姜者，亦加水五升，煮取三升二合，服之。

<方解> 当归通经活血定痛，生姜温中散寒，羊肉滋养补虚，故此治里虚寒、血不足，腹中及胁痛而里急者。此为温补活血止痛之方。即治也是属虚证疝痛。

【原文】 寒疝腹中痛，逆冷，手足不仁，若身疼痛，灸刺诸药不能治，抵当乌头桂枝汤主之。

胡希恕

【释】 寒疝腹中痛，逆冷，手足不仁，而身疼痛，此为寒甚于里，营卫不利于外也，乌头桂枝汤主之。

<注> 寒疝腹中痛如上条。逆冷者，四肢厥逆，里寒甚而气血不达于四末也。手足不仁者，手足不知痛痒或发拘急也。身疼痛者，外不解也，此虽然有表但也与血行凝滞有关，

段治钧

所以此身痛较重。可见此逆冷、不仁、身痛都与里寒有密切关联。既有寒疝在里、腹中痛，又有外不解，故胡老说此为寒甚于里，营卫不利于外也。这样的情况，疼痛就相当重，如果用针灸或其他方药不能治者，抵当乌头桂枝汤主之。抵当二字，即非用此乌头桂枝汤不足以抵当的意思。另有一说为"抵"字为"祗"字之讹，当读平声，即祗宜或抵应用乌头桂枝汤之意。可互参。

乌头桂枝汤方

乌头

上一味，以蜜二斤，煎减半，去滓，以桂枝汤五合解之，得一升后，初服二合，不知，即服三合；又不知，复加至五合。其知者，如醉状，得吐者，为中病。

桂枝汤方

桂枝三两(去皮)　芍药三两　甘草二两(炙)　生姜三两　大枣十二枚

上五味，锉，以水七升，微火煮服三升，去滓。

<方解> 此即大乌头煎与桂枝汤合方。即取大乌头煎的四分之一（五合），桂枝汤的六分之一（五合），合为一升（约为常见杯的一杯）。用乌头煎治内里寒疝，用桂枝汤以解外，故治两方的合并证，寒甚于里、营卫不利于外，腹痛、身疼、逆冷、手足不仁者。上之乌头，当同大乌头煎用五枚。

应用本方要特别注意服法：合取一杯（假设为200毫升）后，不可一次服尽，先服40毫升，不知则次日再服60毫升，还不知则次日再服100毫升，就这样渐加，以知为度。知者，感觉头晕乎乎的如醉状，甚至于要吐，则停服。发作这种瞑眩状态后其症立减或愈。

寒疝这类病，在辨证中说它属于寒证，这是古人对于证的属性的一种归类方法。证的病性是寒，不等于说里面就存在着寒冷的东西。若正虚而机能沉衰（如无热恶寒、太阴下利等）、原动力不足气血运行不畅（如三阴证四逆，心衰无脉等）、组织松弛（如小肠疝气，肠扭转、肠套叠等）、因凝滞

135

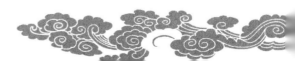

而发剧烈的疼痛（如寒疝）等，大都归类于寒证。治疗寒疝这类病，常用附子、乌头，这是针对寒性病用温热药这个一般规律，以热治寒，但这只是一个方面；另一方面，更重要的是它能振奋沉衰，恢复正常的生理机能，尤其是代谢机能。脏器衰竭到一定程度都会有虚脱，这时的为证表现就叫虚寒证，用附子、乌头就是为促进其机能的恢复，而非单治其寒也。

【原文】 其脉数而紧乃弦，状如弓弦，按之不移。脉数弦者，当下其寒；脉紧大而迟者，必心下坚；脉大而紧者，阳中有阴，可下之。

胡希恕

段治钧

【释】 以脉定证，不似仲景语气。寒疝证治后，更不应有此一条，可能为后人所附，不释。

<注> 其脉数而紧乃弦，就是脉紧弦，见大黄附子细辛汤证条，为里寒证的脉应。但它要先说明这个弦脉是怎么来的：紧是脉管束裹性能太过的脉象，如果再加数的兼象脉，就变成了直上下行、脉管绷直性能太过的脉，这就是弦脉。简言之，数紧相兼脉就直了，于是乃弦。因脉满弦，故状如弓弦，按之不移，这是描述弦脉的一种形象。

脉数弦者，数主热，弦主寒，从字面来看它是矛盾的，其实紧、弦二脉不太容易分清，这里的数弦就是上言的"数而紧乃弦"。此弦脉所主亦如大黄附子细辛汤证的脉紧弦，主寒实，故曰"当下其寒"。

脉紧大而迟者，紧、大之脉为太过，迟为不及，从字面看也是矛盾的，其实紧脉不但主寒邪盛，亦有时主水饮；迟脉主寒，有时亦主里实；大脉一般主邪热盛，但若有外无内则主虚。如果把三者求其统一的来看，这是胃虚饮凑（水至心下），为里实证的脉象，故曰"必心下坚"。

脉大而紧者，大主热实，紧主寒实，字面上看也是矛盾的，有阳又有阴，和上边那些兼象脉一样，都叫阳中有阴。但求其统一的看，它就是个实，故曰"可下之"。怎么个下法？就是温下法。这又当和大黄附子细辛汤条联系互参。

即使做如上的解释，也只是因文衍义而已，正如胡老所释，以脉定证，不似仲景语气，或为后人所附亦未可知也（见胡老讲义，这条没有给出文字的诠释，但在口语讲课时，曾有过讲释，编者即据以做了如上的整理）。若是仲景原书，这条应在大黄附子汤条之后，否则在讲寒疝治疗中，最后单搁

胡希恕《金匮要略》学习笔记

这么一段就太没意思了。学习中可做个参考。

寒疝讲至此，书中出了三个附方：

<注>寒疝腹中绞痛者，就是上大乌头煎证的绕脐痛，形容痛得厉害，其痛如绞，意即说由于寒疝，而腹中绞痛。并因为贼风入攻五脏，而致身体拘急不得转侧。但这种解释也只是古人当时的一种认识而已。拘急不得转侧就是手足不仁的样子，其情与第五篇"病历节，不可屈伸、疼痛"的乌头汤证相类似。但是这种寒疝，不是其痛发作不休，而是发作有时。发作时就痛得不得了，甚至使前阴抽掣，手足厥逆。方见上不是本篇所出的乌头桂枝汤（因为没有身疼痛），也不是乌头煎（因为不是单纯寒疝证，还有拘急不得转侧），而是第五篇的乌头汤方。

乌头汤和乌头桂枝汤，都是寒气内盛兼有外邪，所以都用大乌头煎入方剂。若兼桂枝汤的表证，则选乌头桂枝汤；若兼风湿关节痛的外邪，则选乌头汤。

《外台》柴胡桂枝汤方

治心腹卒中痛者。

<注>这个方证不是寒疝。因为小柴胡汤也有腹痛，《伤寒论》97条"脏腑相连，其痛必下"已有明言；桂枝汤因有芍药也治腹痛；小建中汤在桂枝汤基础上增量芍药，更治腹痛。但这都不是寒疝。没有寒疝的其他证候，也只能说心腹间骤然疼痛，有用本方的机会而已。

柴胡桂枝汤方（见《伤寒论》146条）

柴胡四两　黄芩　人参　芍药　桂枝　生姜各一两半　甘草一两　半夏二合半　大枣六枚

上九味，以水六升，煮取三升，温服一升，日三服。

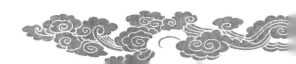

<方解>此即小柴胡汤与桂枝汤的合方，故治二方的合并证者。

《外台》走马汤

治中恶心痛腹胀，大便不通。

<注>巴豆是个热性的温下药。心痛腹胀，即脘部疼痛，腹部憋闷胀满得厉害，此为寒实于里、大便不通所致，完全没有热候，所以有用本方的机会。云其中恶者，即被恶气所伤的意思。恶气也是古人当时的看法，无所确指，犹如说邪气、不正之气、污浊之气，甚至包括猝见怪异惊恐而出现的症状。

走马汤方

杏仁二枚　巴豆二枚（去皮心，熬）

上二味，以绵缠，捶令碎，热汤二合，捻取白汁，饮之，当下。老小量之。通治飞尸鬼击病。

<方解>巴豆辛热、微苦，有毒，为猛烈之泻下药。利痰水，通谷道，破寒积，而荡涤五脏六腑。病在上则吐，病在下则泻。主寒实（无热证，非炎性）的腹满、便闭，痰食胶结、积滞、心腹卒痛。伍以杏仁，发挥其利胸膈、通宣、润肠的作用，使通利作用发挥更快。名其走马者，言其效至速也。

制药之法，可如方后言。巴豆之毒，主在其油，通常用去除油性的巴豆霜。巴豆炒，压碎有油出，以草纸将油拭掉，再压再拭，即成粉子（霜）。另加入杏仁二粒，以绵缠，捶令碎，蘸在二合热水中，捻取白汁，服之。老人、小孩子要视病情减量服。服后立刻就有吐或泻的反映，实去则止服。吐泻得厉害，饮冷水即止。这个方子看似厉害，其实好使，在早年间常用。

飞尸、鬼击病，古人病名，无非是猝然间发生中恶的病，因不明其理而妄言鬼击了、死人冲撞了等，其名当废。

<按>以下讲宿食病的证治。

【原文】问曰：人病有宿食，何以别之？师曰：寸口脉浮而大，按之反

涩，尺中亦微而涩，故知有宿食，大承气汤主之。

胡希恕

【释】脉浮而大，为表里俱热，但按之不滑而涩，尺中亦微而涩，因此知为有宿食，谷气不行，津血不利也，大承气汤主之。

<注> 宿食，即没有被消化的食物。脉浮而大，浮主热亦主表；大主热亦主实。统一观之，为证当属实热。然实热证之脉，脉动当往来流利，今按之（这个"按之"不是沉取，而是探察脉内血行的情况）不滑反涩，说明津血不足。脉内营血不足，又源于谷气之不布。本条谷气之不布，又因为里有宿食影响正常的消化吸收。尺中脉亦微而涩，涩是血少，

段治钧

微是津虚（参见《伤寒论》27 条"太阳病，发热恶寒，热多寒少，脉微弱者，此无阳也，不可发汗"，阳，指的就是津液)，主下焦津虚血少而气血不畅，这也是宿食积滞，水谷不布造成的。总之实热而津虚，因里实而成者，赶紧下其实（这里指宿食）则诸证得解。下其宿食之所以用大承气汤，也有急下存津的意思。

【原文】脉数而滑者，实也，此有宿食，下之愈，宜大承气汤。

胡希恕

【释】脉数而滑，为热实于里，此有宿食，故宜大承气汤。

<注> 《伤寒论》256 条"脉滑而数者，有宿食，当下之，宜大承气汤"，与本条文意相同。但《伤寒论》中这条有下利，强调下利见此脉为有宿食。本条无下利，但数脉在此主热，滑脉主实主热，统一观之这是热实于里，故经文曰"实也，下之愈"。本书呕吐哕下利病第十七，还有"下利脉反滑者，当有所去，下乃愈"的条文，也是言其里实的意思。这个实就是宿食，可见数而滑的脉也是宿食常有的脉。

段治钧

阳明病里有热，开始本应能食（参见《伤寒论》190 条)，但随着里热的伤津烁液，食反不得消化而逐渐成为宿食。如果还没有结滞到影响气血运行，则其脉滑数，若影响到气血运行，则必不滑而涩也。若大便硬，腹气

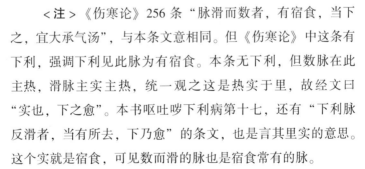

不通，已大实满，则脉不当滑矣。上条宿食为证较重，影响到津液虚衰，故脉不滑反涩；本条有宿食，肯定为实，但还没有影响到津液虚竭，故脉只显数滑。这两条病的程度不一样，上条影响到津液，需赶紧下热存津，否则邪实正虚，可致不救，故曰"大承气汤主之"；本条虽实，但尚不关生死，故曰"宜大承气汤"。仲景之书，于行文口气之间有分寸焉。

【原文】下利不欲食者，有宿食也，当下之，宜大承气汤。

胡希恕

【释】下利则有所去，一般当能食。不欲食者，胃有宿食不消故也，宜大承气汤。

＜注＞下利而不想吃东西，内有阻结也，这也是宿食的一种证候。但还需全面观察分析，才能得出最后的结论。下利伤津而致胃虚者，里虚寒太阴下利、食不下者，则非定有宿食也。所以不加辨证，死于句下，认为凡不欲食而下利者就是宿食，这是不对的。而且即使是因宿食而下利不欲食者，当下之，但也不一定必用大承气汤，当适证情选方，只是亦有用大承气汤的机会而已。

大承汤方见第二篇痉病中。

【原文】宿食在上脘，当吐之，宜瓜蒂散。

胡希恕

【释】宿食在上脘，当吐之，亦简文，《伤寒论》论瓜蒂散证已有详细说明，读者互参，自易知其具体证候。

＜注＞上脘是胃的上端。不消化的食物停在胃中。没说证候，此亦简文，因《伤寒论》中有详述焉。《伤寒论》166条"病如桂枝证，头不痛、项不强、寸脉微浮、胸中痞硬、气上冲喉咽不得息者，此为胸有寒也。当吐之，宜瓜蒂散"。如桂枝证，指有气上冲的证情，如桂枝证。头不痛，项不强，暗示此非太阳表证，更非桂枝汤证。寸脉微浮，浮脉在此不主表，因病实于胸，病在上不在下，故寸脉浮。由此可见，

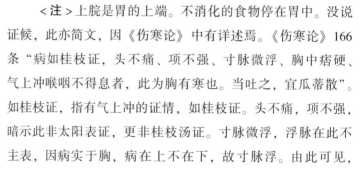
段治钧

中医诊病不得单纯凭脉，必须脉证合参。胸中指心下胃脘部。痞硬，乃按之有抵抗，不濡软。不得息，形容呼吸困难。上冲咽喉不得息者，病毒在胸，

正气欲驱逐其上出之势，即有心中嘈杂、愠愠欲吐又吐不出，懊恼难受的样子。胸有寒，即胃有寒饮、痰涎、宿食之类，俗谓停食着凉。当吐之宜瓜蒂散者，病在上，且有向上外越之势，所以应顺其势，以吐法治之。本方证以吐为快，而不是以吐为苦。

本条宿食在上脘，意同上论的"胸中有寒"，简单一句话其实说的就是瓜蒂散证。

瓜蒂散方

瓜蒂一分(熬黄)　赤小豆一分(煮)

上二味，杵为散，以香豉七合煮取汁，和散一钱匕，温服之。不吐者，少加之，以快吐为度而止（亡血及虚者不可与之）。

<方解> 瓜蒂苦寒，有毒，为催吐药。功能催吐，祛水，祛湿热，消水肿。主胸中痞满，气逆上冲不得息。刺激黏膜力弱，夺取水分力强，为吐药之上乘。虽有毒，但服后不吸收，故无中毒之虞。用量不要超过3克，供参考。赤小豆甘酸平，为利尿药。功能下水消肿，利小便，排脓血湿水，健脾胃兼能养正。主体表黄肿、脚气、痈肿脓血。豆豉主治心中懊恼，并不致吐。俗谓豆豉为催吐药，误也。

<按> 用汗、吐、下法治病，都要注意亡津液、亡血液之虞，尤其对失血者不可不慎。药后胃部不适者，以调胃承气汤善后。

【原文】脉紧如转索无常者，有宿食也。

胡希恕

段治钧

【释】脉紧，按之如转索，如滚珠，即滑脉也，此为里实，故知有宿食。

<注> 在拙作《胡希恕讲仲景脉学》总论中，言紧脉主寒邪盛，主痛，主宿食，有时亦主水饮。其脉紧主宿食即以本条为例。但不能理解为凡紧脉即为宿食之应，它是"脉紧如转索无常者"才主宿食。紧如转索者，往来流利且弹手有力，形容其如转索、如滚珠，就是紧脉又兼滑象，但它是一时有的，而非常象。似此按之又紧又滑的脉，宿食也。此宿

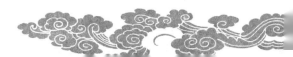

食尚未影响到谷气的疏布，气血也还充实，故未至脉微涩。这比本篇的"师曰：寸口脉浮而大，按之反涩，尺中亦微而涩，故知有宿食"条要轻。

【原文】脉紧，头痛风寒，腹中有宿食不化也（一云寸口脉紧）

胡希恕

段治钧

【释】太阳伤寒，则头痛脉紧；腹中有宿食不化，则脉亦紧也。

<注>头痛风寒、腹中有宿食不化，这是两回事，但都有紧脉应之。本条脉紧主宿食，也得参考上条才是。综观上述六条，脉浮大（按之反涩），脉数而滑，脉紧（如转索），均需明白内涵之理，方可脉证互参以辨宿食也。

142

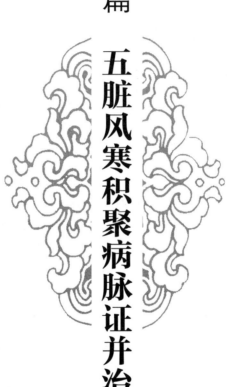

第十一篇

五脏风寒积聚病脉证并治第十一

【原文】肺中风者，口燥而喘，身运而重，冒而肿胀。

胡希恕

段治钧

【释】肺合皮毛，肺中风则表气闭塞，热气壅逆，故口燥而喘。肺主气，肺伤则气不利，津液不行，故身运而重，冒而肿胀也。

<注>外感风寒波及肺，古人称为肺中风，后面的三句话即为其证。中医生理学认为，肺统管全身之气（肺主气），司呼吸，与肌表抵抗力关系密切（主皮毛），还有调节体液、管体内水液运行的作用（通调水道）。口燥而喘者，人若受到外感（风伤皮毛），就要影响到肺（内舍于肺），皮毛闭塞，气不得旁达，热也不能外散，就向上壅逆，因而口燥而喘。身运而重，冒而肿胀，这都是水气病。因肺主气，有通调水道的功能，肺气受伤，水气津液不行，就变成停湿停水。水停于身，则身运（指身体动摇，不能自主）重（自觉身子发沉）而肿胀。水停于上则冒（即眩冒，头晕目眩的意思）。

【原文】肺中寒，吐浊涕。

胡希恕

段治钧

【释】肺中冷，则多涎唾，吐为浊涕也。

<注>肺中寒，人被寒邪所中影响到肺，即第七篇肺痿肺痈咳嗽上气病中"……此为肺中冷，必眩，多涎唾，甘草干姜汤以温之"条的"肺中冷"。冷就是寒饮，也就是水。这个水不一定停在肺上，它是胃中有停饮，波及肺。其症就是多涎唾、浊涕。治疗上用甘草干姜汤。此可与之互参。

<按>这两段一讲肺中风，一讲肺中寒，但中风、中寒都需活看，就是伤风感冒一类外感病波及肺的一些不同的症状。

【原文】肺死脏，浮之虚，按之弱如葱叶，下无根者，死。

胡希恕

段治钧

【释】浮之虚者，谓轻取其脉，则浮而极虚也。按之弱如葱叶、无根者，谓重按其脉，则弱如葱叶空而无根也。此肺之真脏脉，见之则死。

【按】《内经》曰："真肺脉至，如以羽毛中人肤。"可互参。

<注>肺死脏，这是论脉，就是论肺脏的死脉。真脏脉，即五脏真气败露的脉象。通常有胃气相助，其真脏脉就不能独显于寸口。五脏的病发展到严重阶段，由于该脏精气衰竭，胃气将绝，于是在寸口处就各显现出特别脉象。这些特别脉象虽有形象的不同，但均没有胃、神、根的脉气（总的来看是没有从容缓和、节律一致、柔和有力三者的综合表现），尤其没有从容缓和之象。凡真脏脉现者，均主死。后皆同此意，不再赘述。

古人认为五脏和五行、天时的关系是：肝属木、旺于春，心属火、旺于夏，脾属土、旺于长夏，肺属金、旺于秋，肾属水、旺于冬。肺的真脏脉浮而空虚，如经文所描述。肺属金，旺于秋，在四季当中秋天的脉若偏浮一些（秋毛），也是正常的；即使人得了病，若是表证，肺合皮毛，脉亦当浮。但在这样的浮脉当中，因有胃的缓和之气，尚可无虑。若轻取脉浮而极虚无力，按之脉内无物如葱叶中空，又没有后续的力量，或尺脉无（下无根者），这是肺的真脏脉显，一点胃气都没有了，故必死。

【原文】肝中风者，头目瞤，两胁痛，行常伛，令人嗜甘。

胡希恕

段治钧

【释】风为阳邪，肝中风则热亢于上，故头目瞤。胁属肝的分野，邪在肝故两胁痛。肝主筋，热则筋缓，故行常伛。肝苦急，肝病令人嗜甘，欲缓之也。

<注>瞤（shùn），即瞤动，就是颤抖。伛（yǔ），弯腰驼背。嗜甘，即喜甜食。肝中风，即人被风邪所中，影响到肝。头目瞤，两胁痛，行常伛，令人嗜甘四个为证表现叫肝中风，即肝受病影响到生理常态。中医生理学，古人认为：肝具有疏散宣泄的功能（主疏泄）；肝主管筋的功能，筋和运动有密切的关系（主筋）；肝和胆之间相互联系和影响（合

胆，相表里），容易动风化火（肝为风木之脏）；性喜条达舒畅，恶抑郁，忌过亢（为刚脏、苦急）；胁是肝的分野。

肝中风，则：偏于动——风太盛则动，头目瞤，即头动摇、目上视，这种动摇、眩晕、抽搐等症状就叫肝风内动；偏于热——风为阳邪，主热，肝主筋，热则筋缓，缓而不收，所以腰直不起来，常常佝偻着。肝属木，喜条达、疏泄，因病则急，欲食甘以缓之，故嗜甘。

【原文】肝中寒者，两臂不举，舌本燥，喜太息，胸中痛，不得转侧，食则吐而汗出也。（《脉经》《千金》云："时盗汗，咳，食已吐其汁。"）

胡希恕

【释】两臂不举者，肝中寒而拘急也。舌本燥、喜太息者，肝以寒郁，血瘀而气滞也。胸中痛、不能转侧者，寒气上逆也。食则吐而汗出者，肝病而胃不和也。

146

<注> 肝中寒，人被寒邪所中，影响到肝。肝主筋，寒则收引，令筋拘急，故两臂不举。肝主疏泄，喜条达，肝为寒郁，因而血瘀气滞，故舌本燥（燥为热象，但这个热在血分，由血瘀而生）、喜太息，此乃肝郁之象。寒气往上攻冲，所以胸中痛，以至于不能转侧。肝病常影响到胃，胃不和则不能食，食则吐，吐则汗出（后面第十七章"呕吐哕下利病"，有"食已即吐"的大黄甘草汤证，与此不同，那是因大便不通，热壅于里，故食已则吐，病属阳明。此为肝的疏泄功能不及，而影响到胃的消化力减弱）。

段治钧

<按> 上面这种肺中风，肺中寒，肝中风，肝中寒，按后文体系，五脏都有中风、中寒（其中又缺脾中寒、肾中风、肾中寒），但在仲景书中没有这种病的治疗，这是脏腑辨证，是古人对脏腑为风为寒的看法，当属另一种体系，所以胡老疑非仲景之文。姑因文释意，留待存考。

【原文】肝死脏，浮之弱，按之如索不来，或曲如蛇行者，死。

胡希恕

【释】浮候之脉甚弱，但重按之，则如绳索之直而硬（坚），不来者，不动也。或者不是如索不来而反曲如蛇行。

均属肝之真脏脉，见之则死。

【按】《内经》曰："死肝脉来，急益劲，如新张弓弦。"

<注>肝的真脏脉，浮取的时候脉松弛无力、绷直性很是不及（弱）；重按时如绷直的绳子或新张的弓弦，硬劲如按刀刃般的绷紧。这些形容其实都是在说没有胃气的形象，只见脉之弦，不见胃之缓，这是死脉。还有一种，它不是弦硬如索，而是曲如蛇行（曲折逶迤而不畅达），肝脉本来端直的现象反而没有了，这也是肝的真脏脉显，也是死脉。

段治钧

<按>第二篇痉湿暍病，"病者身热足寒，颈项强急……发其汗已，其脉如蛇"，本条脉"曲如蛇行"。笔者对这种蛇行脉没有切身体验，其认识也仅停留在文字描述上，但一主欲解，一则主死，其差别必在有无胃气上。可见脉诊真谛必在脉证合参和经久的临床实践中方可得之。

【原文】肝着，其人常欲蹈其胸上，先未苦时，但欲饮热，旋覆花汤主之（臣亿等校诸本旋覆花汤方，皆同）。

【释】肝主血，性喜疏泄，肝着者，气郁血结，着而不行也。其人常欲蹈其胸上者，因胸中痞满，肝着之为候也。先未苦时，但欲饮热者，谓病初还无其他所苦，而但欲热饮，知为中寒所致也。以旋覆花汤主之。

胡希恕

【按】宋·林亿于本条注云："臣亿等校诸本，旋覆花汤方，皆同。"但不见方，而于后面妇人杂病篇有旋覆花汤方，宜出于此，应改之。

<注>着，即邪气留着之意。肝着，是由于肝脏气血郁滞，出现胸胁痞满不舒，甚或胀痛，经摩按后才觉得舒服，并喜热饮的病证。常欲蹈其胸上，蹈的本意是用脚踩，在这里也可引意为手按、捶捣，病者以此为舒，可见其为气郁之甚。

段治钧

再有血的瘀滞，还会有疼痛。但欲饮热者，其内有寒。寒能令气滞、血凝，可见以上气血郁滞的为证，本于寒也。故以逐寒湿理气化瘀的旋覆花汤主之。

<按>本书第二十二篇妇人杂病有"妇人则半产漏下，旋覆花汤主之"，

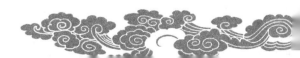

放在那儿是错误的，旋覆花汤不治那个病，乃治肝着之方，故改之。

旋覆花汤方（由第二十二篇妇人杂病第十一条移此）

旋覆花三两　葱十四茎　新绛少许

上三味，以水三升，煮取一升，顿服之。

<方解> 旋覆花咸、温，为逐水健胃药，兼有强大的宽胸消炎作用。逐水祛痰，下气降逆，补中。主水肿呕逆、痰结喘嗽、噫气痞塞、胸胁满。在本方主用其流通气化、宣畅窒塞的作用。葱白辛、温，为发汗杀菌剂。发汗解肌，通阳利小便。主感冒寒热无汗鼻塞。本方中用大量葱白，主在祛寒利肺而通津液。绛香香、平，为行气和血药，兼有芳香健胃作用。理气解郁，收敛和血镇痛。主跌打损伤、金疮等失血、血瘀之证，又能止胃痛。在本方主用其理气解郁、祛瘀和血的作用。香药偏燥，用量不可过大。无绛香可以红花代替。旋覆花下气，新绛行血，葱白散寒，三药配伍治中寒气郁血瘀的肝着而胸中痞满者。

148

【原文】心中风者，翕翕发热，不能起，心中饥，食即呕吐。

胡希恕

【释】心主火，中于风则风火相得，故翕翕发热也。热则伤气，故不能起。心气虚则心中饥，即《内经》所谓心悬如病饥者是也。胃以热扰，故食即吐也。

<注> 心中风者，人被外邪（风邪）所中影响到心，并不是说风一下子跑到心里去了。翕翕发热者，心为火脏，风为阳邪，以风助火，故其人翕翕发热。热伤气（主表的卫气，亦即行于脉外的津液），使肌腠不和，所以人不能起。其实其人翕翕发热、又身疼痛而不能起，是表证，就是人感风寒后的太阳证。它波及心，心气一定虚，其人感到心里发空，就

段治钧

像心悬着一样，这就是《内经》所言"心悬，如病饥"，不是指胃中饥饿，这是影响到心了。因为胃也受到热扰，所以不能吃东西，吃了就吐。人生理上维持细胞生命活动的火叫少火，病理之火叫壮火。壮火能消耗物质损伤正气，《内经》管这叫壮火食气。这种亢奋的病理之火，也是不正之气，或叫

邪热、邪气，若影响到正常的生理机能，就叫作壮火食气。以胃来说，喜温不喜寒，喜燥而恶湿，若无太过或不及，胃有少火则能正常饮食，保持了正常的消化吸收功能，才有了营养人的精气。如果有了偏盛，少火不及则虚寒停饮，以故而不能食；若热太过，反而伤津耗液，壮火食气，亦不能食，或食即呕吐。

【原文】**心中寒者，其人苦病心如啖蒜状，剧者心痛彻背，背痛彻心，譬如蛊注。其脉浮者，自吐乃愈。**

胡希恕

段治钧

【释】心中寒则心火内郁，故如啖蒜状而心中灼辣也。甚者心痛彻背，背痛彻心，有似虫蛀往来不已也。其脉浮者为病有上越之机，当自吐乃愈。

＜注＞人被寒邪所中，影响到心。心为火脏，为一身命热之总枢。心火为寒邪所束缚，热被郁遏于内不得外出，病人则心如啖（dàn）蒜，即感到热辣辣的嗳心，像吃了大蒜那种感觉。再厉害些则心痛彻（在此是通或透的意思）背，背痛彻心，往来不已。蛊注，病名，发作时出现胸闷、腹痛等症，在此仅是一个比喻而已。

依经文作此释，但以吐而愈观之，此心当是胃部疼痛的反射，把胃食生冷的疼痛当成了心痛。若真要是心梗的疼痛，未曾见有吐之愈者，广求读者验证之。

此脉浮，乃病有上越之机，是人的抗病机能，要把胃中不消化的东西涌吐出来的脉应。

＜按＞本条心如啖蒜状，脉浮，自吐乃愈，这是胃的症状；心痛彻背，背痛彻心，与前胸痹瓜蒌薤白白酒汤证、瓜蒌薤白半夏汤证相仿，即现代的心绞痛，这是心脏的症状。按我们现代的认识，前后文意并不一致，古人很多时候管胃部都称心下，两者在口语上并不加细分，这本没有苛究的必要，但对我们临床辨证来讲，却不能不加以区分。因此我们读仲景书有时候就读出疑问来了。仲景书无论《伤寒论》还是《金匮要略》，每篇前面都先有论的条文，后面就是证治的条文，也有论、治条文相间的情况，但其论和治一般来讲联系是很紧密的。惟本篇，主要在论五脏的中风、中寒（其中可能由

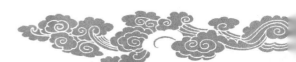

于简失而缺脾中寒、肾中风、肾中寒），而无证治，即使有肝着的旋覆汤花证、肾着的甘姜苓术汤证、脾约的麻子仁丸证，但和前面之论的联系并不密切，显然和全书的体例并不一致，这就不由得会引起后人的置疑。仲景书年代久远，几经战乱、简失、简错，能保存下来已属不易，先贤之功不可没，但在整理编纂过程中，也难免加入了一些非仲景原书的一些少量的内容，这在我们读仲景书时，也确实是有所感触的。拿本篇来说，名曰"五脏风寒积聚病脉证并治第十一"，从五脏风寒病所论条文来看，的确是脏腑辨证的理论体系，前贤既置于此，从而研之可矣，其疑焉亦可保留探究之。对于积聚病也是有论无治，积聚病，大证本多，如现代的肿瘤一类亦当属之，也许当时无善治之法，因而无载吧。但其中识积大法的脉论，临床多所验证，是非常值得重视的。

【原文】 心伤者，其人劳倦，即头面赤而下重，心中痛而自烦，发热，当脐跳，其脉弦，此为心脏伤所致也。

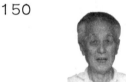

胡希恕

段治钧

【释】 其人劳倦即头面赤而下重者，心气虚，其阳易动，上盛则下虚也。心中痛而自烦发热者，心阳虚于上，肾阴乘之于下也。当脐跳为水动之征，其脉弦为寒饮之应。此皆心脏伤所致也。

＜注＞ 心伤，不是由于风寒之侵，而是由于内伤所得。心为火脏（指推动血液循环，与命门之火配合，以温养脏腑，维持其功能活动的作用）主火，肾为水脏（指它有调节体内水液平衡的作用）主水。古人认为，心火交于下而肾水交于上，水升火降保持动态平衡，才是正常的生理现象。今心伤则心气必虚，故心火不能交于下，则上盛；心气虚，则肾阴上乘（往上攻冲），上乘则下虚。上盛，所以心中痛、自烦、发热；下虚，所以自觉身体下部沉重而无力。心气虚则不耐劳作，所以动则头面赤。当脐跳为水患，寒饮在里，故脉弦应之，此亦如本书第八篇奔豚气病苓桂枣甘汤证（《伤寒论》65 条），为水动的一种状态，肾阴乘于上，水气往上攻。以上皆心伤所致也。

【原文】 心死脏，浮之实如麻豆，按之益躁疾者，死。

胡希恕

段治钧

【释】浮以候之，其脉则搏指如丸豆，按之益躁急者，此为心之真脏脉，见之则死。

【按】《内经》曰："真心脉至，坚而搏，如循薏苡子累累然。"

＜注＞这个脉坚硬而搏手，而且脉频甚数。形容其坚硬，说如丸（弹丸）豆（不但表示硬，而且应指跳动短如豆）。疾就是急，从脉的微甚来说，数之甚即为疾，因脉动过快显惶惶不安而躁状。其实这都是说明已无胃气之缓象，故为真脏脉，主死。

【原文】邪哭使魂魄不安者，血气少也；血气少者属于心，心气虚者，其人则畏，合目欲眠，梦远行而精神离散，魂魄妄行。阴气衰者为癫，阳气衰者为狂。

胡希恕

段治钧

【释】邪哭，指无故悲伤而哭也。邪哭而使魂魄不安者，以血少心虚故也。心气虚者则多畏，合目欲眠，则梦远行，此精神离散，魂魄妄行也。阴气指血液，阴气衰者为癫，即指以上的为证而言也；阳气指津液，阳气衰者为狂，即指里实的阳明蓄血证而言也。

＜注＞本条第一句话指心血虚的为证，第二句话指心气虚的为证。从脏腑功能来说，心主血，言心是主持血液运行的动力，脉管是血液运行的通道，心的功能和血脉之间有不可分割的联系。心主神明，心藏神，《内经》认为"心者，君主之官也，神明出焉"，言心对高级中枢神经活动的机能有统率作用。所以本条邪哭、不安、畏惧、合目欲眠梦远行等精神症状，都与心有关。这些症状主要涉及心血和心气两方面。心血，为脉管内循环的主要容物，不仅能营养全身各组织，也为心的神志活动提供物质基础。所以心血虚就表现为心悸不安，或悲哭、健忘、失眠等。心气，主要指心血管一些功能表现（如脉搏强弱、频率、节律、传导、气血循环等），同时也关联到心的神志活动。所以心气虚就表现为畏惧善惊、欲眠多梦等。在这里心气、心血是指心脏本身功能和物质相对待的两个方面而言的。

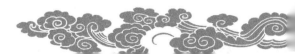

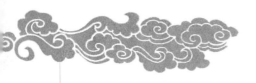

后面的癫、狂两证，也是心的神志活动异常，发生了精神方面的病变。癫，表现为抑郁状态，情感淡漠，沉默呆痴，喋喋不休，语言错乱等，是虚证；狂，表现为兴奋状态，喧扰不宁，歌哭不休，打人骂人，多怒等，是实证。《伤寒论》中说"阴气衰者为癫，阳气衰者为狂"。这个阴阳指的是血管内外两种相对待的体液，就是气（津液）、血。人的体液行于脉内的为血，行于脉外的为气（就是在组织间隙、与脉内血液协行的津液，《内经》说它"如雾露之溉，遂谓之气"，并不是指呼吸的气）。血为阴，气为阳，血的作用谓为荣，气的作用谓为卫，前者是就本体说的，后者是就其作用说的，不要以为血气之外还另有荣卫的为物。血气均来自于饮食，化生于胃，机体赖之以生存，故又统称为精气。至于荣卫的相互关系，即西医谓为毛细血管的通透作用，解剖生理学述之极详，可参考。两种作用平衡协调，即正常生理状态；一旦失和，则呈病理状态。阴气衰，就是血虚，则可出现癫的症状（病理可参上，不赘）；阳气衰何以为狂呢？阳气指津液，阳气衰就是津液虚，津液虚者可大便成硬，而发生阳明病，如果再有瘀血的因素，则可为狂（此可与桃核承气汤证互参）。

【原文】脾中风者，翕翕发热，形如醉人，腹中烦重，皮目（目，《千金要方》作"肉"，当从之）瞤瞤而短气。

【释】脾主肌肉，脾中风则肌不和，故翕翕发热也。形如醉人，谓呕逆、眩晕如醉酒状。以脾病则运输失职，饮留而水聚也，腹中烦重、皮肉瞤瞤而短气，亦皆水饮所致也。

段治钧

<注>脾主肌肉（即肌肉的营养是从脾的运化而得），人受风邪影响到脾，则肌不和，其表现就是翕翕发热。脾主运化，就是主管运输和消化（也就是消化饮食，输布精微——营养成分），行津液，维持人体水液代谢的平衡。其运化功能受到影响，运输失职，水的代谢失常，水停饮聚而为病。胃有停水，则呕吐、眩晕，形如醉酒，且"微者短气，甚者则悸"（参见第十二篇痰饮咳嗽病）；停于腹内，则腹中烦重；停于皮下，则皮肉瞤瞤而动。这都是水毒为患之证。

<按>原书中缺少脾中寒。

【原文】脾死脏，浮之大坚，按之如覆杯，洁洁状如摇者，死（臣亿等：详五脏各有中风中寒，今脾只载中风，肾中风、中寒不载者，以古文简乱极多，去古既远，无文可补缀也）。

胡希恕

段治钧

【释】此脉，浮以候之，脉大且坚，按之则如覆杯之外坚内空，且躁急不宁也。此为脾之真脏脉，故死。

【按】《内经》曰："死脾脉来，锐坚如鸟之喙，如鸟之距，如屋之漏，如水之流，曰脾死。"

<注>大脉是脉管广度（粗细）的太过脉，即较平脉粗大者，一般主实热，但有外无内之大则主虚。正常的脾脉应当缓弱。现在这个脉，轻取之大而且硬，按之脉内又空空（洁洁状），《伤寒论》中形容它叫作"如覆杯洁洁"（就是像扣着个杯子，外边有个硬壳，里面没有东西），而且还晃荡摇摆如有如无。这是一点胃气都没有了的脾之真脏脉，故主死。

【原文】趺阳脉浮而涩，浮则胃气强，涩则小便数，浮涩相搏，大便则坚，其脾为约，麻子仁丸主之。

胡希恕

段治钧

【释】诊趺阳以候胃，浮为有热，胃气强也。涩为津液虚，小便数也。胃气既强，小便复数，势必津液内竭，大便则坚。古人谓脾为胃运输津液，今胃中干而无津液可输，故谓脾约。麻子仁丸主之。

<注>趺阳，古代三部九候遍诊法的切脉部位之一，位于足背上踝关节前横纹的两筋间，候胃。浮脉主表，也主热，在此是主胃热；涩是脉内血行虚滞的不及脉，较平脉应指涩滞，往来不流利，主津血不足，此与寸口脉法相同。胃热则气强，其脉浮，小便数乃致津液不足，其脉涩。浮涩相搏者，胃热和小便数相互影响，水分被夺而伤津，所以大便硬。其脾为约者，饮食入胃，经过消化后的水谷之精微，靠脾主运化，脾为胃运行津液的功能，上输于肺，与肺气（肺中的氧）相合后，形成营养人的精气，然后再输送到全身，这是古人对脾的看法。今因胃热、小便数，胃肠中干，没有津液可以输

送了，约，穷也，脾的运化功能受到了制约，因此这样的大便干叫脾约证。以麻子仁丸主之。

<按>本条为《伤寒论》247条在本书重出者。脾约证无大实满痛，因为是津液逐渐亡失所致，所以十来天不大便亦无所苦。麻子仁丸，现在市售名麻仁滋脾（非滋脾，实乃滋胃也）丸或麻仁丸，润下药也。

麻子仁丸方

麻子仁二升　芍药半斤　枳实一斤　大黄(去皮)一斤　厚朴(去皮)一尺

杏仁(去皮尖，熬，别作脂)一升

上六味，末之，炼蜜合丸，梧子大，饮服十丸，日三服，渐加，以知为度。

<方解>此于小承气汤的攻下加养液润下的麻子仁、杏仁、芍药，合蜜为丸，安中缓下使正不伤。习惯性或老年人便秘，及虚人里有积滞者宜之。麻子仁甘平，微辛微酸，为缓和润肠药。滋液润燥，润下大便。杏仁，也有滋润缓下作用。

154

【原文】肾着之病，其人身体重，腰中冷，如坐水中，形如水状，反不渴，小便自利，饮食如故，病属下焦。身劳汗出，衣里冷湿，久久得之，腰以下冷痛，腹重如带五千钱，甘姜苓术汤主之。

胡希恕

【释】肾着之病，为寒湿着于腰而不去也。其人身体重，腰中冷，如坐水中，形如水状，皆寒湿所致也。小便自利亡津液，本当渴，以病不在胃，故今反不渴，饮食如故。因水气在下焦，故腰以下冷痛，腹重如带五千钱也。此病多由于身劳汗出，衣里冷湿，久久而得之。以甘姜苓术汤主之。

【按】脾还有个中风，讲肾连个中风、中寒也没有了，可见已经不全了。

段治钧

<注>这个肾着是照部位说的，指腰部，它不是肾脏的病，与肾无关。其人身体重，就是组织里有湿有水，所以身子发沉。腰中冷，如坐水中，水性寒，水停在哪儿，哪儿就有冷的感觉。水停在腰部，则感觉腰中冷，如坐在冷水中。

水停于胃部，则对着胃的背部，有寒冷感（后面痰饮咳嗽病第十二，有"夫心下有留饮，其人背寒冷如掌大"的条文）。形如水状，有时有点肿，像水肿的样子。反不渴，小便自利，一般水气病都小便不利，旧水不能排出，新水也不被消化吸收，影响了正常的代谢机能，所以口渴。但本条病水和一般的水气病不同，它反是小便自利，而且不渴，这个小便自利当作小便频数解，就是老想尿但又尿不痛快，也就是人的自然良能，已不能正常的将水通过小便排出于体外，这和小便不利的结果是一样的，也会造成病水。这个病水不在胃而纯属下焦，所以饮食如故，也不渴。

《伤寒论》中说这个病是因为"身劳汗出，衣里湿冷，久久得之"，这是有道理的。劳作就易出汗，出了汗不能换衣服，人就被衣里湿冷相侵；如果是汗未出透，后面该出的汗也出不来了，就含在了皮肤之下。若久久如此，必致水湿之病。病在腰以下则又冷又痛，病在腹部的水气，则使肚子发沉像带五千铜钱似的。此以甘姜苓术汤主之。

甘草干姜茯苓白术汤方

甘草　白术各二两　干姜　茯苓各四两

上四味，以水五升，煮取三升，分温三服，腰中即温。

<方解>茯苓、白术排水气，甘草、干姜温中祛寒。本方虽苓术并用，因含甘草干姜汤，反治小便频数（所谓胃虚不能制下者，即论中所说的小便自利）。因重用干姜，伍苓术，则更治湿痹。故此方所以治身重腰冷、腰以下冷痛、重、肿的肾着病。如果血虚，可加当归、芍药合用。

【原文】肾死脏，浮之坚，按之乱如转丸，益下入尺中者，死。

【释】浮以候之则脉坚，按之则乱如转丸，及下入尺中，都乱动者，此为肾的真脏脉，见之死。

【按】《内经》曰："死肾脉来，发如夺索，辟辟如弹石，曰肾死。"

胡希恕

<注>《素问·平人气象论》曰"春弦，夏钩，秋毛，冬石"，说的就是正常脉象随着季节的变化，也有所偏显，微有所偏即为平

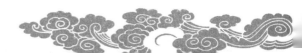

段治钧

脉，这是指诊察人的胃气而言。肾主冬脉，如石就是沉的意思，无病之人正常的肾脉应偏沉一些。现在这个脉，浮之坚，轻取之这个脉就坚硬；按之乱如转丸，手下脉的搏动杂乱不分次数；益下入尺中者，这种情况的脉象（硬而纷乱）在尺中更明显，因为尺以候肾，所以这就是肾的真脏脉，遂死。

<按> 至此把五脏风寒讲完了，有论无治，不像仲景口气，有所置疑。这些明显属于脏腑辨证理论，姑亦从这方面释、注之。中间出现的肝着、肾着、脾约三个方证，指导辨证施治都很好，但和前面的论、并无太紧密的联系。

【原文】问曰：三焦竭部，上焦竭善噫，何谓也？师曰：上焦受中焦气未和，不能消谷，故能噫耳；下焦竭，即遗溺失便，其气不和，不能自禁制，不须治，久则愈。

胡希恕

156

【释】上焦虚而所以噫气者，以上焦受中焦气，中焦气未和，不能消谷，无精气以输上，故能噫耳。下焦亦禀气于中焦，若遗溺失便，虽虚在下焦，实因中焦气未和而不能制下也。不须治者，谓不需治下焦，待中焦气和则自愈也。

【按】三焦虚竭，均应归于中焦胃气不和也。

段治钧

<注> 三焦这个概念比较复杂，有从部位划分三焦，有从功能划分三焦，也有把三焦作为六腑之一的，但这样看三焦时，对于它的实体又是一个争论未决的问题。在这里我们把三焦作为部位来认识：上焦指胸膈以上，包括心、肺；中焦指膈下、脐上，包括脾、胃；下焦指脐下，包括肾、膀胱、大肠、小肠，从生理角度还包括部位较高的肝，故下焦往往肝、肾并提。竭，即虚竭。三焦竭部，是说三焦各部所属脏腑机能的衰退，各有部位。噫，即噫气，就是老打嗝。上焦虚为什么就容易噫气呢？从老师的回答来看，这个问题的提法就不对，不是因为上焦虚才噫气，上焦虚不是噫气的原因，反而因噫气能说明引起上焦虚的所以然：噫气是中焦胃不和的症状，中焦气未和就是指胃虚，胃虚则不能消谷，所以噫气（打嗝，这是胃虚的反映）。上焦受中焦气，这是脏腑功能之间的关系，上焦功能的发挥全仰仗中

焦化生的精微去营养。现在中焦胃虚，它不能消谷，就没有精气以奉上，所以上焦也就因之而虚或竭。接下来论述"下焦竭，即遗溺失便，其气不和，不能自禁制，不须治，久则愈"，遗溺失便，就是大小便失禁，这是下焦虚竭的缘故。中医生理学认为，不但上焦受中焦气，下焦也禀气于中焦，其实全身机构无不如此，胃是生命之本。其气不和，不能自禁制者，是说两便失禁虽属下焦（虚竭），但它的根源还是在于中焦气不和、在于上边的胃虚，这就是上虚不能制下。按五行学说，土本可以克水，但土虚就不能制下了。不须治，久则愈者，不是说这个病不须治，都两便失禁了怎么能不须治呢！而是说这个病不要治下焦，光治下焦是治不好的，得寻根治中焦，用甘草、干姜之类的药，中焦之气和（加强胃气），下焦这个病也就好了。

【原文】师曰：**热在上焦者，因咳为肺痿；热在中焦者，则为坚；热在下焦者，则尿血，亦令淋秘不通。大肠有寒者，多鹜溏；有热者，便肠垢。小肠有寒者，其人下重便血；有热者，必痔。**

胡希恕

段治钧

【释】热在上焦者，肺受之，因咳为肺痿。热在中焦者，胃受之，热实则大便坚。热在下焦者，膀胱受之，则尿血或使小便淋沥及不通。大肠有寒者，多鹜溏；有热者，便下黏稠的肠垢。小肠有寒者，其人下重便血，即脱肛下血也；有热者，必病痔。

<注>肺痿，参见第七篇肺痿病，原文即"热在上焦，因咳为肺痿"，与本条第一句同。则为坚，就是大便干或硬。热在中焦，即胃热，胃热到相当程度，因消烁津液而大便成硬，就是胃家实的阳明病。尿血，淋秘不通，热在下焦，就是膀胱有热，既可使小便带血，也可使小便淋沥不快或小便不通。鹜溏，鹜就是鸭，鹜溏是说大便如鸭粪样水粪杂下。凡平时溏泄者，一般都是大肠有寒。肠垢，古人把痢疾叫肠垢，其便黏稠或沫沫渣渣，或有脓血，乃大肠有热。其人下重便血，此下重不是里急后重，而是指脱肛。脱肛带血，《伤寒论》中归于小肠有寒。小肠有寒，它也得移寒于大肠，是寒多虚，故使肛肠松弛而易脱下。必痔，痔是肛肠病，《伤寒论》中归于小肠有热，小肠为心之腑，属火，如果再有热，则多发痔疮。

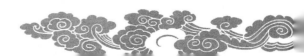

<按>以上是把三焦有热和三焦所属脏腑的寒热病,均略做了论述。

【原文】问曰:病有积、有聚、有槃气,何谓也?师曰:积者,脏病也,终不移;聚者,腑病也,发作有时,展转痛移,为可治;槃气者,胁下痛,按之则愈,复发为槃气。诸积大法,脉来细而附骨者,乃积也。寸口积在胸中;微出寸口,积在喉中;关上,积在脐旁;上关上,积在心下;微下关,积在少腹;尺中,积在气冲。脉出左,积在左;脉出右,积在右;脉两出,积在中央。各以其部处之。

胡希恕

【释】病有积、有聚、有槃气,不可不辨。积者属脏病,无时不在而不移其处;聚者属腑病,发作有时,展转痛移,为可治者,谓聚病为可治,言外积病为难治也;槃气者,胁下痛,按之气散则痛愈,不按气聚则复发。

诸积大法者,谓诊诸积的大法也。积之所在气血难通,故脉来细而沉如附骨也。若此脉显于寸口,为积在胸中;微出寸口,为积在喉中;关上为积在脐旁;上关上为积在心下;微下关为积在少腹;尺中为积在气街。脉出于左手,则积在左;脉出于右手,则积在右;脉出于两手,则积在中央。各以其部处之者,谓从其脉的部位即可知积之所在处也。

段治钧

<注>积者,脏病也,积属脏病,言其病深;终不移,脏是藏而不泄,所以那个地方病(肿物或瘤子)不移动,其痛有固定的痛点,积者难治。聚者,腑病也,聚属腑,言其病浅。腑是传而不藏,所以那个地方的病,时有时无,聚散无常。辗转痛移,为可治,其痛无固定的痛点,聚者较易治疗。谷气者,胁下痛,按之则愈,所谓谷气,就是消化不良一类的病,胁下疼痛,它是气,按之则愈,但往往因饮食不节而复发。这段是讲积、聚、谷气三者的辨证要点。

诸积大法,是指辨脉以诊积病的大法。体内患有积块的病,气血因受阻碍,脉象当极沉且细。更可于这种脉象所显于两手的部位,以示积块所在的处所。脉分三部——寸、关、尺。寸口处,以候胸中;稍稍出寸口往上一点,以候喉中;正在关部,以候脐和脐旁;稍稍在关部偏上一点,以候心下(相当于胃部);稍稍在关部偏下一点,以候少腹;尺中,就是在尺部以下,

以候气冲（穴位名，又名气街，即小腹下方）。

左手见这个脉，那么这个积就在左边；右手见这个脉，其积就在右边；两手都见这个脉，其积就在中间。各以其部处之，根据脉的部位，就可以知道积的部位，按其所在部来处理就对了。

这虽说是诊积的脉法，但把三部的应病规律，已做了具体的说明。这个脉法是比较准的，符合临床实践。在实际应用上，可更简化其意，胸中上至头部之疾，可候之于寸；胸膈下至少腹之疾，可候之于关；少腹以次下至胫足之疾，可候之于尺。左以候左，右以候右，两手以候中央。后世脉法另有部位分配脏腑之说，然用于实际，并不尽验。

第十一篇　五脏风寒积聚病脉证并治第十一

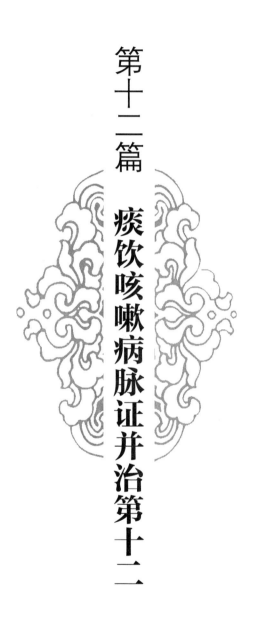

第十二篇　痰饮咳嗽病脉证并治第十二

【原文】问曰：夫饮有四，何谓也？师曰：有痰饮，有悬饮，有溢饮，有支饮。

胡希恕

段治钧

【释】饮病者，为水饮病的通称也。细分之，则有痰饮、悬饮、溢饮、支饮四者之别。

＜注＞夫饮有四，这个饮字是一种病邪名。本篇名"咳嗽痰饮病脉证并治"，篇名中的"痰饮"是广义的，是个概括的说法，就是"饮邪"。

这个饮字，一般也作为水饮病的通称。水饮是脏腑、组织在病理过程中，未正常排出体外的渗出液。水和饮的区别是，稀而清者为水，稀而黏、浊者为饮，名异实同，故常水饮并提。由于水饮所致的证候，就叫作饮证。

病饮的人，按饮邪停留的部位和形象分类，分为痰饮、悬饮、溢饮、支饮四种。这个分类中的"痰饮"，是狭义的痰饮证，它在论中有特指的证候。四饮的为证特点和区别见下条。

本篇名虽标以"痰饮咳嗽病脉证并治"，其重点还以论述广义的痰饮病为主。

＜按＞水是维持生命必不可少的条件，人体新陈代谢机能正常，它就是津液、血液维持生命重要的营养物质的基础；若代谢机能失常，那没有被消化、吸收、利用的水分，若不能及时排出体外，就变成了致病因素，根据其存在于体内形态的不同，又有湿、饮、痰的区别。水以气散的形式存在于体内就叫湿；比饮还黏稠而聚结的就是痰。湿、饮、痰之者，虽三歧而一源，都是水毒。而且三者之间有的还可以转化，例如脾阳虚弱，水湿停聚也可成痰等。在临床辨证上还要区分是因水毒而致病，还是因病而生的病理产物，还要注意虽病因相同，但证有虚实。

【原文】问曰：四饮何以为异？师曰：其人素盛今瘦，水走肠间，沥沥有声，谓之痰饮；饮后水流在胁下，咳唾引痛，谓之悬饮；饮水流行，归于

162

四肢，当汗出而不汗出，身体疼重，谓之溢饮；咳逆倚息，短气不得卧，其形如肿，谓之支饮。

胡希恕

【释】其人素盛今瘦者，为水不化气，无以充形体也。水走肠间沥沥有声者，胃肠有留饮也。谓之痰饮者，饮水留中不化，而为痰为饮也。饮后水流在胁下，结而不散，咳唾引及胁下痛，谓之悬饮，悬者，悬于心下也。若饮水流归四肢，当汗出而不汗出，水分都积体表而身疼重者，谓之溢饮，溢者，溢于表也。水饮迫于肺，故使咳逆依息，短气不得卧。其形如肿者，指面目浮肿也，谓之支饮，支者，自下支于上也。

段治钧

<注>水饮病按停留的处所和形象，又可细分为四类，它们有什么不同呢？

痰饮：水饮之邪流走、停滞的部位在胃肠。为证表现是"其人素盛今瘦，水走肠间沥沥有声"。人胖瘦的差异主要在水分的多少。水不被消纳化生成津液，就会停滞在体内，津液不足就无以充形体，所以素来很胖的人就会逐渐瘦下来。这没有被消化的废水就留滞在胃，或流走肠间，因而沥沥有声，这就叫痰饮。但也只是总体上说了个大概，其实这种痰饮在胃、在肠，还会有进一步为证表现出来，所以在临床证治中还需进一步分析，此当与后面有关条文（"夫心下有留饮，其人背寒冷如手大""……凡食少饮多，水停心下。甚者则悸，微者短气"及苓桂术甘汤证、己椒苈黄丸证等）互参。

悬饮：饮邪没有去胃肠，而流滞的处所在胁下。为证表现是"咳唾引痛"。这个水饮上不在胸中，下不入腹中，就像悬在胁下似的，一咳、唾，就引得胁下或全胸胁都痛。

溢饮：水饮流滞的处所主要在四肢。为证表现是"当汗出而不汗出，身体疼重"。四肢在这里就代表在外的体表，因为水饮外溢在肌表皮下，主要在四肢，所以就感觉身子或四肢发沉，因为水气流走，也许乍有轻时。如果有疼痛，就是第二篇中"太阳病，关节疼痛而烦，脉沉而细者"条的湿痹，这些都是表证。所以溢饮以表证为多，其治当以汗法，汗出则此处所的水饮就随汗排出体外，如果当汗出而不汗出，那么这个"身体疼重"亦必有所

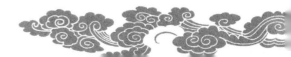

作也。

支饮：本来水性趋下，水饮开始时是流滞于胸膈胃脘，今若其向上冲逆，上迫的部位就在肺。为证表现"咳逆倚息，短气不得卧，其形如肿"（后文的肺水即指此）。咳嗽上气谓之逆，一呼一吸谓之息，咳嗽上气得厉害，得凭倚东西坐在那儿呼吸，这就是形容喘重。短气是胃有停饮（参见本篇后面"水停心下，甚者则悸，微者短气"），支饮开始于胃，伴冲气它才上迫于肺（影响到肺），因而有咳逆倚息的为证，人躺下水饮上迫得更厉害，所以不得卧。咳嗽得厉害气逆必重，所以连带的脸、眼胞也肿。

<按>以上是讲水饮的分类。下面讲水饮与脏腑的关系。

【原文】水在心，心下坚筑，短气，恶水不欲饮。

胡希恕

段治钧

【释】心下坚筑，谓心下既坚而又筑筑然悸也。短气者，水饮上迫胸膈，呼吸不利也。恶水不欲饮者，胃中有留饮也。

<注>水在心，水就指水饮，不是说水流到心脏去了，是指水饮的为证表现涉及心，水饮流滞的处所其实是胃（论中的心下部位）。心下坚筑，坚，是坚满，甚至硬，这是水结于胃；筑，筑筑而动，跳动得厉害，即悸动，这是涉及心，心属火最怕水气凌侵，即后世所谓的水气凌心。短气，恶水不欲饮，胃里停水则短气，胃中水停则恶水不欲饮。要论归属的话，这就是四饮中痰饮另外有的表现。

【原文】水在肺，吐涎沫，欲饮水。

【释】吐涎沫者，咳吐涎沫也。欲饮水者，多唾涎沫，伤津液也。

胡希恕

段治钧

<注>水在肺，即水饮涉及肺，就是前条支饮"咳逆依息"等另外的症状表现。吐涎沫，这个涎沫主要不是由口腔腺体生出的唾液，而是由肺排出的痰液。这个痰液，浓的叫涎，稀薄的叫沫。因吐涎沫多了亦必伤津液，或有咽干口燥，故而思饮。

胡希恕
《金匮要略》学习笔记

【原文】水在脾，少气身重。

胡希恕

段治钧

【释】里有饮则少气，水在表则身重。

<注>水在脾，不是说水饮流滞在脾的处所，是说水饮的为证表现涉及脾。古人认为脾主四肢（也代表着体表、肌肉），即四肢的活动、肌肉的营养，都有赖于脾的运化。少气身重，前边讲了"饮水流行，归于四肢"，则身体疼重，这说的是四饮中的溢饮。少气就是短气，说明胃有停水，这说的是四饮中的痰饮。所以本条一半说溢饮一半说痰饮，这就是水饮涉及脾（胃）。

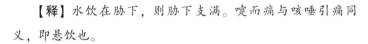

【原文】水在肝，胁下支满，嚏而痛。

【释】水饮在胁下，则胁下支满。嚏而痛与咳唾引痛同义，即悬饮也。

胡希恕

段治钧

<注>水在肝，水饮证涉及肝，不是说水跑到肝里面去了。胁下支满，嚏而痛，胁是肝的分野（属肝的部位），水饮流滞这个地方，前边说过"咳唾引痛"，本条说嚏也痛，其义相同。支满，即其处觉满、有支撑感。这就是四饮中的悬饮。支满、嚏痛，是悬饮另有的症状。虽说水饮涉及肝，其为证反映仍在胁下。

【原文】水在肾，心下悸。

【释】"心下悸"应是"脐下悸"，宜改。水停脐下，则脐下悸。

胡希恕

段治钧

<注>水在肾，水饮证涉及肾。心下悸，悸就是悸动，表示跳动得厉害。水停在哪儿哪里就跳动，若是心下悸，心下指胃的部位，那是胃有停水，故心下悸属胃；水停脐下部位则脐下悸，在部位上属肾，所以脐下悸才应当叫"水在肾"，胡老所言是有道理的。

<按>前边条文说水饮分为四类，这是从水的形象和部

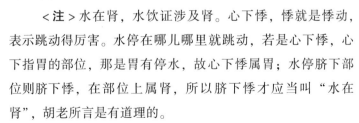

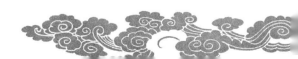

位上说的。以上又说"水在五脏",是从这个部位和五脏所主的关系上来说的。其实是同一个问题,不过是从两个不同的观察方面来阐述而已。

【原文】夫心下有留饮,其人背寒冷如手大。

胡希恕

【释】水性寒,胃有留饮者,则当胃的背部寒冷如掌大。

段治钧

<注>留饮,即饮邪停留不去,就是长期留而不行的水饮,普通名词,非病证名,不是四饮之外又有一类叫留饮。心下指胃,心下有留饮即胃有留饮,这种汉语习惯近代也有,例如很多地方把胃疼就叫"心口疼"。背寒冷如手大,这个手字应是掌字,如果胃里有水留而不去(水不被消化而成饮邪),因为水性寒,那么其人就觉得当胃的背部,就有巴掌大一块觉得寒冷。也就是说"其人背寒冷如手大",是胃有停饮的一个证候表现。这也是四饮中"痰饮"的一个证候。

166

【原文】留饮者,胁下痛引缺盆,咳嗽则辄已。一作转甚。

胡希恕

【释】咳嗽则辄已,是错简,应为"咳嗽则转甚",宜依后改之。饮留胁下,则胁下痛引缺盆,咳嗽则痛益甚,此即悬饮也。

段治钧

<注>论后这个小注是对的,最后一句应改为"咳嗽则转甚"。留饮者,泛称停着、留着的水饮,不是水饮分类的另一类别。水饮停留在胁下处,就是悬饮,停在那个地方不但如前所说有"咳唾引痛""胁下支满,嚏而痛",而且引得缺盆也痛。缺盆就是心口窝处,也属胁下的部位。如果咳嗽,则引发的疼痛更厉害。

【原文】胸中有留饮,其人短气而渴,四肢历节痛。脉沉者,有留饮。

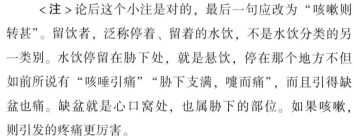

【释】胸中有留饮,阻碍呼吸则短气,咳唾涎沫伤津则渴。脉沉为有水,四肢历节痛而脉沉者,知为饮水归于四肢,当汗出而不汗出的溢饮也。

胡希恕

<注>其人短气而渴,短气,胃有停水(即水停心下),

段治钧

若只是短气，属四饮中的痰饮；渴，乃咳唾涎沫伤津所致，就是前面所说的肺水；综合来看，开始水在胃，今又冲逆于肺，而作支饮。四肢历节痛，即前所论"饮水流行，归于四肢……身体疼重"，在这里只言其痛未言身重，当然也重，这就是溢饮。支饮也罢，溢饮也罢，《伤寒论》中概括为"胸中有留饮"，即水气波及胸中的意思。总之，短气而渴，四肢历节痛，这都是水饮的为证反映，因为前面都做了论述，所以在本条均简言之。脉沉者，有留饮，这是强调脉沉是里面有水饮的一个脉象。所以仲景脉法中，说沉脉主里，亦主虚主寒，也主水饮，这些论断在书中都是有条文做支持的（可参见拙作《胡希恕讲仲景脉学》一书）。

【原文】膈上病痰，满喘咳吐，发则寒热，背痛腰疼，目泣自出，其人振振身瞤剧，必有伏饮。

胡希恕

【释】膈上病痰，即指喘满咳唾者言。此证平时不显，常因外感风寒而诱发，故发则恶寒发热、背痛腰疼。同时因喘满咳吐大发，以致目泣自出，振振身瞤动也。此本水饮所作，以平时潜伏不显，故谓有伏饮也。

【按】伏饮者，其人潜伏有饮邪，外感诱发时为剧，《伤寒论》有误发内伏水饮人之汗致变证百出的多则条文论述。此时治外邪必兼治水饮，否则既谓不愈，且证多变。观此条言之有据也。

段治钧

<注>膈上病痰者，这个"痰"字代表水饮，即膈上留滞水饮之邪的意思。满喘咳吐者，这也是简言，就是前论中说过的"咳逆依息""吐涎沫""支满"等。两句话连起来，意思就是膈上有水饮，会有满喘咳吐的为证反映；反之亦可谓满喘咳吐的症状多是膈上有水饮的缘故。这些水饮证若直接表现出来，那个部位的水饮就叫留饮；这些水饮证平时不显，若因外感，或其他病，或治疗方法不当而诱使发作，则那个部位潜伏着的水饮，就叫伏饮。

本条的发热、恶寒、背痛腰痛、淌眼泪、流鼻涕、打喷嚏，这些都是表证。本来就内有伏饮，今由外感风寒而诱使饮证的发作，发则如是（满喘咳吐），同时因喘咳得厉害，而振振身瞤动。外邪内饮的小青龙汤证即为其例。

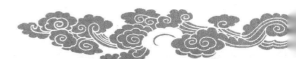

<按>其人振振身眴剧，还有另一种解释，即《伤寒论》第67条所言"身为振振摇"，乃"发汗则动经"之变，把它看作误发内有伏伙者之汗的变证，亦可。

【原文】夫病人饮水多，必暴喘满。凡食少饮多，水停心下。甚者则悸，微者短气。

胡希恕

【释】病人胃多虚，渴欲饮水者，亦宜少少与饮之，若饮水多，留胃不消，压迫胸膈，必暴喘满也。食少者，胃气不振，故凡食少而饮水多者，势必留饮于胃，水停心下，甚者则心悸，微者亦必短气也。

段治钧

<注>病人，所指当时患大病伤寒的人，胃当虚弱。即使现在，大病、久病之人，胃一定也弱。胃虚弱的病人，若口渴想喝水，也只可少少与饮之，不可使多饮、暴饮，如果饮水多，由于消化不了，停留在胃中就胀满（有时水结聚得厉害，不但满而且硬），压迫横膈阻碍呼吸就喘。这就属于四饮中的痰饮

168

病。食少饮多者，食少仍是胃气虚弱不振，消化力差，不但食物消化不了，有时水也不得消化，喝水多了就会"水停心下"，这就是胃虚停饮。停水多，症状反映也大，就会悸动"心跳"，这就是水饮证涉及心。症轻者，水饮也会影响横膈膜运动，阻碍呼吸而短气；前面多次提到短气、少气是胃有停饮的道理，即在于此。这两种情况，即前论的"水在心"，宜互参。

【原文】脉双弦者，寒也，皆大下后善虚。脉偏弦者，饮也。

胡希恕

【释】脉偏弦者为饮；两手脉皆弦者，为寒。皆大下后使虚故也。

<注>弦是来自脉体的诊查，是脉管绷直性能的太过脉。弦脉不但主半表半里的少阳，胁腹痛、满，有时主筋脉拘急，而且亦主饮、主寒，本条举示甚明。弦偏于一侧（偏弦）主饮，而且以右手为多见，以水属气分也。气属阳，血属阴，所以仲景书管津液叫阳气，这与后世看法不一样。对比来看，

段治钧

瘀血证、血分证，异常之脉常见于左手，且下焦瘀血、少腹急结者，异常之脉亦常显于左手，这可能与心脏偏左有关。双弦（两手之脉俱弦）主寒。此皆因大下之后中气虚，中虚而有寒，乃虚极生寒也。引申一步来看，水饮虽有可下之证（如十枣汤证），但若不应下而下，更虚其胃，脉由偏弦而双弦，就变成虚寒的状态。

【原文】肺饮不弦，但苦喘短气。

胡希恕

【释】 此承上条言脉。上条"脉双弦者，寒也……脉偏弦者，饮也"。但若水饮涉及肺，则其脉不弦，但必有苦喘满短气的症状。

段治钧

<**注**> 肺饮不是四饮之外另有一类的病名，就是前论的"水在肺"（参见其注）。水饮证脉多弦，但肺饮不弦。水性寒趋下，水饮证要涉及肺，一般都是受到外邪的激动或伴气上冲，才向上支觉（参见支饮注），所以肺饮都与外邪有关（如喘满咳逆、吐涎沫等皆是），其脉也就当浮而不弦了。

169

【原文】支饮亦喘而不能卧，加短气，其脉平也。

胡希恕

【释】 如前述的支饮，亦喘满短气不能卧（咳逆依息不得卧），当属肺饮，故其脉不弦而平也。

段治钧

<**注**> 支饮和肺饮是一回事，支饮是水饮按留滞部位和形态分类的病名，肺饮（水在肺）是讲水饮和五脏的关联性。支饮的为证也喘不能卧、短气等，和上条一样还是外邪内饮，饮受到外邪激动向上冲逆，影响到肺，所以其脉也不弦。在本条论中脉平就是不弦的意思，不是指常人无病的平脉也。

【原文】病痰饮者，当以温药和之。

胡希恕

【释】 病痰饮者，概由于胃气虚，饮水留中不消的缘故，故宜以温药和其胃。

<**注**> 此痰饮指水饮分类四饮中的痰饮证。病痰饮者皆

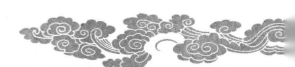

段治钧

因胃虚，胃虚则饮停，消化力弱的缘故，这也就是"邪之所凑，其气必虚"的道理。水性寒，再虚，所以治痰饮之法当以温药和之，不健胃则饮不去，或去而复聚。治痰饮不宜用下法泻之。

<按> 本条示治痰饮证之大法。

以上可看作是关于水饮病的总论。仲景书理法方药是一个有机的整体，每个篇章总是有论有治，一般都是先讲论，再讲治（个别篇章两者是穿插的）。以下讲证治。

【原文】心下有痰饮，胸胁支满，目眩，苓桂术甘汤主之。

胡希恕

【释】心下有痰饮，即胃中有水饮也。水伴冲气上迫，故胸胁支满目眩也。苓桂术甘汤主之。

【按】"病痰饮者，当以温药和之"为治疗原则，其为证表现也有多种情况，临床施治，必须更辨方证。苓桂术甘汤亦属温药和之之法，但必须在心下逆满、气上冲胸（即本条的胸胁支满）、头晕目眩的情况下用之，否则无效也。

段治钧

<注> 心下指胃，胃中有水饮，而反映出的症状是胸胁支满、目眩，这也是痰饮证的一种。胃有饮乃因胃虚，寒饮乘虚往凑而留滞，如果伴有气上冲，水往上支则人感觉胸胁满，再往上冲逆则感觉眼花眩晕。痰饮的这个症状一般都伴有小便不利（小便不利而停饮，气上冲则小便不利，两者互为因果）。所以主以降冲气、利小便的苓桂术甘汤。

苓桂术甘汤方

茯苓四两　桂枝　白术各三两　甘草二两

上四味，以水六升，煮取三升，分温三服，小便则利。

<方解> 本方以桂枝甘草汤治气上冲，茯苓、白术利小便，给水以出路而逐饮。从药物分析，降冲气主在桂枝。茯苓、白术都是利尿药，都治头晕目眩，但茯苓甘平、白术甘苦温，茯苓有治心悸（惊悸）的特能，白术则健

170

胃除湿。所以本方主在治胃有停饮（胃水），而且都由温性药物组成，符合"病痰饮者，以温药和之"的治法。视病情亦可加健胃药。

<按>本方见于《伤寒论》67条，可互参。赵开美及成注本本方白术为二两，《金匮玉函经》和本书均为三两，胃有水饮而致头晕者白术需多用，故以三两为是。

【原文】夫短气有微饮，当从小便去之，苓桂术甘汤主之（方见上）；肾气丸亦主之（方见虚劳中）。

胡希恕

【释】短气为胃中有微饮，前已言明，当利其小便则微饮即去，苓桂术甘汤主之，肾气丸亦主之。

【按】苓桂甘汤主之，肾气丸亦主之，言二方利小便治短气有微饮的作用相同，但二方的适应证则大相悬殊，应依全面脉证择其一用之，不是任取二方之一即可治之也。

段治钧

<注>前论"水停心下，甚者则悸，微者短气"，可知本条的短气为胃有微饮也。当时尚未讲治疗，本条出治法"当从小便去之"，即谓利小便去胃中之饮，则短气可已。

列二方主之，胡老按语精当，仲景书中类此者，读者应据其精神理解之。两方虽都有利小便除微饮以治短气的作用，但苓桂术甘汤证是实证，肾气丸证是虚证，二方证有虚实之分。二方证都有小便不利，但苓桂术甘汤证，心下逆满、气上冲胸（即胸胁支满）、目眩（起则头眩）、甚至身为振振摇，主要是胃虚、水气上冲的缘故；肾气丸证，虚劳腰痛、少腹拘急或不仁、小便频数、消渴饮水、饮多溲多等。从药物分析，苓桂术甘汤治胃停水、气上冲。肾气丸大量用甘寒的生地黄，这是一强壮性的滋阴凉血祛瘀药，利于虚热，同时又有桂、附温热性亢进代谢机能、振奋沉衰的药，则主有虚寒之象。所以它既能补虚，又能清利湿热。两方的适应证有很大差别，不全面辨析脉证而任择一方用之，是有害无益的。

【原文】病者脉伏，其人欲自利，利反快，虽利，心下续坚满，此为留饮欲去故也，甘遂半夏汤主之。

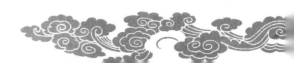

胡希恕

【释】脉伏为沉之甚，前言"四肢历节痛，脉沉者有留饮"，此亦病甚水剧也。其人欲自利，利反快者，谓其人欲自下利，下利反觉痛快也。不过虽利而心下续坚满，此为水饮欲去而还不能自去也。甘遂半夏汤主之。

【按】由心下坚满观之，颇似对肝硬变腹水证治的说明。但肝硬变腹水，用甘遂剂的机会不多，宜注意。曾以本方治一肝癌并发腹水患者，得奇效，但终未救其死。

段治钧

<注>沉脉主水。伏是沉之甚，后世形容它着骨乃得，或兼微细，是里有水饮更重的脉应。其人欲自利，利反快，这是机体的自然良能，欲以下利排水毒于体外，所以不以下利为苦，反觉畅快。下利而有这种感觉，所以说"此为留饮欲去故也"。但是由于人的自然良能有限，虽欲自利，利反快，但不能完全达到将水毒尽排于体外的目的，故而仍有"虽利，心下续坚满"的为证。也就是，虽然下利，但一边下利，一边仍自觉心下胀满，按之坚硬有抵抗，这就是留饮不去，水结于心下的缘故，这也是个急迫证。要祛逐这样留结的水饮，则需仰药达之，主以甘遂半夏汤。

172

甘遂半夏汤方

甘遂（大者）三枚　半夏十二枚（以水一升，煮取半升，去滓）　芍药五枚
甘草（炙）如指大一枚（一本作无）

上四味，以水二升，煮取半升，去滓，以蜜半升，和药汁煎取八合，顿服之。

<方解>甘遂、半夏下水逐饮而治心下坚满；芍药、甘草治腹痛而缓急迫；甘遂有毒，且与甘草相反，合以蜜煎解毒并且安中，还减少甘遂、甘草相反为伍的副反应。故此治水饮心下坚满（以手按之有抵抗）、二便不利、腹胀痛或挛急者。芍药在本方中主要治腹胀、挛急或有疼痛，古人说它利水，《神农本草经》谓"芍药，除血痹、破坚积、止痛、利小便"，亦可详悟在本方中的作用。甘遂为泻下逐水峻药，不利于肝，所以一般肝病腹水不用它。用甘遂本不应再用甘草，本方证因心下老那么坚满，为缓急迫，所以

用了它，但以蜜煎解之，此亦"有故无殒，亦无殒"也。

【原文】脉浮而细滑，伤饮。

【原文】脉弦数，有寒饮，冬夏难治。

胡希恕

段治钧

【释】上两条"脉浮而细滑，伤饮"，"脉弦数，有寒饮，冬夏难治"，十七字为衍文，宜去之。

＜注＞这两条有问题。仲景脉学中，沉脉主里，亦主虚主寒，有时亦主水。例如本书水气病脉证并治第十四中，有曰"脉得诸沉，当责有水……"，今脉浮而不沉，且未言证候。细是脉内血少，滑为血液中水分相对多，据此谓曰"伤饮"，这么认识也仅为随文衍义而已，临床中也不一定脉浮而细滑就一定伤饮，所以说有问题。

下面这条更有问题，脉弦虽然有时主寒，但弦是太过脉，与数脉相兼，大多为热（本书第四篇就有"弦数者多热，弦迟者多寒""脉弦数者风发也"的论述），怎么能有寒饮呢？所以这是个错误。而且冬夏难治也不可理解。再者，以脉定证，也不符仲景的辨证思想，故疑为后人衍文所入也。

胡希恕

段治钧

【原文】脉沉而弦者，悬饮内痛。

【释】脉沉为有水，弦为痛，脉沉而弦者，为悬饮内痛的脉应。

＜注＞本条脉沉主水，而兼弦脉，此水饮流滞胁下，故属悬饮。脉弦主拘急、主痛，例如《伤寒论》100条，小建中汤证"伤寒，阳脉涩，阴脉弦，法当腹中急痛"，腹急痛（少腹急痛）脉弦，悬饮内痛脉也弦。所以说此脉沉而弦者，是悬饮内痛的脉应。

【原文】病悬饮者，十枣汤主之。

【释】上条所言悬饮证，十枣汤主之。

胡希恕

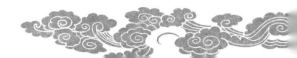

十枣汤方

芫花(熬)　甘遂　大戟各等分

上三味，捣筛，以水一升五合，先煮肥大枣十枚，取九合，去滓，内药末，强人服一钱匕，羸人服半钱。平旦温服之；不下者，明日更加半钱，得快下后，糜粥自养。

〈方解〉大戟苦辛，甘寒，有毒，为峻泻逐水药。逐水饮肿满，化坚积，通二便。主水湿痰饮停留胸胁间，脘腹胁痛。芫花辛咸，寒，有毒，为峻泻逐水药。功能主治与大戟略同，两者虚人禁用。甘遂，苦，寒，有毒，为峻下泻水剂。功专逐水，破癥瘕积聚，留饮宿食，主各种水肿。与大戟、芫花功效略同。与芒硝、大黄为伍，则攻下极猛峻。热实水毒结胸者，非此不治。虚人禁用。三味合用，攻逐水饮力极强，所以重用大枣制其猛烈，兼以安中，去病而不使正伤，此用毒攻病之良法，故为治里水不和、悬饮之主方。按方后语，大枣一定要煎烂，药末要少搁（一钱匕约合 2 克），瘦人要减半，早上温服，一日不可服两次，不下者次日再稍加其量，快下后食粥以养胃。胡老的用法是：大枣一斤，煮烂，去皮核，枣肉在汤中，取三味各6克（不用药末），以汤煎少一会儿，去滓，以枣汤当饮，隔二三小时少喝一点，渐进，下则停服，视情况调理。可去腹水，尤其对胸水更有效。

【原文】病溢饮者，当发其汗，大青龙汤主之，小青龙汤亦主之。

胡希恕

段治钧

【释】溢饮是本当汗出而不汗出，在表的病，法当发其汗，但以何方发汗，自当辨证。大青龙汤主之，小青龙汤亦主之者，谓二方均有发汗祛水的作用，可依证选用二方中的一方治之。

〈注〉饮水流行，归于四肢，包括在肌表流滞的水饮，《伤寒论》中说"当汗出而不汗出"，如此所致的为证表现，属于表证，其治则当发其汗。但是该用哪个方剂来发汗，自当辨证、选择适证的发汗方剂才行。大青龙汤、小青龙汤，二方就发汗、祛在表的水气来讲，它们的作用是相同的，但

174

是两方的适应证是截然不同的，不是说治溢饮这两个方子随便哪一个都可以用。

大青龙汤"脉浮紧，发热恶寒，身疼痛"太阳证备，但它更有"不汗出而烦躁"，口舌干燥甚至渴，因表实得厉害其恶寒重，水分充斥脉内所以脉浮紧，这是表邪兼有里热，所以它用石膏（参考《伤寒论》38 条）；若"脉浮缓，身不痛"，则它就有了另外的为证表现，"但重，乍有轻时"（参考《伤寒论》39 条），这是水气充盈于脉外，只是身重但还未到身肿的程度。其实大青龙汤中包含了越婢汤，可以把它看作越婢汤与麻黄汤的合方，越婢汤是治汗出的，其证有"续自汗出"（连续不断地出汗），可是其人又无汗（当汗出而不汗出），所以它加了麻黄汤。溢饮若有符合这样机制的适应证，则以大青龙汤发之。大青龙汤证表实比麻黄汤恶寒重，因麻黄用量大，虽有石膏它也出汗。

小青龙汤证也有外邪，亦当有身痛、发热恶寒等，但"心下有水气，干呕，发热而咳"，心下有水气即胃有停饮，水被激动而干呕或噎，水热上迫于肺而咳或喘，但它没有口干舌燥、口渴、烦躁的里热表现，它主要治水气上支的咳喘，所以用麻黄量较小，而加祛痰下气的（干）姜、细辛、五味子、半夏等药物，这个方子偏温，有里热不能用它（有热也可加石膏，属于变治之法）。溢饮若有符合这样机制的适应证，则可予小青龙汤治之。

这个溢饮以大青龙汤证为多，也有小青龙汤证但少见。仲景书中类似这种甲方主之、乙方亦主之的条文，主要的那个是放在前边，次要的那个放在后边。要之还是以辨证为主。

大青龙汤方

麻黄六两(去节)　桂枝二两(去皮)　甘草二两(炙)　杏仁四十个(去皮尖)　生姜三两(切)　大枣十二枚　石膏如鸡子大(碎)

上七味，以水九升，先煮麻黄，减二升，去上沫，内诸药，煮取三升，去滓，温服一升，取微似汗，汗多者，温粉粉之。

< 方解 > 青龙者，水之主，因其大发汗而比兴之。方证恶寒重，必重用麻黄才有效。本方包括麻黄汤和桂枝去芍药汤，加石膏，亦可看作麻黄汤与

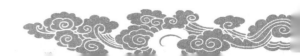

越婢汤的合方。生石膏在此专为里热烦躁而设。麻黄的发汗作用完全依配伍情况而定：合桂枝发汗，合生石膏止汗，合茯苓、白术则减其发汗力量。本方同时伍桂枝、石膏，但因其比例关系，发汗作用大于止汗作用，故发汗。在越婢汤中，麻黄量虽不少，石膏量更大，所以反而止汗。

本方虽大发汗，发汗之法应注意以"取微似汗"者佳，不可令大汗淋漓而产生变证。整个汗法的运用亦是如此，必须适时适度，配伍精当方可，以保护津液为第一要义。若一见有效则反复使用，过度使用，祸变立至矣，不可不慎。

小青龙汤方

麻黄(去节)三两　芍药三两　五味子半升　干姜三两　甘草三两(炙)细辛三两　桂枝三两(去皮)　半夏半升(洗)

上八味，以水一斗，先煮麻黄，减二升，去上沫，内诸药，煮取三升，去滓，温服一升。

<方解> 五味子酸温（五味具备，酸咸居多），为滋补收敛祛痰药。敛肺滋肾，固精止汗，祛水饮，治咳逆而冒者。细辛辛温，为麻醉、镇痛药。用于阴证之蓄饮停水，咳逆上气，头疼胁痛，风湿痹痛。小量用镇咳，大量用致吐。本方解表以麻黄汤为基础，麻黄、桂枝、甘草辛甘发散以治外邪。五味子、白芍酸性收敛以治咳，伍以半夏降逆下气，合细辛、干姜温化寒饮。五味子收敛，本不宜用在发汗剂中，今以干姜、细辛制酸敛而协同化饮。诸药同用，则表解饮散，热咳俱止。谚云："欲想痰饮退，必用姜辛味。"可助记忆。

<按> 小青龙汤治外邪内饮之剂，用之得当，效如桴鼓。外邪（发热，表不解）、内饮（咳、喘、呕、噎、小便不利等）是辨证的要点。本方偏温，口干多热者不可用，烦热者可加生石膏。方后加减法并不都切实际，疑非仲景意，故未录。

【原文】膈间支饮，其人喘满，心下痞坚，面色黧黑，其脉沉紧，得之数十日，医吐下之不愈，木防己汤主之。虚者即愈，实者三日复发，复与不愈者，宜木防己汤去石膏加茯苓芒硝汤主之。

胡希恕

段治钧

【释】膈间支饮者，支饮上逆胸膈也。其人喘满者，气冲饮逆也。心下痞坚者，胃虚有水也。面色黧黑为病水之色，其脉沉紧为病水之脉也。医妄施吐下，故数十日不愈。木防己汤主之，虚者服之即愈，实者三日当复发，复与不愈者，宜木防己汤去石膏加茯苓芒硝汤主之。

<注>膈间支饮，其饮原不在膈（胸膈膜），乃胃有停水而冲逆（向上冲逆就叫"支"）胸膈也，当属支饮。水饮从下往上支，不但压迫横膈膜且涉及肺，即感觉胸满而喘。心下痞坚，就是比心下痞硬还甚，这也是个人参证。这是因为胃虚，胃虚则饮聚，水饮若聚而结得厉害则硬或坚。后第十四篇水气病有"心下坚，大如盘……水饮所作"，与此相类，但比这个水结更重。黧是黑褐色，面色黧黑为病水之色。其脉沉紧，紧为太过之脉，主实，主寒，也主水饮，此为病水之脉，沉紧者，里有水饮也。得之数十日，医吐下之不愈已经得病数十天了，用吐下之法均未治愈。本条为证表现"其人喘满，心下痞坚，面色黧黑"，这全是支饮所作，心下痞坚和喘满是主症，所以用健胃、降冲气、逐水饮的木防己汤治之。

吃了木防己汤后，虚者却愈，这个"虚者"，它是相对于后一个方证"实者三日复发"的那个"实"而言为虚，那个"实"指大便秘结、里实不去。也就是说若没有大便秘结、里实不去的为证，那么用了木防己汤其病则愈的意思。所以木防己汤证，若论病因固然是胃虚，但从水饮的为证而言还是偏于实。

如果有大便秘结、里实不去，用木防己汤，何以"三日复发，复与不愈"？这是因为上述的支饮证，若有大便秘结里实，用上方只能降冲气，而祛水饮的力量仍显不足，而且缺泻实的有力药物。所以必用上方去石膏加茯苓、芒硝，这就是木防己去石膏加茯苓芒硝汤主之。

木防己汤方

木防己三两　石膏十二枚(鸡子大)　桂枝二两　人参四两

上四味，以水六升，煮取二升，分温再服。

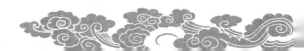

<方解>防己苦寒，为利尿剂，兼有解热作用。除邪气，利大小便，消肿祛风湿。主治水肿、脚气、尿酸性关节痛。分木防己、汉防己两种，应用上无太大区别。

本方中木防己祛水饮、通利二便，桂枝治气上冲，二者为伍以治饮逆支满。重用人参，补胃气而治心下痞硬。石膏不止解烦热去渴，而且能稀薄痰液，所以对痰饮深结、心下痞坚也有一定作用，而且《神农本草经》还说它治喘满。但方中如鸡子大十二枚石膏，用量太大，应减为适量。综观之，本方治胃虚饮结，气冲喘满，心下痞硬，或有烦渴者。

木防己去石膏加茯苓芒硝汤方

木防己　桂枝各二两　人参　茯苓各四两　芒硝三合

上五味，以水六升，煮取二升，去滓，内芒硝，再微煎，分温再服，微利则愈。

<方解>此木防己汤减解热去烦渴的石膏，加利尿的茯苓、通大便的芒硝，故治木防己汤证喘满、心下痞坚、不烦渴而二便不利者。

<按>从对这两个方证的分析来看，同是支饮病，但支饮的证候（为证反映）不同，虽知病因都是水饮，那么祛水饮即可把病治好吗？不行！必须得看是什么证候的水饮病，就得选适证的方剂去治疗才行，归根到底还得是辨证施治。所以说在辨证的过程中，辨六经、析八纲、审病因、知病机，这些都是必不可少的，但到最后的尖端还是得辨方证（方子的适应证）。再比如，"咳逆倚息不得卧"也是支饮，若用这两个方子则决不能治，那得用小青龙汤治疗；同样若支饮没有"喘满、心下痞坚"的证候，用本方也无效；反之，假若一个心脏性水肿的病人，他只要有"其人喘满，心下痞坚"的为证，用本方也照样可治。这就是中医辨证施治的精神实质。

胡希恕

【原文】心下有支饮，其人苦冒眩，泽泻汤主之。

【释】水不利于下而逆于上，则其人苦冒眩。心下有支饮，谓胃中有水饮。谓为支饮者，以头冒眩为水逆于上之候也。泽泻汤主之。

段治钧

<注>胃中有水饮，但水饮冲逆上犯，所以本条也属于支饮，故曰"心下有支饮"。但这个支饮病的证候表现是其人苦冒眩。冒，就是头沉（头如戴物）；眩，是眩晕，头晕目眩。因为冒眩得厉害，故病人以其为苦。根据证候表现，用上条的木防己汤祛水就不行，因为没有"其人喘满，心下痞坚"木防己汤的适应证，必用适应"其人苦冒眩"的泽泻汤，健胃祛水治疗，方能有效，故曰"泽泻汤主之"。

泽泻汤方

泽泻五两　白术二两

上二味，以水二升，煮取一升，分温再服。

<方解>泽泻、白术均属利尿健胃药，而主胃停饮。但泽泻性寒，宜于热证，白术偏温，宜于寒证。本方的主药泽泻，尤长于治水毒为患的眩冒（亦即本方的适应证之所在）。二物合用，故治胃有停饮，小便不利，头冒眩者。（附：利水药也常用茯苓，但茯苓以治心悸为长，其治冒眩则不如泽泻）

胡希恕

【原文】支饮胸满者，厚朴大黄汤主之。

【释】支饮上犯而致胸满、大便不通者，厚朴大黄汤主之。

<注>这个支饮的为证表现是胸满，就得选适应本证的方药。从选方来分析，这个支饮不只是水结，当还有大便秘结不通的胃家实证，因为这个原因才有胸满的证候表现，厚朴大黄汤正与之适应（也叫方证对应），故主之。

段治钧

厚朴大黄汤方

厚朴一尺　大黄六两　枳实四枚

上三味，以水五升，煮取二升，分温再服。

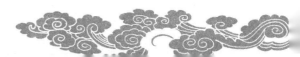

<方解> 本方即小承气汤增加厚朴、枳实的用量，故治小承气汤证而胀满甚者。与厚朴三物汤亦仅在药物分量上略有出入，其治则一样，证有轻重而已。厚朴、枳实，泛说是消胀去满，其实消的是停食、停水的胀满，证属实，大便不通，再加大黄。但本方的大黄用量太重，古一两合近代三钱，此一剂煮取二升是两副药，一副药九钱，约合现代 27 克，太重，恐是错误。最多用 10 克，平常用 6 克即可。所以读古人书不可死于句下，以临床实践为主。

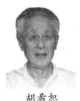

胡希恕

【原文】支饮不得息，葶苈大枣泻肺汤主之（方见肺痈第中）。

【释】支饮壅逆于肺，甚至不得息者，葶苈大枣泻肺汤主之。

<注> 不得息，就是呼吸困难，这是水饮上逆得厉害，迫于肺的缘故，故曰"支饮不得息"。治疗需抓住水饮特别在上的证候表现，在诸多下水药中，葶苈长于泻肺水，所以葶苈大枣泻肺汤就是治本证的适应方剂，故主之。

段治钧

<按> 他如甘遂、芫花、大戟等虽均为逐水药，但与病情、证候反应不相适应，所以含有这些药物的方剂，就不是本条的对应方剂（即方证不对应），故用之亦无效。多从这些地方体会中医辨证施治的精神，当有所得。

葶苈大枣泻肺汤方见第七篇肺痿中。

【原文】呕家本渴，渴者为欲解，今反不渴，心下有支饮故也，小半夏汤主之。（《千金》云：小半夏加茯苓汤）

胡希恕

【释】呕则亡失胃液，故呕家本当渴。渴者胃中干，故呕后渴者，呕当止。今呕反不渴者，以胃中有支饮不去故也。小半夏汤主之。

<注> 胃停水，其水向上冲逆（支饮）人就要吐。吐后胃中干则渴，若饮不再聚其呕即解，故呕而有渴为欲解。如果吐之后不渴，这是胃中水饮随吐又随聚，胃中支饮不解的缘故，当然呕吐

段治钧

也不解，故呕而不渴为不解。心下（胃）有支饮是此病之因，治法当祛其水饮，但证候表现是呕而不渴，故应适证选择降逆去饮的小半夏汤主之。

<按> 假如是同一个因素的水饮病，如果证候表现是喘满，那么用这个方子当然无效，不但无益反而有害，因为方证不对应。因此我们说，祛水饮的方药，若不是辨证施治，就不能治好水饮病。痰饮病如此，其他病亦无不如此。

小半夏汤方

半夏一升　生姜半斤

上二味，以水七升，煮取一升半，分温再服。

<方解> 半夏降逆逐饮，生姜温中散寒逐饮，故治胃中有水饮而呕逆者。

【原文】腹满，口舌干燥，此肠间有水气，己椒苈黄丸主之。

胡希恕

段治钧

【释】腹满者，水充满于腹中也。口舌干燥者，胃中无水而反燥也。己椒苈黄丸主之。

<注> 这是本篇前论"四饮何以为异"，四饮中的痰饮病，"其人素盛今瘦，水走肠间，沥沥有声，谓之痰饮"者。但其为证表现是"腹满，口舌干燥"。因为水都走于肠间，它未被正常消化吸收生津液以充形体，所以其人瘦。胃不生津，故口舌干燥。水积肠中，故腹满。同是水饮病，但水所在部位不同，证候表现亦自不同也，故以适证的己椒苈黄丸主之。

己椒苈黄丸方

防己　椒目　葶苈(熬)　大黄各一两

上四味，末之，蜜丸如梧子大，先食饮服一丸，日三服，稍增，口中有津液。渴者，加芒硝半两。

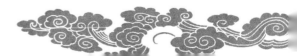

<方解> 椒目即蜀椒的种子。防己、椒目、葶苈均属利水逐饮之品，伍以大黄，故治腹中有水气，二便不利者。

<按> 腹胀满，因食毒大便不通者，用承气类；因水毒小便不利者（也无热），用本方。大黄不但利大便也利小便，它根据大队的主药而取势，三物与大黄一起，则逐水力量更强。腹满，口舌干燥，其所以是本方的适应证，就因为本方中有大黄，针对肠间有水气这一病理机制。

本方治腹水确实有效。胡老常以三药各10克、大黄酌量作汤剂用之。药后口中的津液会慢慢地恢复。方后"渴者，加芒硝半两"，不可信。

【原文】卒呕吐，心下痞，膈间有水，眩悸者，小半夏加茯苓汤主之。

【释】水停心下则心下痞。上逆于膈则卒呕吐。头眩心悸者亦皆水饮所作也。小半夏加茯苓汤主之。

胡希恕

182

段治钧

<注> 本篇前论，"呕家本渴，渴者为欲解"，呕家不渴，心下有支饮。强调胃有水饮上逆的呕吐，治以小半夏汤。本条卒然呕吐和它一样，也是胃中有水，水停该处（心下）亦使人心下痞。其向上冲逆于膈间，若无他证当然也治以小半夏汤。但有眩悸，此眩同前论"心下有支饮，苦眩冒"的泽泻汤证；此悸同前论"水停心下，甚者则悸，微者短气"，皆水停心下的证候反映。这是茯苓证，茯苓亦可治眩，但不如泽泻、白术；但它有治病水心下悸的特能，水饮的心悸必用茯苓。所以本条方证相应，以小半夏加茯苓汤主治。

<按> 若再论辨证，是否见眩即用泽泻，见心悸即用茯苓呢？当然也不全是，因为血虚也可致眩，也可致悸，需用补剂，如炙甘草汤治心动悸即属此类。本条若只用小半夏汤，大方向虽然对，这个心悸就不得治，治一半丢一半，不为全功。所以辨证用药、选方，又不能脱离病因、病机，一个证候或一个证候群，是不能只考虑单一方面的因素的。从前论"病溢饮者，当发其汗"的大、小青龙汤证至此，结合对条文的注释，从多个角度反复阐述对中医辨证施治精神的理解，强调"方证对应""辨方证（方剂的适应证）是辨证的尖端"，希望对读者有所裨益。

小半夏加茯苓汤方

半夏一升　生姜半斤　茯苓三两(一法四两)

上三味，以水七升，煮取一升五合，分温再服。

<方解>此于小半夏汤原方加茯苓，当治小半夏汤证而有悸、烦、头晕、筋惕肉瞤等茯苓证者。

【原文】假令瘦人脐下有悸，吐涎沫而癫眩，此水也，五苓散主之。

胡希恕

【释】饮家多瘦，以久病水饮，津液不充于形体也。脐下有悸者，为水气冲动于脐下也。吐涎沫而癫眩者，癫即癫痫，谓脐下有悸则发作吐涎沫的癫痫眩冒证也，则此癫痫为水饮所致。五苓散主之。

【按】癫痫多瘀血证，然亦兼有水饮所致者。曾治一患儿，以脐下悸则发作吐涎沫昏冒不知人，与五苓散煎剂得速效。

段治钧

<注>假令瘦人，这是水饮病四饮中的痰饮证"其人素盛今瘦"。因为水走肠间，不能化生为津液营养肌体，所以人瘦。脐下有悸，这是水动的部位。吐涎沫是胃有寒水的一个症状。癫，就是发作癫痫，俗谓羊痫风，抽搐挛急。眩是眩冒、昏晕。总体来说就是其人脐下一悸动，就发作吐涎沫、昏晕的癫痫证。这是水饮造成的癫痫，水在下边（痰饮，水走肠间），脐下悸是水动，因有气冲，水伴冲气上逆亦可刺激脑系而发痫，这是水饮的一个特殊证候（属于"怪病多问水"者是）。这种癫痫，由眩、悸、脐下悸等可知为水饮所作也。五苓散利水药用得相当重，本方集降冲气、治悸、治眩晕的群药在一起，又正对这种癫痫的病因是水饮所作，故主之。抑或有"渴而小便不利"五苓散的正症，也在情理之中。

<按>癫痫的发病，证候反映大体相似，但病因却非一种。水饮之为病，原因虽一，但证候反映却多种多样。要在辨证施治耳，前已述较详，兹不赘矣。

本条既讲了支饮，也讲了痰饮。

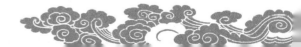

五苓散方

泽泻一两一分　猪苓三分（去皮）　茯苓三分　白术三分　桂枝二分（去皮）

上五味，为末，白饮服方寸匕，日三服，多饮暖水，汗出愈。

<方解> 此集猪苓、泽泻、白术、茯苓诸利尿药，合降冲气的桂枝，为一有力的利尿剂，以有桂枝故兼解外。五苓散的适应证也有多种，详见《伤寒论》和本书的其他条文。

猪苓、泽泻、茯苓、白术都是利尿药，但同中有异，前三味分别为甘寒、甘平，而白术则甘温。猪苓主渴，泽泻主头晕，茯苓主水毒为患的诸神经症状，白术主胃水，各侧重不同也。

附方

《外台》茯苓饮治心胸中有停痰宿水，自吐出水后，心胸间虚，气满不能食。消痰气，令能食。

【按】本方治心下痞硬，逆满，食欲不振，确有验。加半夏、增橘皮用量尤良。胃疾多有此证，宜注意。

<注> 心胸中有停痰宿水，就是胃中有停痰宿水（不被消化吸收的水）。其所以然者乃责之胃虚，胃虚消化力弱则容易停水停食。胃喜燥恶湿，因而其人恶心呕吐，停水吐水，停食吐食，本条讲的是吐水。心胸间虚，气满不能食，即水吐出后虽然胃中虚了，但还有气往上攻而觉着发满。同时胃气还没有恢复，因而不能食（停食停水也影响胃不能吃东西）。茯苓饮这个方子能健胃、消痰祛水，所以治本证而增加食欲。

茯苓饮方

茯苓　人参　白术各三两　枳实二两　橘皮二两半　生姜四两

上六味，水六升，煮取一升八合，令温三服，如人行八九里进之。

<方解> 橘皮、生姜（橘皮汤）长于下气，治逆满而呕，加枳实（橘枳姜汤）治逆满甚、心胸痞塞；再加补中的人参，利水的茯苓、白术，而成

茯苓饮。故本方治胃虚停饮，心下痞硬，小便不利，呕逆不欲饮食，气满心胸滞塞者。若更加半夏（又含小半夏汤），则不但治气逆之呕，更治饮逆之呕，对本方证的治疗更有捷效，实为治适证胃病的常用良方。若以治心胸满、不能食为目的，不问吐水与否，活用于胃炎、胃下垂、胃溃疡诸疾，适证加减药味（例如有痛加延胡索等）均有良效。本方证患者亦常嗳气，但以嗳气为快（因胀满之故），不似旋覆代赭汤（《伤寒论》161条）以嗳气为苦者。嗳气重者，加大橘皮用量；胀满甚者，增量枳实。

【原文】咳家其脉弦，为有水，十枣汤主之（方见上）。

胡希恕

【释】脉弦为有水，咳家其脉弦，知为水饮所作。十枣汤主之。

【按】"咳家其脉弦"处，当有咳引胁痛症，未言者，略之也。

段治钧

<注>弦脉主少阳，亦主寒，主水，主痛，本条的弦脉，为主水。十枣汤为攻逐水饮之方。可见本条的为证，久咳（咳家）不愈、咳引胁痛，都是饮邪为患，既有悬饮，亦有支饮。脉弦主水，其咳在肺，当属支饮；弦主痛，若咳引胁痛，当属悬饮。赶紧祛水，故用十枣汤。

方见本篇前论十枣汤证条。

【原文】夫有支饮家，咳烦，胸中痛者，不卒死，至一百日，一岁，宜十枣汤（方见上）。

胡希恕

【释】久有支饮的病家，咳逆烦闷，胸中痛者，为十枣汤证。若不卒死，即至百日或一年，亦宜十枣汤。

段治钧

<注>此承上条。久有支饮的病人，因频繁咳嗽而烦，即咳烦。水饮病，咳逆重者均属支饮，咳唾而引发胁胸疼痛者均属悬饮。今咳烦、胸中痛，此同上条，有支饮亦有悬饮者也。这种支饮牵连到悬饮的咳逆证，必用十枣汤去饮才治。即使百日、一年，长时间不愈，只若不卒死，亦宜十枣汤治之。

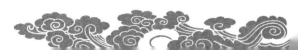

方见本篇"病悬饮皆十枣汤主之"条。

【原文】 久咳数岁，其脉弱者可治，实大数者死；其脉虚者必苦冒，其人本有支饮在胸中故也，治属饮家。

胡希恕

段治钧

【释】 久咳数岁，其脉弱者，人虚病亦衰也，故为可治；若脉实大数者，人虚而病反实，所谓邪胜正也，故死。若其人脉虚，苦冒眩者，其人必有支饮在胸中不去故也，须去其饮，则咳与冒当均治，故谓治属饮家。

<注> 一般的病家或一般的咳嗽（不限于痰饮咳嗽），久病者怕脉实，新病者虑脉虚。久咳数岁的病人，人必已虚，其脉当弱。虽脉弱但病也没发展恶化，知病邪亦有所衰，这是脉证相应，故曰可治；久病太虚的人，脉实而大数，乃人虚邪实，正不胜病，预后多不良。其脉虚者必苦冒（冒者，昏晕、头沉是也），这是个倒装句，意即久咳数岁的病人，其脉虚而无力，其咳如果是支饮所作，则同时必有眩冒之苦。此与本篇前论"心下有支饮，其人苦冒眩"同理，可互参。言外之意如果不是病水饮的人，则不见得有冒眩之苦。为什么必苦冒呢？"本有支饮在胸中"故也，这是所以然的自注句。这种情况若治，当选逐饮的适证方剂，故曰"治属饮家"。

<按> 本条是承上启下，以上讲诸饮的治疗方证。下边讲咳嗽病（以小青龙汤证为例）及其治疗，咳嗽的原因很多，支饮只是原因之一，但两者关系密切。

【原文】 咳逆倚息，不得卧，小青龙汤主之（方见上文肺痈中）。

胡希恕

【释】 咳逆即咳而上气之谓。倚息不得卧，谓呼吸困难，只能凭倚于物而喘息，不得平卧也。小青龙汤主之。

【按】 据小青龙汤主之观之，不及只有支饮，亦必有外邪。故于上述证候外，应有脉浮、发热等表症为是，未言者，略之也。

<注> 久有里饮潜伏的人，平时不显，经风寒诱发或

段治钧

非法发汗，激动里饮，则或咳，或喘……甚则凭物倚息不得卧，知此为外邪内饮（支饮）之证，为小青龙汤所主。《伤寒论》第40条"伤寒，表不解，心下有水气……"可互参。

<按> 根据上条"久咳数岁"，以小青龙汤治咳为例，递出后面一系列的条文，证变方变，方证对应，示人以辨证施治的意义和辨证之法。治咳亦如治其他病一样，随脉证依中医理论辨析，选适证方法治疗，不定守一药一方一法也。

小青龙汤方，见本篇"病溢饮者，当发其汗"条。

【原文】青龙汤下已，多唾口燥，寸脉沉，尺脉微，手足厥逆，气从小腹上冲胸咽，手足痹，其面翕热如醉状，因复下流阴股，小便难，时复冒者；与茯苓桂枝五味甘草汤，治其气冲。

胡希恕

【释】青龙汤下已，谓服下小青龙汤，则咳逆倚息不得卧的为证即已也。但是口燥而还多唾，寒饮未尽去也。寸脉沉，为有饮；尺脉微，为血虚，故手足厥逆而痹也。气从小腹上冲胸咽，气夹饮以上冲也。其面翕然如醉，胃中有热，上熏其面也。气冲暂止，饮亦随下之，因复下流阴股；冲气复作，饮亦随之上，故小便难，时复冒也。以上证情虽极复杂，治气冲以降饮逆，实为当前之所急，因与苓桂味甘汤主之。

段治钧

<注> 此承上条。青龙汤下已，指针对上条为证，服过小青龙汤。已，指咳逆倚息不得卧的主症已解。另外小青龙汤证"心下有水气"（参见《伤寒论》40条），不应有口燥（或渴）的证候，服过小青汤以后口燥，此正如《伤寒论》41条"服汤已，渴者，此寒去欲解也"。这些都是药后有效的反映。虽有效，但支饮病通常不是一击能愈，因而还有其他未已的证候存在。多唾（或吐涎沫）是胃有寒饮之证候；脉沉（寸沉尺亦沉）是主水的脉应，说明病未痊愈，里面还有水饮未除。服过小青龙汤后，虚象显露：尺脉微者，无阳也，说明津液虚，津虚血少不达四末，故手足厥逆、手足痹（麻痹不仁）；水饮去了一部分，胃中有了热的征象，脸上就有些发红，其面

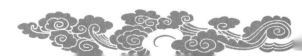

翕然如醉状，但此热属虚不属实。本条证候之复杂主要还在于有气上冲的缘故：气夹饮上冲，则气从小腹上冲胸咽（与奔豚病相似）；气冲暂止，则水饮复归，因复下流阴股；气冲又作，饮又随之上，故小便难、时复冒。于此可以看出，胃水减少以后，这时候的水饮主要是在下焦。正因为有这个证候表现，本条重点在治气冲。所以与苓桂味甘汤者，以其能降气冲、利水而止咳也。

桂苓五味甘草汤方

茯苓四两　桂枝四两(去皮)　甘草三两(炙)　五味子半升

上四味，以水八升，煮取三升，去滓，分三温服。

<方解>本方含桂枝甘草汤，主要作用是治气上冲和缓急迫。此于桂枝甘草汤加治悸烦、利小便的茯苓和治咳逆的五味子。故治气冲、心悸、咳逆而小便不利者。

【原文】冲气即低，而反更咳，胸满者，用桂苓五味甘草汤去桂，加干姜、细辛，以治其咳满。

胡希恕

段治钧

【释】冲气即低者，谓服上方苓桂味甘汤后，而冲气即低也。而反更咳胸满者，谓冲气虽低，但支饮复盛，而更咳而胸满也。将上方苓桂味甘汤去治冲气的桂枝，而加散寒祛饮的干姜、细辛。

<注>本条再承上条，服上药苓桂味甘汤后，气冲饮逆的为证（气从小腹上冲胸咽、小便难、时复冒等）得治，故谓"冲气即低"。上述冲气的证候虽减，但这个时候支饮的证候复作，其表现为咳重、胸满。而且这个胸满是因咳重所致，治咳则胸满亦治。这说明水饮之邪甚重，胶恋不去，此咳重即后世所谓的痰饮咳嗽，临床上多伴有白色泡沫黏痰。此时为治，当遵本篇前论"病痰饮者，当以温药和之"之法。以桂苓五味甘草汤去桂加干姜、细辛主之，即成苓甘五味姜辛汤。

苓甘五味姜辛汤方

茯苓四两　甘草　干姜　细辛各三两　五味子半升

上五味，以水八升，煮取三升，去滓，温服半升，日三服。

<方解> 此即上苓桂味甘汤，因冲气已低故去桂枝；祛痰饮之邪，需加强温中散寒祛逐水饮的药物（温药和之），故有干姜、细辛之用。这就变成了苓甘五味姜辛汤。因此，后世有谚云：欲想痰饮退，必用（干）姜辛味，即此之谓也。方中五味子治咳，性温，虽说五味俱全，究以酸为主。酸敛太过也不好，配合干姜、细辛温而善散的药，是恰成佳配，正适合治本条的咳重、胸满。故本方为治痰饮咳满而不气上冲者。

【原文】咳满即止，而更复渴，冲气复发者。以细辛、干姜为热药也，服之当遂渴。而渴反止者，为支饮也。支饮者，法当冒，冒者必呕，呕者复内半夏，以去其水。

胡希恕

段治钧

【释】 咳满即止，谓服治痰饮咳满的苓甘五味姜辛汤后，咳满即止。因饮去胃中干，而更复渴也。冲气复发者，谓咳满止后，未久而气冲上逆又复发也。盖以细辛、干姜为散寒逐饮的热药，服之当遂渴。而渴反止者，又有支饮上逆也。支饮上逆，依法当有冒，冒者亦必呕也。故复加半夏以去其水。

<注> 吃了苓甘五味姜辛汤后，上条的咳重、胸满就好了。但是又出现了而更复渴而后又渴反止者和冲气复发两种情况。服苓甘五味姜辛汤后而渴者，这是因为细辛、干姜为热药，寒饮去胃中干则可有渴；而渴反止者，这是因为复又有支饮上逆也。这和本篇前论"呕家本渴，渴者为欲解，今反不渴，心下有支饮故也"的道理是一样的（可互参）。咳满止后，未久又有气上冲发作，这个气上冲的表现，就是后文中冒、呕那些支饮的证候。

以上四条说明小青龙汤证服药后，虽然证在变化，但支饮始终还未去，只不过随着治疗，它的为证有进退而已。至本条，因为水伴随冲气上逆（支饮），故而有冒和呕的证候表现。此时为治，当在上方中加降逆止呕的半夏

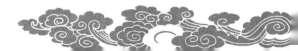

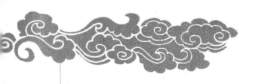

以去其水即可。这就变成了苓甘五味姜辛夏汤。

桂苓五味甘草去桂加干姜细辛半夏汤方

茯苓四两　甘草三两　细辛　干姜各二两　五味子　半夏各半升

上六味，以水八升，煮取三升，去滓，温服半升，日三服。

<方解>此于苓甘五味姜辛汤，又加下气逐饮治呕的半夏，故治苓甘五味姜辛证，冲气复发、饮多而呕者。加半夏不但止呕，也祛水。需注意本条和上条，均以饮逆为主。

【原文】水去呕止，其人形肿者，加杏仁主之。其证应内麻黄，以其人遂痹，故不内之。若逆而内之者，必厥。所以然者，以其人血虚，麻黄发其阳故也。

190

胡希恕

段治钧

【释】水去呕止者，谓服苓甘五味姜辛夏汤以后，则水即去呕即止也。以其人形肿，因再加杏仁主之。此本水饮外溢的浮肿证，宜内麻黄发之，以其手足痹为血虚，故不用麻黄而用杏仁。若误与麻黄发其汗，则益虚其血而必致厥也。

<注>再承上条。水去呕止，即服了苓甘五味姜辛夏汤以后，水饮上支的头晕（冒）、呕都没有了。但水饮仍未根除，它又以另外的症状表现出来：其人形肿，就是有些浮肿。这就成了水饮病四型中的溢饮了（参见本篇前论溢饮条文）。治溢饮当发其汗（参见本篇前论大、小青龙汤条文），但又不能用麻黄发汗而改用杏仁。这是为什么呢？《伤寒论》曰："其证应内麻黄，以其人遂痹，故不内之。"前桂苓五味甘草汤证条，有"尺脉微""手足厥逆""手足痹"的为症（本条以其人遂痹代表之），其因即无阳（指津液）津血虚的缘故（参见前注）。如果不注意这一点，而逆其病机用了麻黄发汗（《伤寒论》中叫发其阳）再夺其津液，不但痹不得解，血必更虚而致厥。杏仁在这里代替麻黄，是因为杏仁也有祛水饮的作用，但它不大发汗。这就变成了苓甘五味姜辛夏杏汤。

苓甘五味加姜辛半夏杏仁汤方

茯苓四两　甘草三两　五味子半升　干姜三两　细辛三两　半夏半升杏仁半升(去皮尖)

上七味，以水一斗，煮取三升，去滓，温服半升，日三服。

<方解> 此于苓甘五味姜辛夏汤加逐水气的杏仁，故治苓甘五味姜辛夏汤证而形肿者。

【原文】若面热如醉，此为胃热上冲熏其面，加大黄以利之。

胡希恕

【释】面热如醉，即其面翕然如醉状也。此为胃热上冲熏其面，宜更加大黄以下之。

【按】宿有痰饮的咳喘患者，平时为证多不显，每于大寒季节或感冒则发作，发作则咳逆倚息不得卧，而现小青龙汤证。然后随证之进退缓急，再相机用药。虽所述诸症未必一人所统统具备，但所出诸方，均有著效，尤其最后三方，对于支饮咳逆应用的机会更多。老年慢性气管炎多有是证，宜注意。

段治钧

<注> 面热如醉，即本篇前论桂苓五味甘草汤证条的"其面翕然如醉"，像醉酒一样颜面红，因为胃中有热，上熏其面的缘故。这是在服了小青龙汤以后，其证候变化最轻的，故在治痰饮原方的基础上稍加大黄即可。这就变成了苓甘五味姜辛夏杏加大黄汤了。大黄在本方中主要是祛热。治痰饮咳嗽，在《伤寒论》里也常于温药中加大黄，若有大便干燥更如是。

<按> 本篇讲痰饮咳嗽病证治，先对四饮的痰饮、悬饮、溢饮、支饮都出了证治的示例。再以小青龙为例讲对咳嗽的辨证治疗。其间可看出支饮与咳嗽的关系甚为密切，现在通常就叫作痰饮咳嗽。从本篇前论小青龙汤证条到本条共六条，始终围绕着痰饮，采取温药和之（温化水饮）之法，但证候有变化，药物有加减，充分体现了辨证施治的精神实质。如果把这六条做一图示：

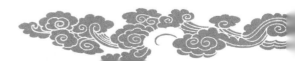

治外邪内饮
小青龙汤
咳逆倚息不得卧

降冲气利水饮而止咳
桂苓五味甘草汤
脉沉多唾，尺脉微手足痹而厥逆，
气从小腹上冲胸咽，小便难，时复冒

加强温中散寒以逐痰饮
苓甘五味姜辛汤
咳重、胸满而无气上冲

治冲气复发，支饮又作
苓甘五味姜辛夏汤
头晕（冒）而呕

水饮未除，证现溢饮
苓甘五味姜辛夏杏汤
水去呕止，其人形肿

服上方后，又有胃热上冲其面
苓甘五味姜辛夏杏大黄汤
面色如醉

苓甘五味加姜辛夏杏大黄汤方

茯苓四两　甘草三两　五味半升　干姜三两　细辛三两　半夏半升　杏仁半升　大黄三两

上八味，以水一斗，煮取三升，祛滓，温服半升，日三服。

<**方解**>此于苓甘五味姜辛夏杏汤加泻下祛热的大黄，故治苓甘五味姜辛夏杏汤证而有里实证候者。大黄加于大队温性药中，祛里热的药，该祛里热祛里热，祛寒饮的药，该祛寒饮祛寒饮，其效并行不悖也。

【原文】先渴后呕，为水停心下，此属饮家，小半夏茯苓汤主之（方见上）

【释】先渴后呕者，饮水留胃不消也，故谓属饮家。小半夏加茯苓汤主之。

胡希恕

<**注**>这是对水饮病证治总结性的一条。本篇前论小半夏汤方证，呕家本渴，乃因呕伤胃津，先呕后渴（后又说应渴而不渴），那是心下有支饮。本条为先渴而后呕，因渴而饮水，水入胃中因不被消化（胃

气弱）而滞留，这就是水停心下，如有上逆（支饮）则呕。若仅只如此，小半夏汤即可治，所以选小半夏加茯苓汤主之者，因水停心下，甚者则悸也，心悸一证必有，不提为略言也。

段治钧

<按> 本篇所论，痰饮（广义的水饮）是个病因，那么是否祛水就能将病治愈呢？不行！要想达到预期的治疗效果，要辨证求因、洞悉病机，这是大的方向。病因可能是一个，但它的证候反映是多种多样的，必须找到具体的、适应其证候的祛水的治疗方剂才行。其他病的治疗莫不如此，仲景书以六经分型、八纲辨证，但落实到治疗，辨证必须辨到方剂上，这就是中医辨证施治的精髓所在了。

第十三篇

消渴小便不利淋病脉证并治第十三

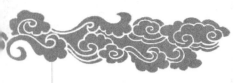

胡希恕

段治钧

196

【原文】厥阴之为病，消渴，气上冲心，心中疼热，饥而不欲食，食即吐蛔，下之不肯止。

【释】此本《伤寒论》厥阴病之提纲，今重出于此，盖以厥阴病津虚血少，为致渴之一因也。

＜注＞此即《伤寒论》326条重出于此。厥阴病，即半表半里的阴性证，半表半里为诸脏器所在之地，病邪集中地反映于此，往往影响不同的脏器，证情复杂多变，很难做出简明的概括提纲。即如少阳病，其口苦、咽干、目眩的共性亦不免失之空泛，须合柴胡汤证观之，方可看清少阳病的概要特征。至于阴证，则更难做出明确的概括。本条所述亦只是对照少阳病各证：少阳病因热口苦、咽干；厥阴病因虚（津血虚），则欲饮水自救，故见虚渴，甚则形似消渴。少阳病因实结，而胸胁苦满；厥阴病以膈气虚，寒自下上乘，故气上撞心。少阳病只是热烦，而厥阴病心中疼热。少阳病由于热郁，嘿嘿不欲饮食；厥阴病上热下寒，故饥而不欲饮食。少阳病邪高痛下，故喜呕；厥阴病下寒迫蛔上膈，故食则吐蛔。这种对照法虽说明了厥阴病的一些证候，但厥阴病的变化并不限于此。半表半里证本不可汗、吐、下，阴性病更不可下，若误下之，则可致利不止。

本篇讲消渴病，致渴的原因各有不同。本条的消渴就是普通的渴，只不过渴得比较厉害，本于津虚，但它不是糖尿病那种消渴。

【原文】寸口脉浮而迟，浮即为虚，迟即为劳；虚则卫气不足，劳则荣气竭。

跌阳脉浮而数，浮即为气，数即消谷而大坚（一作紧）。气盛则溲数，溲数即坚，坚数相搏，即为消渴。

【释】《医宗金鉴》谓，此条当在虚劳篇中，错简于此。此说虽似有理，

胡希恕

段治钧

但荣卫气虚，津液内竭，亦致渴之因，出此亦未尝不可。"而大坚"三字为衍文，宜去之。趺阳脉，浮为胃气盛，数则为热，热则消谷。胃气盛则溲数，溲数则津液内竭，大便必坚，坚数相搏，即为嗜食，消渴病也。

【按】此以趺阳脉浮数立论，言胃气盛而有热造成的消谷善饥、溲数、大便坚的消渴证。是否内分泌失调胃神经症之过欤？

<注>本条第一段是说，也有一种渴，是因为营卫气虚，津液不足，和第一条相似，而着重用脉理对其论述。人身的体液，行于脉内者为血，与之相谐、行于脉外者为气（就是津液）。血的作用谓之荣，气的作用谓之卫，非气血之外又有其荣、卫之为物也。寸口脉即桡骨动脉，脉浮一般主表但亦主虚，本条的脉浮即主虚，因谓之"浮即为虚"；迟脉一般主寒但亦主虚（血不足），因谓之"迟即为劳"。虚指气，卫气不足；劳指荣气不足。荣卫俱不足，盖津血俱虚，亦致渴之因也。

第二段以趺阳脉立论，谈消渴病（中消，类似糖尿病）的致因。趺阳脉为《内经》三部九候遍诊法取脉部位之一，脚腕背侧横纹两筋之间，专以候胃。趺阳脉浮而数，这是胃气强、有热的脉应。

仲景脉法中一种脉象，所主常不是一个方面的因素，今以浮脉为例，浮脉是脉动深度的浅在象，它是脉动的位置较平脉浅浮于外者，故谓之浮，属于太过的一种脉。凡是脉太过，均主有余的一类病。由于阳气亢拒于外，因只能发为在表的病，所以浮脉主表；热盛者气为之张，所以浮脉亦有时主热；津血虚于内，阳气浮于外，此浮由内在津血之虚（伤津亡血），所以浮脉有时亦主虚。本条第一段"寸口脉浮而迟"，《伤寒论》中即曰"浮即为虚……"这一段的数主热，浮亦主热，位在趺阳，故知此主胃气盛而有热也。

浮即为气，这个气即指胃气，就是胃气盛。数即消谷，数主热，热能消谷，故而能食。气盛则溲数，即胃气盛则小便频数。《伤寒论》中讲阳明病就是这样，胃热气盛则向外排出水分，小便数、汗也多，大便因硬。这段也是这个样子，故曰"溲数即坚"。坚数相搏，即为消渴，这种溲数便坚互相影响，水分大量丧失，人就消渴。像这种能吃、小便数、大便坚，这又是另

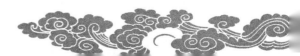

一种情况的消渴了（中消）。

<按>《医宗金鉴》云："'而大'之下，当有"便"字，可从。"古人所谓的消渴是广义的，凡是渴得比较厉害均属之，原因也是多种多样。

关于消渴之"论"的部分就这么两段，下面开始讲证治。

【原文】男子消渴，小便反多，以饮一斗，小便一斗，肾气丸主之（方见脚气中）。

胡希恕

段治钧

【释】饮一斗，小便一斗，水直趋下行，身失水养，故消渴也。肾气丸主之。

【按】此述肾失其权，水消于下也，故称之为下消。条文虽谓男子消渴，但妇人亦有之。

<注>男子消渴，这种消渴是指肾虚（下焦虚）之意。下焦虚应该小便不利，今小便反多，这是由于下焦虚，括约肌没有收缩力，小便失于收摄的缘故。饮一斗，小便一斗，即喝多少尿多少。由于小便失禁，水直趋下行，说明它根本没有被消化吸收，喝得再多身体组织照样缺乏津液的滋养，故而消渴（随喝随渴）。这是另一种消渴，这种消渴用肾气丸主之。

<按>本条证候，很像糖尿病，但在临床上见糖尿病人渴、欲饮、小便多，不能即用本方。中医讲辨证，真正由于小便失禁津液缺乏而消渴者可用，但是真正糖尿病人这种情况却并不多见。消渴病人一般多热（虚热），宜注意。

肾气丸方（方见第五篇崔氏八味丸及第二十二篇妇人杂病中）

干地黄八两　薯蓣四两　山茱萸四两　泽泻三两　茯苓三两　牡丹皮三两
桂枝　附子(炮)各一两

上八味，末之，炼蜜和丸梧子大，酒下十五丸，加至二十五丸，日再服。

<方解>本方主以生地黄。佐补中益气的薯蓣和收摄固脱的山茱萸，滋

血脉而固虚脱。合丹皮解烦热并逐血痹。复以附子起沉衰，桂枝降冲气。与茯苓、泽泻协力利小便除湿痹。故本方为治少腹不仁，下焦痿痹，小便不利或失禁，或身肿痹痛，或虚热而烦者。

本方用于本条的证候，在于它起沉衰，恢复下焦虚衰的机能，使小便失禁恢复正常，下边不失水了，水被正常消化吸收，渴亦得治。

【原文】脉浮，小便不利，微热消渴者，宜利小便发汗，五苓散主之。

胡希恕

【释】小便不利则废水不得排泄，废水不去新水亦不得吸收，组织缺水营养，故使消渴。里气阻塞，外常郁热，故脉浮而身微热也。五苓散能利小便发汗，故主之。

【按】表热而小便不利，里有停水，非利小便则表不解，《伤寒论》屡有说明，宜互参。

段治钧

< 注 > 脉浮、发热为表证。此渴的原因是小便不利，里有停水，即后世谓水不气化者。此时为治，解表同时需利小便，若只发汗而不利水，不但热不除，反易激动里饮而生变证。渴而小便不利，此五苓散之所主也。但是糖尿病的消渴，本方证却少见。

< 按 > 此条为《伤寒论》第 71 条于《金匮要略》又重出者。方药见第十二篇五苓散证条。

【原文】渴欲饮水，水入则吐者，名曰水逆，五苓散主之（方见上）。

胡希恕

【释】此承上文，虽渴欲饮水，以小便不利，旧水不去，新水难于被消化吸收，而渴不解；渴饮不已，势必充盈而吐，则为水逆证，五苓散主之。

< 注 > 渴欲饮水，指上条渴而小便不利的证候，因渴而思饮，虽饮而渴不解，水潴留于胃，到一定程度则水入则吐，名曰水逆。此以五苓散利小便，废水去、新水得以消化吸收，则吐、渴得治。

段治钧

< 按 > 此为《伤寒论》74 条，于本篇重出者。五苓散方同上条 < 按 >。

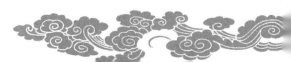

【原文】渴欲饮水不止者，文蛤散主之。

【释】不关乎小便多或不利，而渴欲饮水不止者，本方主之。

胡希恕

<注>渴欲饮水不止，即渴而思饮，虽饮水渴亦不止，这就是消渴。如果没有其他证候，可予本方治之。

段治钧

文蛤散方

文蛤五两

上一味，杵为散，以沸汤五合，和服方寸匕。

200

<方解>文蛤，即海蛤之有花纹者，咸平、微寒，为收敛药。止烦渴，利小便，化痰饮，软坚。用于咳逆胸痛，腰痛胁急，恶疮五痔，女子崩漏。功效略同于牡蛎。寒能解燥，敛能养液，故治津液枯燥而渴欲饮水不止者。

《医宗金鉴》谓文蛤应是五倍子，是否？未曾亲验。另外，《伤寒论》141条之"服文蛤散"是不对的，当是"服文蛤汤"之误。可参拙作《胡希恕越辨越明释伤寒》146页【释】<注>。

胡希恕

【原文】淋之为病，小便如粟状，小腹弦急，痛引脐中。

【释】小便如粟状而小腹弦急、痛引脐中，古人谓为石淋，实即今之所谓结石证也。

段治钧

<注>肾结石、膀胱结石、尿道结石均属这一类，内有小块如粟米者，随尿排出，疼痛相当厉害，"小腹弦急，痛引脐中"述证甚确。

【原文】趺阳脉数，胃中有热，即消谷引食，大便必坚，小便即数。

胡希恕

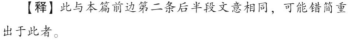

段治钧

【释】 此与本篇前边第二条后半段文意相同，可能错简重出于此者。

<注> 趺阳脉主胃，数为有热，胃中有热即胃气强。胃气强则能消谷引食（能吃）；胃热斥水，故小便数或多汗。水分丧失则大便坚，组织缺津而消渴。不过这种消渴只是渴而思饮而已，非本篇前论"饮一斗，小便一斗"之肾虚失权者也。

<按> 依文意，本条的上条和本条的下条，两条当相衔接，都是做淋病论述。中夹此一重复消渴的条文，可知为错简也。

【原文】淋家不可发汗，发汗则必便血。

胡希恕

【释】 淋病本来热甚伤津，若复发其汗，再夺津助热，则必溺血也。

<注> 此即《伤寒论》84 条重出于此，以与前条共做淋病之论也。淋家，即久患淋病之人。此淋并非现代性病之淋，性病之淋叫瘴淋，它是一种性传染病。古人说的淋，指小便淋沥、艰涩难通之证。淋家津液虚，组织枯燥，若强发其汗必便血（指小便带血）。临床中应注意，凡丧失津液的病，都不能发汗。

段治钧

【原文】小便不利者，有水气，其人若渴，瓜蒌瞿麦丸主之。

胡希恕

【释】 小便不利，水蓄而不化，故其人若渴。瓜蒌瞿麦丸主之。

【按】 此渴与五苓散证相同。但五苓散为阳证，故脉浮而有微热；本方所主为阴证，则脉当沉而有寒，方后云"腹中温为知"，先必腹中寒甚明。

<注> 本方证，从渴而小便不利来看，病理机制与五苓散相同，都是因小便不利而水蓄不化，因而致渴。但从其人本有腹中寒（下焦虚寒）来看，本方证是阴证，这一点又不同于五苓散证，下焦虚寒，机能沉衰。机能沉衰能影响

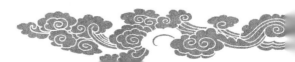

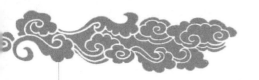

段治钧

到小便失禁，如肾气丸的"饮一斗，小便一斗"；机能沉衰也能影响到小便不利，如本条。所以本方的配伍之意更近于肾气丸，由于本方偏于治渴，所以它用了瓜蒌根，而不用生地黄，这又是两者的不同了。故对于渴而小便不利者，是阳证还是阴证？是偏于治渴还是偏于治虚？临床应做深入而全面的分析。

瓜蒌瞿麦丸方

瓜蒌根二两　茯苓　薯蓣各三两　附子一枚(炮)　瞿麦一两

上五味，末之，炼蜜丸梧子大，饮服三丸，日三服，不知，增至七八丸，以小便利，腹中温为知。

<方解> 瞿麦苦微寒，为利尿剂，兼有凉血、消炎、通经作用，主膀胱炎、尿道炎、热淋、小便困难疼痛等。瓜蒌根、薯蓣补中滋液以治渴，茯苓、瞿麦利小便以逐水气，附子起沉衰，温下焦以复肾气。故治少腹寒、小便不利而渴者。

【原文】小便不利，蒲灰散主之；滑石白鱼散、茯苓戎盐汤并主之。

胡希恕

【释】小便艰涩不利者，蒲灰散主之；滑石白鱼散、茯苓戎盐汤并主之者，谓此二方亦有治小便艰涩不利的作用，宜依证选用之可也。

段治钧

<注> 本条所指不是一般的小便不利，而是指小便艰涩、疼痛，甚至小便有血，就是一般的淋病（不是瘭淋）。这样的淋病总是炎症，所以在治疗上也不用一般的利尿药，而是选用具有化瘀止血消炎利尿的方剂。本条三方均循此意，这是治淋的通用方，而非一般的利尿药了，故可适证（见方解）择一而用之。

蒲灰散方

蒲灰七分　滑石三分

上二味，杵为散，饮服方寸匕，日三服。

202

<方解>菖蒲辛香，温，芳香健胃，为祛痰剂，兼有振兴作用。功能开胃、提神开心智、行气化痰、通九窍。主风寒湿痹、呃逆上气、神疲顿、视听障碍、纳差、痰多等症，单用生用可使小便短少。蒲灰则利尿止血，佐以滑石消炎利尿止痛，两者配伍治小便不利而有炎症、疼痛或出血者。

滑石白鱼散方

滑石二分　乱发二分(烧)　白鱼二分

上三味，杵为散，饮服方寸匕，日三服。

<方解>三物皆利尿逐水之品。但滑石辛、甘、寒，利尿、消炎，其性黏滑，故而止痛。乱发烧灰存性，又名血余炭，不但利尿而且止血。三物合用，当治小便不利或便血疼痛或水气浮肿者。

茯苓戎盐汤方

茯苓半斤　白术二两　戎盐弹丸大一枚

上三味，先将茯苓、白术煎成，入戎盐，再煎，分温三服。

<方解>茯苓、白术利小便。戎盐为岩盐，俗谓大青盐，性寒，软坚润下，可加强茯苓、白术渗利而无滞。茯苓用量独多，故本方治小便不利而心下悸者。

【原文】渴欲饮水，口干舌燥者，白虎加人参汤主之（方见中暍中）。

胡希恕

段治钧

【释】热盛于里，津液枯燥，故渴欲饮水而口干舌燥也。白虎加人参汤主之。

【按】糖尿病多见本方证，常于本方加瓜蒌根、牡蛎等味，更有捷效。

<注>口干舌燥为白虎汤和白虎加人参汤的共有症，渴欲饮水是二方证的主要鉴别点。白虎汤为治阳明里热而未至里实的主方；如热盛伤津而致渴欲饮水或大烦渴不解，则必加人参健胃生津方可得治。

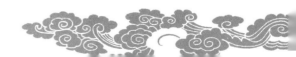

胡希恕
《金匮要略》
学习笔记

<按>本条应归消渴病类，依次应放于本篇前"渴欲饮水不止者，文蛤散主之"条之后。

【原文】脉浮发热，渴欲饮水，小便不利者，猪苓汤主之。

【释】脉浮发热，渴欲饮水，乃由于小便不利所致，其机理与五苓散证相同。但本方为寒性利尿剂，淋病和其他炎症而小便不利者宜之。

【按】本方加大量生薏苡仁，不但治淋病有验，即用于肾炎、膀胱炎、泌尿系统感染等小便频数而疼痛者亦验。

段治钧

<注>此为《伤寒论》223条于本篇重出者。小便不利是渴欲饮水的原因，也是本条的主症。其机理同五苓散证，乃膀胱蓄水不行（后世谓水不气化），因小便不利废水不去，新水亦不被消化吸收，故渴欲饮水，虽饮水而仍渴。因小便不利，热不得泄，故脉浮发热，在这里脉浮主热而不主表。此虽与白虎加人参汤证同有渴欲饮水，但机理不同。

204

猪苓汤方

猪苓（去皮） 茯苓 泽泻 阿胶 滑石各一两

上五味，以水四升，先煮四味，取二升，去滓，内胶烊消，温服七合，日三服。

<方解>滑石甘寒，为缓和性清热利尿剂，通六腑九窍津液，利涩结，下垢腻，逐湿热，主小便黄赤，膀胱炎、尿道炎，暑热，烦渴。猪苓、茯苓、泽泻、滑石四味均属甘寒性利尿药，猪苓解毒消炎利水道，尤善止渴。阿胶止血润燥，兼有滋养、强壮作用，主治一切出血证，并有止痢、安胎、调经、润肺之效。全方治渴欲饮水，小便不利，或淋沥，或出血，而偏于热者。

猪苓汤与五苓散证治大致相同。但猪苓汤为寒性利尿剂，利尿、消炎、止血，用药一派甘寒，连温性的白术亦不用；五苓散偏温，因有桂枝，可治气上冲或兼表证。猪苓汤加生薏苡仁30克以上，不但利尿消炎而且还有排

脓、缓痛的作用。利尿药稍加大黄（不过 3 克），更助利小便（大黄多用通大便，少则利小便），此皆经验之所得也。

〈按〉本条主要是讲以猪苓汤治淋病（也包括泌尿系感染），依次应置于此。但若依其治渴而言，将其置于文蛤散证条之后亦无不可。

本篇证治内容虽少，但在病证的归类上比较复杂，有消渴、小便不利、淋的单一症，也有渴与小便不利、或小便不利与淋的复合症，故本篇在条文次序安排上不够严谨，读者宜细玩之。

为便于理解掌握，今予择要归纳。

治消渴诸方：小便失禁（或不利），"饮一斗，小便一斗"者，予肾气丸。单纯口渴无他症者，予文蛤散。热盛于里，口舌干燥者，予白虎加人参汤。渴而小便不利者：脉浮发热——有表证或水逆证予五苓散；无表证（包括感染发烧），予猪苓汤。若腹中寒，偏于阴证，予瓜蒌瞿麦丸。

治小便不利的通用方：小便不利有炎症或出血，予蒲灰散。便血疼痛、水气浮肿，予滑石白鱼散。心悸或渴而嗜盐者，予茯苓戎盐汤。

治淋（包括泌尿系感染），主要是以猪苓汤加味，以加生薏苡仁为常或加少量大黄，如有结石亦可加金钱草、海金沙等。

205

第十三篇　消渴小便不利淋病脉证并治第十三

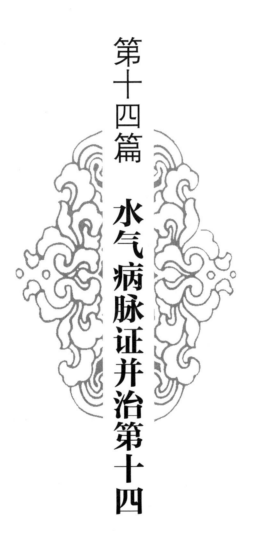

第十四篇 水气病脉证并治第十四

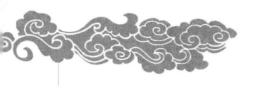

胡希恕

《金匮要略》学习笔记

208

【原文】师曰：病有风水、有皮水、有正水、有石水、有黄汗。风水，其脉自浮，外证骨节疼痛，恶风；皮水，其脉亦浮，外证胕肿，按之没指，不恶风，其腹如鼓，不渴，当发其汗；正水，其脉沉迟，外证自喘；石水，其脉自沉，外证腹满不喘；黄汗，其脉沉迟，身发热，胸满，四肢头面肿，久不愈，必致痈脓。

【释】水气病则有风水、皮水、正水、石水、黄汗五者之别。风水者，既有水气，复有外邪也，以其在表，故脉自浮，以有外邪，故骨节疼痛而恶风。皮水者，水在皮下，故按之没指；谓胕肿者，以水性就下，胕肿益甚，非谓其他部位不肿也；以其在表，故脉亦浮；以无外邪，故不恶风；其腹如鼓，谓里无水而按之如鼓内之空无物也；不渴，里无热也。当发其汗者，谓风水、皮水均在表，皆宜发汗解之也。正水者，以水在里，故其脉沉迟，以偏于上，则外证自喘。石水者，水亦在里，故其脉自沉，但偏于下，故腹满而不喘也。黄汗者，汗出如柏汁色也；其脉沉者，里虚也；汗出而复身热者，表虚邪留而不去也；胸满者，外不解则气上冲也；四肢头面肿者，复有水气也；此病不愈，必致疮痈也。

<注>《金匮要略》第十四篇专讲水气病，第十二篇讲痰饮咳嗽病，饮病有四，水气病有五，两者关系密切，宜注意。湿、痰、饮，三歧而一源，皆是人体病理之水的为患，只是水患的轻重、形态不同而已，可以统称曰水毒。但其为证表现各有不同，湿是潜伏的，痰是有形的，饮是流动的。在第十二篇痰饮咳嗽病中，虽讲的是四饮，主要讲的还是支饮，因为它影响到了呼吸系统，所以与咳嗽病放在一起了。但除此之外，水毒的表现还相当广泛，即本篇所论者。

风水脉证如胡老释文，但这也只是提出外感的为证，既为水病，为证亦当有肿，不可不知，同时还有恶风或恶寒。皮水亦当有身肿，但因水性趋下，所以两足或两胫肿得更厉害（外证胕肿）；其腹如鼓，不是说腹胀如鼓，而是言里无水，按之空的意思。风水有表证，皮水无表证，但病水的部位均在体表，故都应以汗法解之，但要注意其人不渴这个条件。

正水、石水均属里水，故脉均有沉象。正水为里水偏于上者，心下部位（当胃部）明显，此处有水向上压迫则呼吸困难，其证当喘。石水为里水偏于下者，脐下部位明显，所以腹满，但其满为实满；因不影响呼吸，故不喘。

黄汗，四肢头面肿，也是水气病，所以脉沉（参见本篇后论中有"脉得诸沉，当责有水"条），仲景脉法中沉脉主里、也主水，又因虚而脉迟，故黄汗病之脉亦沉迟。因有气上冲，故胸满、胸痛。黄汗出而仍发热，此因表虚津祛而邪留也。此病久不愈而伤血分则有痈疮之变，但此并不常见。

本条所述五种水病，都说的是基本特征，对这五种水病更全面的认识还要参考后面相关的条文。

【原文】脉浮而洪，浮则为风，洪则为气。风气相搏，风强则为隐疹，身体为痒，痒为泄风，久为痂癞；气强则为水，难以俯仰。风气相击，身体洪肿，汗出乃愈。恶风则虚，此为风水；不恶风者，小便通利，上焦有寒，其口多涎，此为黄汗。

胡希恕

【释】风指风邪，气指精气。风气相搏，即《内经》所谓邪气交争于骨肉者也。若风强于气，则发隐疹，身体为痒；痒者，风舍皮肤而不去也，名曰"泄风"，久则搔伤而成痂癞。若气强于风，则为水气；难以俯仰，即心下有支饮，喘满咳逆上气而俯仰困难。若风气俱甚，相互搏击，则身体洪肿，此为风水，发汗乃愈，恶风者，表虚也。若此身肿而不恶风者，则无关乎外邪，小便通利又无关乎下焦，但其口多涎，知上焦有寒，此为黄汗。

【按】本条主述风水之成因，主讲风水，以黄汗做对比。风气相击一段文字乃正文，"风强""气强"两段文字，皆陪文也。至于"不恶风者"以下，乃示风水与黄汗的鉴别也。

段治钧

<注> 脉浮而洪，浮是脉动的浅在象，轻取而得；洪为大而实的兼象脉，即脉管的广度较平脉为粗大，并且脉动有力。浮则为风，意即浮脉在此为外感风邪的脉应。气指精气，即津液（参见第十三篇"寸口脉浮而迟，浮即为虚，迟即为劳，虚则卫气不足，劳则荣气竭……"条<注>），洪则为气，意即洪脉是津液充盈、卫气与外邪交争的脉应，这和太阳病脉浮紧的道理一样，而且洪更甚于紧。

风气相搏，即外邪与精气交争，邪要由外入内（伤人），精气拒邪入内，要用发汗的机制把风邪排出。有时风强，有时气强，于是就有两种发病的可能。风强则为隐疹，即风强气弱，风胜于气，这也是因为人身有湿（较轻的水气），又感风邪，遂发隐疹（包括今说的荨麻疹）。因疹发瘙痒难忍，抓挠不止，伤及皮肤而成痂癫，这个病的名字就叫泄风。气强则为水，气为津液，津液也是水，这个强字是太过的意思，气强就是水气重，水停于内，外有风邪，这就是外邪内饮，若咳逆上气而仰俯困难，这就是支饮病的发作。可见风气相搏者，水气轻则发隐疹，水气重则发支饮病也。

风气强弱相当，这就是风气相击。风气相击者身体洪肿，体表水肿得厉害。如果水肿而且特别恶风，此乃表虚，故曰"恶风则虚"，这是风水，当汗出乃愈。光是水肿而不恶风，这就无关于外邪，而且小便通利，这又无关于下焦，仅其口中多涎，此为上焦有寒（水在上焦）也，这是黄汗病。其所以在此举出黄汗病陪述，以其黄汗病亦有四肢头面肿（见上条）也。黄汗病的肿，也是水气病，但不是风水，也不是因小便不利造成的水肿，它是因多种原因所致的一种内发病。需注意的是，不能简单地理解为但见身肿、口多涎即为黄汗病，需将第一条和本篇后面的有关条文合参才可认定，在此只不过把特殊的情况先说一说，以恶风与否为风水、黄汗两者做鉴别耳。

【原文】寸口脉沉滑者，中有水气；面目肿大，有热，名曰风水。视人之目窠上微拥，如蚕新卧起状；其颈脉动，时时咳，按其手足上，陷而不起者，风水。

210

胡希恕

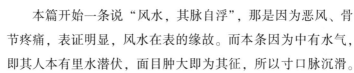

段治钧

【释】脉沉滑为中有水气之应，但面目肿大，有热，乃风水相搏在表，为风水。目窠上微肿，如蚕新卧起伏，为水聚之微候；颈脉动，时时咳，水气冲递所致也；按其手足陷而不起者，此为风水。

<注>本条第一句中名曰风水，是说风水的另一个成因。第二句中风水，是说风水另有的证候表现。

本篇开始一条说"风水，其脉自浮"，那是因为恶风、骨节疼痛，表证明显，风水在表的缘故。而本条因为中有水气，即其人本有里水潜伏，面目肿大即为其征，所以寸口脉沉滑。沉主里、主水，滑为有热，有热代表了复有外邪。这就说明如果人身里有水气，又复外感，也能发生风水。上条讲"风气相击"形成的风水。总之水气、外邪是形成风水的原因，这一点两条是相同的。

风水因人的体质不同，而证候反映也不同。观其外证，眼胞有些肿（目窠，即眼窝），像蚕新卧起的那样，按其手足又陷而不起，这是水肿；并且时时咳、颈脉动，这是外感的情况。因而说这是风水。

风水病的证候反映也是多种多样，宜注意。

【原文】太阳病，脉浮而紧，法当骨节疼痛，反不疼，身体反重而酸，其人不渴，汗出即愈，此为风水。恶寒者，此为极虚，发汗得之。渴而不恶寒者，此为皮水。身肿而冷，状如周痹，胸中窒，不能食，反聚痛，暮躁不得眠，此为黄汗，痛在骨节。咳而喘，不渴者，此为肺胀，其状如肿，发汗即愈。然诸病此者，渴而下利，小便数者，皆不可发汗。

胡希恕

【释】太阳病，脉浮而紧，属伤寒，法当骨节疼痛，今反不疼，而身体重而酸酸者，知有水气。其人不渴，里无热也。此为风水相搏在表之证，发汗即愈。愈后而恶寒者，此为极虚，以医发汗过多致之也。水饮外走皮肤而不滋于内，故渴；因无外邪，故不恶寒。有似湿痹状也，此为皮水。气夹水上冲于胸，故胸中窒而痛，不能食也，此为黄汗；因痛在骨节，故使暮躁不得眠也。咳而喘，不渴者，心下有水气，表不解也。此为肺胀（有的书作脾胀，系讹字当改之），其状如肿，乃水有外溢之势，发汗则愈。诸病水宜发

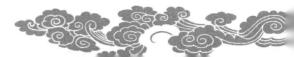

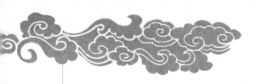

汗者，若渴而下利，小便数者，为亡津液，则皆不可发汗，应注意。

【按】前谓风水外证骨节疼痛，而此谓不痛；前谓皮水不渴，而此谓渴。前后似有矛盾，其实不然，一种病变化多端，证候也自有出入。水肿而有外邪，即为风水，骨节疼痛与否均属风水也。皮水亦然，前之不渴可发汗，此言渴不可发汗，然均属皮水也。

段治钧

<注>风水因人的体质不同，证候反映也不同（参看上条<注>）。本条开头第一段还是讲风水，但与本篇开始头一条"风水，其脉自浮，外证骨节疼痛"不同，本条风水的证候是"反不疼，身体反重而酸"，可见风水外证有疼和不疼两种情况。"太阳病，脉浮紧，法当骨节疼痛"，这说的是太阳伤寒的麻黄汤证；若不疼，身体反重而酸，则类似于《伤寒论》39条"伤寒，脉浮缓，身不疼，但重"的大青龙汤证。而今脉证为太阳病、脉浮紧、身不疼反重而酸，说明不但脉内水分充斥（脉浮紧），而且脉外水分更充斥（身体重而酸），这也是风水的一种。如果其人不渴，则发汗可愈。但发汗时不可太过，如发汗太过则致其人极虚而恶寒。

本篇头一条说皮水，不但身肿，而且下肢肿得更厉害，不恶风，也不渴；本条说皮水，渴而不恶寒。两条共同点，都是身肿没有外邪（不恶风、不恶寒），这是皮水的特征。不同点是，前言不渴，此言有渴，可见皮水也有渴和不渴两种情况，特征无异，均是皮水。这些不相同的为证表现，亦如风水一样，表示了不同人体的个体差异而已。

黄汗病，本篇头一条言"脉沉迟，身发热，胸满，四肢头面肿"。本条又进一步阐述其证候"身肿而冷，状如周痹，胸中窒，不能食，反聚痛，暮躁不得眠""痛在骨节"。身肿而冷，即身肿而且摸着皮肤发凉；状如周痹，胡老认为，这是就身肿而冷言，全身之阳为寒湿所痹的意思（笔者认为，这是就疼痛而言。周痹又称风痹、行痹，即肢体有游走性的酸痛）。胸中窒，即自觉胸中窒塞、憋得慌；反聚痛，聚就是满，就是自觉胸满而痛。黄汗病的证候在胸胁部位反映较多，上述窒塞憋闷、满、痛等即是，因而也就不能食。晚上因骨节疼痛，而暮躁不得眠也。

关于肺胀，应参见第七篇肺痿肺痈咳嗽上气病"咳而上气，此为肺胀，其人喘，目如脱状，脉浮大""肺胀，咳而上气，烦躁而喘，脉浮者，心下有水"条，主要证候为上气咳喘得厉害而烦躁或目如脱状。其越婢加半夏汤证为气壅肺胀，小青龙加石膏汤证为水积肺胀，这种咳喘都是外邪内饮所致。本条言"咳而喘，不渴者，此为肺胀，其状如肿，发汗即愈"，咳而喘主症和前边是一样的，水饮影响到肺，它不渴；其状如肿，即里边的水饮有外溢的趋势，但还没到身肿的程度，这就是第七篇"欲作风水，发汗则愈"的情形。

诸水病，有渴而下利、小便频数者，为津液缺乏之证，皆不可再发汗，以免使津液衰亡。

<按>关于风水有以上各条中的五段论述，可见风水是本篇的重点。水气病关于论的部分条文甚多，后面还有。但下条先出了一条证治。

【原文】里水者，一身面目黄肿，其脉沉，小便不利，故令病水。假如小便自利，此亡津液，故令渴也。越婢加术汤主之（方见中风）。

胡希恕

【释】小便不利，因致病水，故脉应之沉；水溢于外则一身面目黄肿；越婢加术汤主之。此水发自于里，因谓里水。假设小便自利，此亡津液，当病渴，而不病水也。

【按】由于小便不利因而病水，病发自里，故谓为里水，肾炎见此证甚多，无端腹水或水肿，用本方良验。注家多改为皮水，实非。

段治钧

<注>里水者，非本篇开头一条——五种水之外又有里水的病名。这是就病水的原因说的——因小便不利而病水。这个里水不但身肿，里面也有腹水，重要的是小便不通。其水蓄郁日久而发黄，但不是黄疸病，溢于外而头面肿。此脉沉主里，亦主水。这种病水，肾炎多见，用本方百验，若肝硬化之腹水，用此方则无效。里水是个大眼目，它是相对于风水而言，风水固然是有水气，但其发作可说是由于外邪。而此是由于胃气不足，因而脉络空虚，此时或小便不利，或里有停饮，则乘此络脉空虚走于皮肤，则为水肿，即本条后论中所谓"胃气虚，则身肿"也。胃属里，因称之为里水，这种病水可用本方。肾炎多发此水肿病，宜注意。水肿若渴者，不可发汗，亦不可用本方。

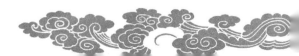

<按>后面讲水在五脏的时候，有关肾水一条，独指小便"不得溺"，就是小便一点也不通，肿得厉害，那就是里水。

越婢加术汤方

麻黄六两　石膏半斤　生姜三两　甘草二两　大枣十五枚　白术四两

上六味，以水六升，先煮麻黄，去上沫，内诸药，煮取三升，分温三服。恶风者加附子一枚，炮。

<方解>前五味为越婢汤，乃治疗风水之良方（参见后论中越婢汤证条），发汗外解表而内清里热。此方即越婢汤又加利尿的白术，故治越婢汤证而小便不利者，但它没有表证，不是风水，而是里水，即由于肾脏的障碍而致水肿者，对肾炎患者的水肿和腹水屡试皆验。用本方时，麻黄至少要用12克，可至18克，石膏至少45克。

<按>条文后注曰"方见中风"，为参阅方便，又重出于此。在第五篇中风历节病证治的附方中，《千金方》以此方治肉极、历风气、下焦脚弱，但那不是正治之证，本条才是本方的正治之证。

214

【原文】趺阳脉当伏，今反紧，本自有寒，疝瘕，腹中痛，医反下之，下之即胸满短气；趺阳脉当伏，今反数，本自有热，消谷，小便数，今反不利，此欲作水。

胡希恕

【释】里有水，则趺阳脉当伏，今反紧者，以其人本自有寒，疝瘕腹中痛也。而医反下之，下之则胃中虚，水乘虚而上逆，则胸满而短气也。里有水，则趺阳脉当伏，今反数者，以其人本自有热，热者消谷，小便当数，今小便反不利，此欲病水也。

段治钧

<注>趺阳脉专以候胃，伏脉为沉之甚脉，属不及，不但主里，主虚，亦主水饮。本条的两段，都是以趺阳脉当伏作为里水的脉应，此为其常，但也有特殊情况。里有水者，胃气均虚衰，故趺阳脉当伏。但也不尽然，本条即其例一：紧主寒，今脉不伏反紧的原因是，此人本自有疝瘕（寒疝和

时有时无的痞块，都与水气有关）腹中疼等寒证，构成既有水又有里寒的情况，所以脉反紧。医反下之当然大错，因误下则胃中更虚，寒水反而上攻，于是胸满气短。也是里水者，趺阳脉当伏，这是又不尽然的其例二：数主热，今脉不伏而反数是其人本自有热的缘故，但这个本自有热是有原因的。一般来说胃有热当消谷、小便数；今小便反不利，因为小便不利而影响到外热不除，这就是脉数的原因，五苓散证就是这个样子。如果这个小便不利蓄水多了，可预见此欲病水也。

【原文】**寸口脉浮而迟，浮脉则热，迟脉则潜，热潜相搏，名曰沉；趺阳脉浮而数，浮脉即热，数脉即止，热止相搏，名曰伏；沉伏相搏，名曰水。沉则络脉虚，伏则小便难，虚难相搏，水走皮肤，即为水矣。**

胡希恕

【释】脉动属心，心一动全身脉皆动，未有寸口脉迟而趺阳脉反数者。以脉说玄，不似仲景语气，可能叔和所撰次。其实本条是论述皮水的成因。小便不利，水不下通，浅表的络脉空虚，水乘虚走于皮肤，因病皮水，理极浅显。

段治钧

<注>本条文意主在络脉虚、小便难、水走皮肤，即为水矣，就是阐述皮水的成因。但论述中有一个错误，再以脉说玄，就让人不易理解了。

这个错误就是"寸口脉浮而迟"并列于"趺阳脉浮而数"，脉迟数并存，这是不可能的。

寸口脉，浮在这里主热（仲景脉学，浮脉主表，亦有时主热、主虚）；潜者，就是潜伏不足，什么不足？迟在仲景脉学中又主营血不足，迟脉则潜就是血不足的意思。热和血不足相互影响，这就叫沉，不是指脉沉，而是指下文中的脉络虚，即沉则脉络虚。

趺阳脉，浮脉在此还是主热。止，在这里是指小便不利说的，数脉即止就是小便不利而脉数的意思。这两者相互影响，这就叫伏，不是指脉伏，而是指下文中的小便难，即伏则小便难（上注两段，也只是因文衍义，胡老说不太像仲景口气）。

脉络虚，小便难，水走皮肤，因成皮水。

【原文】**寸口脉弦而紧，弦则卫气不行，即恶寒，水不沾流，走于肠间。**

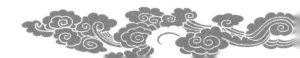

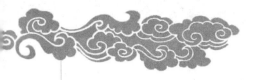

胡希恕

少阴脉紧而沉，紧则为痛，沉则为水，小便即难。

【释】文意不明，必有脱简，不释。

<注>本条这两段主要还是阐述造成里水的情况。

胡希恕

段治钧

第一段述意，由于营卫不利于外，水不沾流，走于肠间造成的里水。寸口脉弦而紧，这里的弦、紧，指太阳伤寒的脉浮弦、浮紧，当有恶寒、无汗。汗不出，则脉内外的血、气不能去陈生新，这就是营卫不利于外，尤其脉外的体液运行不畅，这就是弦（代表汗不出的脉应）则卫气不行。沾是浸润、濡养的意思，水若运行正常叫沾流而走（《内经》所言三焦决渎正常），水不沾流就是津液在体内运行失去正常，它不能向外通达，而走于肠间，这就成了里水。

第二段述意，还有一种是由于肾病、腰痛、小便难造成的里水。少阴脉紧而沉，这是指三部九候遍诊法的少阴脉，指下肢之下的太溪脉，以候肾。紧则为痛指腰痛，沉则为水指小便难，即由于肾病、下焦不行地道不通，而成的里水。

216

【原文】脉得诸沉，当责有水，身体肿重。水病脉出者死。

胡希恕

【释】脉沉主水，故谓"脉得诸沉，当责有水"。身体肿或重，皆水之为证也。水病脉不沉而反浮出者，正不胜邪也，故死。

【按】此指正水、石水而言，风水、皮水俱当别论。

段治钧

<注>本条是仲景脉法中沉脉亦有时主水的一个示例，里水脉沉，主水也是主里水。里水若溢于外，则身重或肿。风水、皮水脉当浮，若是里水为病，脉当沉而不当浮，若脉浮者，病势为逆，多预后不良。例如人病腹水，而脉浮，就是很危险的脉证。

【原文】夫水病人，目下有卧蚕，面目鲜泽，脉伏，其人消渴。病水腹大，小便不利，其脉沉绝者，有水，可下之。

胡希恕

【释】目下如有卧蚕状，面目鲜泽者，为病水的征象；脉伏者为病水的脉应；其人消渴者，水不气化也。病水腹大，即腹水也；小便不利，为病水之因；其脉沉绝，即沉极而伏的脉。此为有水，可下之。

【按】此赅正水、石水而言者。可下之，谓腹水实者可下之，不是说凡腹水即可下之。

段治钧

<注>本条是里水可下之证的一个示例。上条谓"脉得诸沉，当责有水"，伏，乃沉之甚脉，亦是病水的脉应。主证是病水在腹而腹大（即腹水），小便不利而口渴。因小便不利，则水的循环、代谢不正常，因此它不能被正常的消化吸收而生津化气，故口渴。均为实证，故可下。目下卧蚕（即下眼睑肿胀如卧蚕），面泽，水泛于上的为证，也是水病常见的要证。

<按>本条渴而小便不利，与五苓散证当鉴别。彼为表阳证兼水不化气，此为里实蓄水。

【原文】问曰：病下利后，渴饮水，小便不利，腹满因肿者，何也？答曰：此法当病水，若小便自利及汗出者，自当愈。

胡希恕

【释】病下利后，由于亡津液，故渴欲饮水；但胃气未复，饮留不消，若复小便不利，则必病水、腹满肿大也；若小便自利及汗出者，则水有去处，故当自愈。

【按】胃气衰为病水的要因，此特借下利后渴欲饮水、而腹满胀大者，以明其义。故治腹水，必须重视胃气，胃气败则必死也。

段治钧

<注>下利后因失水失津而渴，思饮亦只宜少少与之，胃气尚未复，饮多再有小便不利，这就要病水。水留于内则腹满；胃不复脉络尚空虚，水乘于外则身肿。若其人小便利或有汗出者，则不致病水，既病水亦有自愈之可能。

<按>由此一段当知，水病多因胃气虚，尤其里水，治疗亦需顾护胃气。五脏和水之间也有相互的影响，下边讲五脏之水，并以脏腑理论释之。

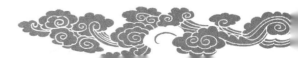

【原文】心水者，其身重而少气，不得卧，烦而躁，其人阴肿。

胡希恕

【释】心火气衰则病水，其身重者，水气见于外也；而少气者，水气逆于上也；不得卧、烦而躁者，阳为阴困，心中懊恼也；其人阴肿者，心火不交于下也。

【按】古人以心主火，而肾主水。心阳下交，肾水上济，乃成水火既济之象，气化以行，人始安和。若肾阴不上济，则病火；心阳不下交，则病水，均为水火不济之象也。本条所述，即属后者。

段治钧

<注>心水者，即由于心气衰所致的水病。身重，组织内有水气则身重而沉。少气即短气，气不足以息，乃里有水饮的证候表现（可参见第十二篇痰饮病有"水停心下，甚者则悸，微者短气"的论述），水气上逆压迫横膈所致。不得卧，水性趋下，躺卧时水上迫更甚也，小青龙汤"咳逆倚息不得卧"即属此，就是支饮（饮也是水）。烦而躁，心阳之火为寒（水）所困，所以烦而躁；心火不能下交，故其人阴肿。这就是心火气衰而成的水气病，心脏病的水肿大都偏之于下。

218

【原文】肝水者，其腹大，不能自转侧，胁下腹痛，时时津液微生，小便续通。

胡希恕

【释】其腹大、不能自转侧者，谓腹水胀大而不能自转侧也。胁下腹痛，即肝区痛也。时时津液微生、小便续通者，胃气虽虚但尚在，犹时时津液微生也；小便虽少，但还续通而未闭也。

【按】此述肝硬化的腹水证，以肝病而致腹水，故谓为肝水。

段治钧

<注>肝硬化腹水严重者，肚子很大，沉重而无力，所以转侧翻身都很困难。肝区痛是肝病的重要证候，常反映在肝胆部位，两肋弓胁下。肝腹水虽也会影响到胃，但不在胃内，所以它还能够微微地生化津液。虽然也会影响到肾，小便但少而已，并未至不通，这时不能单用或过用利尿药，否则再伤及肾，则会造成无尿而加重病情。

【原文】肺水者，其身肿，小便难，时时鸭溏。

胡希恕

【释】肺病则水道不通，故小便难，水外溢于表则身肿，下走大肠则时时鸭溏。

【按】此述肺病而致的水气证，身浮肿、小便难、大便溏，即其候也。

段治钧

＜注＞肺主气，司肃降，主行水，通调水道，下输膀胱，为水之上源，合皮毛，与大肠相表里。古人对肺脏这些生理功能的论述，主要在说明肺有调节体液的作用，人体内水液的运行与肺气有密切的关系。所以肺功能失常造成的水病，因水道发生障碍，故小便难；合皮毛，皮毛在外，水溢于外则身肿；与大肠相表里，水下走大肠，故时时稀溏如鸭便，其实即水谷不分而大便代偿小便的证候表现。

【原文】脾水者，其腹大，四肢苦重，津液不生，但苦少气，小便难。

胡希恕

【释】水充于腹，则腹肿大；流于四肢，则四肢苦重；食谷不化，则津液不生；小便难者，中有水阻，故但苦少气。

【按】古人谓脾主腹及四肢，故病水腹大，而四肢肿重者，认为是脾病所致，故谓为脾水。

段治钧

＜注＞古人认为，脾为后天之本，主运化，主肌肉四肢，为胃行其津液，合胃，与胃相表里，喜燥恶湿。由脾的这些生理功能，可以说明脾也和水液的代谢有密切关系。脾虚水湿就容易停聚而病水；运化失常，就不能促进水液的运转和排泄，因而小便难、形成水肿；因腹和四肢为其所主，所以水充于腹则腹大，流于四肢则四肢发沉，以重为苦；与胃相表里，脾胃一家，脾病影响到胃，则津液不生（这与肝水不同，肝水不是脾胃的本病，故时时津液微通）；水盛在里迫膈或肺影响呼吸，故少气且以之为苦。

【原文】肾水者，其腹大，脐肿腰痛，不得溺，阴下湿如牛鼻上汗，其足逆冷，面反瘦。

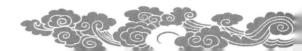

胡希恕

【释】腰痛不得溺者，肾病也。其腹大、脐重者，病水腹大，甚者脐肿突出于外也。阴下湿如牛鼻上汗，其足逆冷者，寒湿俱甚于下也。面反瘦者，津液不充于上也。

【按】以上论五脏有病，均可导致水气病，此与前痰饮篇谓水在五脏者，论述角度不同，读者宜前后细参，自可理解。

段治钧

<注>古人认为，肾乃先天之本，为水脏，主水，开窍于二阴，与膀胱相表里，腰为肾之府。这说明肾在调节体内水液平衡方面起着极为重要的作用，如果肾有病，失掉主水的功能，就会发生水肿等病；肾病水肿的特征是其腹大偏于肚脐以下的少腹，而且脐肿，这种病水肚脐太突出者为难治；腰为肾之府，所以这样的肾水，伴有腰痛；开窍于前阴、与膀胱相表里，地道不通，故不得溺，撒不出尿来（这既不同于肝水的小便续通，也不同于脾水的小便难）；因为肾水偏于下，故阴下部位有水渗出，如牛鼻子上出汗似的；手不那么冷，而足逆冷，说明阴寒在下、寒饮在下焦明显；因水气不能化生为营养人的津液以上济，故其人面瘦。

220

【原文】师曰：诸有水者，腰以下肿，当利小便；腰以上肿，当发汗乃愈。

胡希恕

【释】腰以下肿，则有下趋之势，故在治疗上当利小便；腰以上肿，则水有向外之机，故须发汗乃愈。

【按】因势利导，为治疗大法，不只限于水气一病也。

<注>师曰：诸有水者，即指以上五脏病水而言。但这仅是给出一个治疗原则，怎样（或用什么方剂）发汗，怎样（或用什么方剂）利小便，均当再辨证施治，其意自在言外。

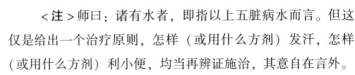

段治钧

【原文】师曰：寸口脉沉而迟，沉则为水，迟则为寒，寒水相搏。趺阳脉伏，水谷不化，脾气衰则鹜溏，胃气衰则身肿。少阳脉卑，少阴脉细，男子则小便不利，妇人则经水不通。经为血，血不利则为水，名曰血分。

【释】诊寸口脉沉而迟，沉则为水，迟则为寒，知寒水相搏于里也。诊

胡希恕

段治钧

跌阳脉伏，知脾胃气衰，水谷不化，脾气衰则鹜溏，胃气衰则身肿也。少阳脉卑，少阴脉细，亦因脾胃气衰，水谷不化，津液不生所致，故男子则小便不利，妇人则经血不通，经为血，因血不利而发生病水，名曰血分。

<注>本条脉沉主水，脉迟主寒，就寸口脉（桡骨动脉）的诊查，知寒水相搏于里。此人一定脾胃虚衰，所以跌阳脉当伏。脾主运化，输布津液，脾气衰津液不正常疏布于全身而废积于里则大便溏。胃主受纳消化，胃衰不能消谷则血少。津虚血少，外则脉络空虚，荣卫气虚，邪之所凑，水走于外则身肿。

胃是水谷之海，荣卫之本，因脾胃虚衰，所以少阳脉、少阴脉亦不足。少阳脉（这里指手少阳三焦，三焦者，决渎之官，水道出焉）不足，谓其脉卑，就是说按之沉而弱，主三焦虚，水道不通。少阴脉（古三部九候遍诊法，下肢候下的动脉，相当于太溪穴部位，以候肾）亦不足，按之脉细，主少阴虚，地道不通。总之，脾胃气衰是寒水相搏、病水和上述为证的原因。脉卑、脉细这都是荣血不足的表现，因病水，也会影响到肾，在男子则小便不利，在女子则经水不通。

反之女子地道不通，也会影响到病水，由于先病血（即瘀血）而后病水，这种病水曰血分。血不利则为水其意为血不利影响到病水，妇女因月经不调而致病水者，临床可见。而且非只女子，男子亦然也，例如肝硬化的腹水，就和先有瘀血有关。这种血分的水肿，其治疗光利尿是不行的，要加血分药。

由本条亦可知水气病可有血分、气分之区别。气分可参见本条后论中"师曰：寸口脉迟而涩，迟则为寒，涩为血不足。跌阳脉微而迟，微则为气，迟则为寒……名曰气分""气分，心下坚大如盘，边如旋杯，水饮所作"。本篇前论中"里水者，一身面目黄肿，其脉沉，小便不利，故令病水"条，所论肾炎水肿亦纯属气分。

【原文】师曰：寸口脉沉而数，数则为出，沉则为入，出则为阳实，入则为阴结。跌阳脉微而弦，微则无胃气，弦则不得息。少阴脉沉而滑，沉则为在里，滑则为实，沉滑相搏，血结胞门，其藏不泻，经络不通，名曰血分。

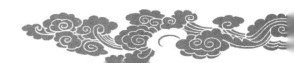

【释】（原稿缺失）

【原文】问曰：病有血分，水分，何也？师曰：经水前断，后病水，名曰血分，此病难治；先病水，后经水断，名曰水分，此病易治。何以故？去水，其经自下。

【释】（原稿缺失）

<按> 这两条，久有质疑。检胡老讲义这两条多予删除。1963 年全国中医教材会议审定中医学院试用教材《金匮要略讲义》（湖北中医学院主编，上海科学技术出版社出版），删去了前一条，仅有后一条；2005 年中医临床必读丛书《金匮要略》（何任、何若苹整理，人民卫生出版社出版），这两条皆选。附此以供参考。

【原文】问曰：病者苦水，面目身体四肢皆肿，小便不利，脉之，不言水，反言胸中痛，气上冲咽，状如炙肉，当微咳喘，审如师言，其脉何类？

师曰：寸口脉沉而紧，沉为水，紧为寒，沉紧相搏，结在关元，始时当微，年盛不觉，阳衰之后，营卫相干，阳损阴盛，结寒微动，肾气上冲，喉咽塞噎，胁下急痛。医以为留饮而大下之，气击不去，其病不除。后重吐之，胃家虚烦，咽燥欲饮水，小便不利，水谷不化，面目手足浮肿。又与葶苈丸下水，当时如小差，食饮过度，肿复如前，胸胁苦痛，象若奔豚，其水扬溢，则浮咳喘逆。当先攻击冲气，令止，乃治咳；咳止，其喘自差。先治新病，病当在后。

胡希恕

段治钧

【释】条文拉杂，不似仲景手笔。四六句骈体之音，可能为后人所附，不释。

<注>本条之问，主要是阐述病水的人同时伴有气上冲时的证候表现。本条之答，主要阐述这种病的脉象、病理机制、一再误治而不愈的证情变化和正确的治疗途径。

面目身体四肢皆肿，小便不利，这明显是水气病，并以其为苦。但当给病人看病诊脉时，病人不强调自己病水的证情，反而一再强调自己"胸中痛，气上冲咽，状如炙肉"，且有"微咳喘"的证情。状如炙肉，是形容咽中如有物阻塞，

这些证候都是因为有气上冲的缘故。本来就病水，气夹水上冲，至胸部则胸中痛，再向上则咽部觉有物阻塞，且微有咳喘。如此证情，脉是怎样的、又何以如此呢？

下面是师曰。寸口脉沉而紧，在这里沉主水，紧主寒，两者互相影响，这是寒水结在关元部位的脉应。这个病非一朝一夕而成，开始的时候证轻，年富力强时也不在乎，女子五七、男子六八之后，人的阳气衰退，阳衰则阴进（阳损阴盛），营卫也就不相协调，这个时候寒水之结的为证就逐渐表现出来了。如果有气上冲（《伤寒论》中的"肾气上冲"，为后世注家言衍入，以此上冲为奔豚而归之于肾气上冲）的话，就发作上述的证情，或更有胁下急痛。

此寒水结于关元、气上冲的病，医家误为留饮而大下之，不治气冲而吃泻药，病当然不会好（气击不去）。后又重用吐法，更徒伤津液，胃虚而燥，因燥而烦，咽干而欲饮水。胃虚而水谷不化，小便不利而病水，故面目手足浮肿。这时医又用葶苈丸（葶苈大枣泻肺汤改成丸剂）治水，当时好了一些（如小差），但因食饮过度又肿复如前。葶苈丸祛水属攻法，因为只想到祛水，而忽略了胃虚，也是治疗的失误，所以小差后肿又复来。而且水气更重了（其水扬溢），出现胸胁苦痛，象若奔豚，浮（指浮肿）咳喘逆诸症，这些还是气冲的为证，但医者在治疗中始终未抓住这一主要矛盾。正确的治疗应是当先攻击冲气（降冲气），令止，乃治咳；咳止，其喘自差，冲气一止诸证得治。总结说先治新病，病当在后，意即先治气冲，再治寒水结于关元的原发病。

胡希恕

段治钧

【原文】风水，脉浮，身重，汗出恶风者，防己黄芪汤主之。腹痛加芍药。

【释】风水脉浮为在表，汗出恶风为表虚，身重为有湿。防己黄芪汤主之。

<注>汗出、恶风而脉浮者，为太阳病的表虚证，但细辨又不是太阳中风的桂枝汤证。桂枝汤证脉浮缓，是体表津液由于自汗出而不充盈，其恶风为淅淅然恶风，感恶的程度也轻，且有发热（翕翕发热）。而本方证表虚得厉害，伴随汗出、恶风的感觉重，非常敏感。本条之始虽冠以风水二字，

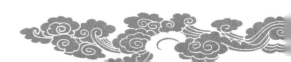

但无体痛、骨节疼痛，也没有发热等外感表证，证候像风水而实非风水病，实际本条是皮水。这种表虚的根本原因是由于正气不足于表的缘故（本证治用黄芪补虚，补的就是这种在表的正气不足）。由于表虚，湿郁体表而不去，故有身重的为证（但无身肿），所以胡老释曰"身重为湿盛"。身重多为湿，身肿多为水，尤在泾言"虽有风水、风湿之异，然而水与湿非二也"。湿胜于表，病在外，故脉浮。但是这种表虚证，是不能用发汗解表的治法的，当然亦不可服桂枝汤更发其汗。需以黄芪为主补表气之虚，实表即治，并需加大量祛湿祛水药，故曰"防己黄芪汤主之"。

〈按〉本条最后一句话"腹痛者加芍药"，恐非正文，或为方后药物的加减法错简于此也。

防己黄芪汤方见第二篇痉湿暍病中。

像本条这种表虚，正治之法当健中补胃而外实于表，利尿以祛湿。白术、生姜、大枣，并增量黄芪，则治胃虚于里而正气不足于外的表虚湿郁之证，从这个角度看，这是补中益气的方法；防己配伍白术以祛在表的停水；为加大祛水的力量而减量甘草。本方以无桂枝、茯苓，而不治气冲、肉瞤。方后加味不尽可信。

此方和麻黄加术汤、麻杏薏甘汤均治风湿在表，但各有侧重不同。

【原文】风水，恶风，一身悉肿，脉浮不渴，续自汗出，无大热，越婢汤主之。

胡希恕

【释】恶风、脉浮为在表。一身悉肿为水气。续自汗出者，热蒸于内也。不渴者，内虽热而津液尚未大损也。无大热者，谓尚无热实于里的身大热也，但并非无热。此正为越婢汤所主。

【按】风水法当发汗，但津液虚损者不可发汗，故本篇前论有"渴而下利，小便数者，皆不可发汗"的说明。脉浮不渴正是可以发汗的要征，注家以白虎加人参汤治渴，而把脉浮不渴改为脉浮而渴，实非也。白虎加人参汤治渴在人参而不在石膏，试观《伤寒论》白虎汤各条，无一有渴证，可兹证明。

〈注〉本条和上条比较，都叫风水，脉都浮，都恶风、汗出。但恶风

段治钧

汗出的情况是不同的：防己黄芪汤证主因是表虚而汗出恶风，只是一般的汗出，但恶风重；本条只是一般的恶风，但汗出多，它是续自汗出，连续不断地出汗，这种续自汗出是里热蕴蒸于外的缘故。上条因表虚，湿郁体表而身重，是为皮水；本条是真正的风水病，所以脉浮恶风，不止身重而是一身悉肿，不是湿郁而是水泛，这也是表证。上条无发热；本条虽"无大热"，但有热。所谓无大热，是身无大热也，其原因一是汗出热减，二是未至阳明病热实于里而发潮热的程度，即使有热，也不同于阳明病的蒸蒸发热。上方主虚，身重，不肿或虽肿而甚于下体部；本条主实，全身洪肿，无身重，既有也轻。在治法上，因津未大伤而无渴，故还可发汗解表；但里有热亦当清里，此所以用解表清里的越婢汤主之的原因。但应知治风水并不限于越婢汤一个方子。另外方后加减"恶风者加附子一枚，炮。风水加术四两（《古今录验》）"不似经文，论中开头明言恶风，何不即用附子？明指风水，何不即用白术？所以疑为后人语也。

越婢汤方

麻黄六两　石膏半斤　生姜三两　甘草二两　大枣十五枚

上五味。以水六升，先煮麻黄，去上沫，内诸药，煮取三升，分温三服。恶风者加附子一枚，炮。风水加术四两（《古今录验》）。

<方解> 本方乃麻杏石甘汤去杏仁而加姜枣，故治喘的作用较弱，但健胃逐水的作用加强，本篇前论曰"胃气衰则身肿"，病水者胃多虚，故佐以生姜、大枣、甘草助益胃气，此治风水之良法也。重用麻黄发水气以解表，用石膏清内热。故此治风水、一身悉肿、身无大热而续自汗出者。

<按> 本方麻黄和石膏配伍，是发汗还是止汗，与两者的配伍比例有关。依方的原量配伍，它是一个发汗剂。但这个发汗已不是单纯的解表，而是变为了外解内清的表里并治之剂，在表邪、水气因发汗而解的同时，因里热也被清解，所以汗出亦自止而愈。

【原文】皮水为病，四肢肿，水气在皮肤中，四肢聂聂动者，防己茯苓汤主之。

胡希恕

段治钧

【释】皮水为病，多由于表虚，水踞于皮中而不去也。四肢肿者，四肢为尤虚也。聂聂动即微动状，四肢聂聂动者，为水气相击也。防己茯苓汤主之。

＜注＞这个皮水，首先是表虚——脉络空虚、皮表肌腠正气虚，因而为水气之邪所凑，留踞而肿（水气在皮肤中），尤其四肢肿得更厉害。四肢不但肿，还微微地动（瞤动），这是皮肤里不但有水气，而且有气冲的缘故，因水气相击才会有聂聂动。在治疗上，不但要祛水，治气冲，而且必须实表。故以防己茯苓汤主之。

防己茯苓汤方

防己三两　黄芪三两　桂枝三两　茯苓六两　甘草二两

上五味，以水六升，煮取二升，分温三服。

＜方解＞防己、茯苓协力驱水而利小便，黄芪既能补中又能实表，使水不得复留。本方以桂枝甘草汤为基础以降冲气，重用茯苓六两，与桂枝为伍协力治动悸。故此治皮水小便不利、气上冲、心下悸、四肢肿而聂聂动者。

＜按＞风水、皮水都可以发汗法治之，但情况又有不同。皮水就不是只有一种治法，如本方，它对四肢肿而聂聂动者，有捷效；如果没有这个证候，可适证选防己黄芪汤，所以仍是重在辨证。

【原文】里水，越婢加术汤主之；甘草麻黄汤亦主之。

胡希恕

段治钧

【释】里水，即指前论之里水"一身面目黄肿，其脉沉，小便不利，故令病水"而言也，越婢加术汤之解已在前。甘草麻黄汤亦主之者，谓此里水，若为甘草麻黄汤证者，则亦可与之也。

＜注＞此里水，指本篇前论的越婢加术汤证。（参见【释】＜注＞＜方解＞）

甘草麻黄汤亦主之，这句话放在这里，如果说它也可治里水的话，这是不对的。甘草麻黄汤，方后云：温服一升，

"重覆（盖厚一点）汗出""不汗，再服"，可见它是个发汗剂。如果出小便不利造成的水肿（里水），水停在里，不利小便，而专用发汗攻表剂，不但无效，而且容易因发汗而激动里饮，造成很多变证，这是治疗上的错误。如果要是风水，有水肿，表实无汗而喘（急迫证）者，可有用甘草麻黄汤的机会。治风水用发汗法，所以甘草麻黄汤治风水，不应放在这里以其治里水。

＜按＞前论越婢汤治风水，其中以麻黄发水气，但依据证情同时用石膏以清里热，此当与甘草麻黄汤证加以鉴别。若因小便不利而成的水肿（里水），就不能用越婢汤，而要用加利尿药的越婢加术汤来治疗了。

越婢加术汤方见本篇前论中。

甘草麻黄汤

甘草二两　麻黄四两

上二味，以水五升，先煮麻黄，去上沫，内甘草，煮取三升，温服一升，重覆汗出，不汗，再服。慎风寒。

＜方解＞麻黄发汗治喘，甘草缓急，故治无汗而喘且急迫者。此为麻黄汤的基础方，发汗作用与麻黄汤大致相同，无桂枝不治气上冲和身疼，无杏仁治喘的作用亦较之为弱，但从专发水气来讲，适证可治风水。

【原文】水之为病，其脉沉小，属少阴；浮者为风，无水虚胀者，为气。水，发其汗即已，脉沉者，宜麻黄附子汤；浮者，宜杏子汤。

胡希恕

【释】水之为病，指身肿的水气病而言也。脉沉则为水，少阴脉微细，今脉沉小，知为少阴也；若脉不沉小而浮，则为风水；无水虚胀者为气，当然不可发汗。若水肿，发汗即愈，脉沉小属少阴者，宜用麻黄附子汤；脉浮属风水者，宜用杏子汤。

【按】杏子汤方未见，注家谓恐是麻黄杏仁甘草石膏汤；《医宗金鉴》则谓甘草麻黄汤加杏仁。但就本篇第一条"风水，其脉自浮，外证骨节疼痛，恶风"的为文观之，则以大青龙汤更加合理。

227

第十四篇　水气病脉证并治第十四

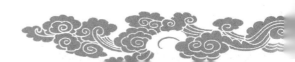

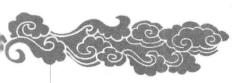

段治钧

<注>少阴病脉微细，本条脉沉小，小与细同，即脉沉细；本篇前论言"脉得诸沉，当责有水"，病水的人见这种沉细之脉，当属少阴。因为少阴是在表的阴性病，脉亦当浮，今脉不浮而沉者，当责有水。所以病水也是可以发生为少阴病的，其证还当有肿胀，亦以发汗法治之。在表的阴性病发汗当助以附子剂，故脉沉小者用麻黄附子汤。脉浮属风水者，是阳性病，若无汗，或有身疼痛，或不痛而身重乍有轻时者，此大青龙汤证也。另外还有一种无水虚胀者，也肿，但按之没有坑，不凹陷，为气，这种情况是不可发汗的。

<按>杏子汤方未见，胡老认为以大青龙汤较为合理，读者可参考《伤寒论》大青龙汤方。《伤寒论》中曰："水，发其汗即已。"胡老【释】曰："若水肿，发汗即愈。"这是指少阴病或太阳病，无论以哪种形式出现的可发汗的风水而言，但两者发汗的方法亦各不相同。且所论里水，以及纯属表虚而水湿停于表者，当不在其内需知。

《伤寒论》39条："伤寒，脉浮缓，身不疼，但重，乍有轻时，无少阴证者，大青龙汤发之。"（【释】<注>参见拙作《胡希恕越辨越明释伤寒》第44页）以太阳病形式出现的水气病，为风水。这种风水，以有外邪，表现有身疼痛或身不痛但重两种情况，都当以汗法发其水气。特别强调"无少阴证者"，大青龙汤主之。大青龙汤为越婢汤与麻黄汤的合方，其中有杏仁。胡老据此认为，《伤寒论》这一条与本篇这一条有相关的联系，故而他认为杏子汤方未见，说不定即为大青龙汤也。

麻黄附子汤

麻黄三两　甘草二两　附子(炮)一枚

上三味，以水七升，先煮麻黄，去上沫，内诸药，煮取二升半，温服八分，日三服。

<方解>此即《伤寒论》302条之麻黄附子甘草汤增其麻黄用量者。

麻黄、甘草发汗缓急迫。附子温中兴衰。麻黄附子甘草汤为少阴病无汗发表之主方，以其本虚，麻黄用量甚轻，又甘草缓之，故微发汗也；本方为

发水气，麻黄的用量需人。此亦和桂枝去芍药加附子汤与桂枝附子汤的关系一样，均只增益药量，药味并无出入，似无另立方名的必要，但制因证易，岂可混同！古方规律严谨如此，学习当细研之。

【原文】厥而皮水者，蒲灰散主之（方见消渴中）。

胡希恕

【释】厥者血虚，厥而皮水者，不可发汗，而以蒲灰散主之。

【按】本篇前论中有："诸有水者，腰以下肿，当利小便，腰以上肿，当发汗乃愈。"本条所述当为第一条"外证胕肿，按之没指"之证，故以蒲灰散利其小便也。

段治钧

＜注＞皮水亦当发其汗，但也不是就这一个治法，像前述防己黄芪汤证，《伤寒论》中虽冠以风水，其实那就是皮水，用的是实表利小便的治法。本条指明皮水，但有厥逆，厥者血少，不可发汗，所以要用利尿的治法，以蒲灰散主之。临床上用利尿治水肿，不限此一方，方子很多，适证选用之可也。

蒲灰散方见第十三篇消渴中。

【原文】问曰：黄汗之为病，身体肿（一作重）。发热汗出而渴，状如风水，汗沾衣，色正黄如柏汁，脉自沉，何从得之？师曰：以汗出入水中浴，水从汗孔入得之，宜芪芍桂酒汤主之。

胡希恕

【释】黄汗之病，虽亦身体肿，发热汗出，状如风水，但风水脉浮，而此则脉沉。尤其汗沾衣，色正黄如柏汁，是黄汗病的特征。汗出而渴为亡津液，故宜芪芍桂酒汤主之。以汗出入水中浴，水从汗孔入得之，正说明表虚而水得乘之踞而不去也。其实黄汗病证候并不止于此。

＜注＞就其发热、汗出、身肿（或身重）的为证而言，状如风水。但实际上它不是风水，因为风水脉浮，而本证脉沉；风水可发汗当不渴，而本证丧失津液厉害而有渴。汗出甚多，汗色正黄如柏汁，又其汗沾衣（染衣），是黄汗病的特征。这个病出的汗色很黄，但并无身黄、面黄等证，它又不同

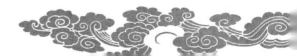

段治钧

于黄疸病。本病的原因，主要在于表虚，所以本条的脉沉不只主水，主要还是主虚（可与防己黄芪汤证互参）。汗出入水中浴或可致此病（正说明表虚邪凑致病），但非必致此病，亦非仅此原因而致此病。所以治当调和营卫，补虚实表而止汗，故曰芪芍桂酒汤主之。

<按> 本条"以汗出入水中浴，水从汗孔入得之"，作为黄汗病的原因；第五篇中风历节病脉证并治中有"汗出入水中，如水伤心，历节黄汗出，故曰历节"，作为历节病的原因。是两病同因，还是"汗出入水中浴"这句话又错简误入后文？应在临床中再验证。

黄芪芍药桂枝苦酒汤方

黄芪五两　芍药三两　桂枝三两

上三味，以苦酒一升，水七升，相和，煮取三升，温服一升，当心烦，服至六七日乃解。若心烦不止者，以苦酒阻故也(一方用美酒醯代苦酒)。

<方解> 黄汗，因表虚汗出多，伤津而致渴，这个时候就不应再发汗而应敛汗，所以要用苦酒的酸收；汗出多，也是因有气上冲，桂枝在所必用；汗出多者，营卫不和，故保留了桂枝、芍药的配伍。因此不用桂枝汤原方(去掉健胃滋津养液的生姜、大枣、甘草)，也不用桂枝加黄芪汤。主用黄芪益气实表，桂枝、芍药调和营卫，用苦酒者以敛汗救液也。故此治黄汗病发热、身肿、表虚汗多、渴而脉沉者。原来老出汗，药后不出汗了，故初时有烦，服至六七日烦乃解。

【原文】黄汗之病，两胫自冷；假令发热，此属历节。食已汗出，又身常暮卧盗汗出者，此劳气也。若汗出已，反发热者，久久其身必甲错，发热不止者，必生恶疮；若身重，汗出已辄轻者，久久必身瞤，瞤即胸中痛；又从腰以上必汗出，下无汗，腰髋弛痛，如有物在皮中状；剧者不能食，身疼重，烦躁，小便不利：此为黄汗。桂枝加黄芪汤主之。

【释】黄汗病则两胫自冷，若发热而历节黄汗出者，则属历节病而非黄汗病也。食后即汗出，又身常暮卧盗汗出，谓为劳气者，言其极虚也。汗出

胡希恕

而反发热者，邪胜精祛也；若久久如此则血枯热燥，其身必甲错；发热不得止，必生恶疮也。若身重，汗出已即轻者，为有水气也；有水气而身瞤动者，概由于气上冲，气上冲则胸中痛，故谓"瞤即胸中痛"也；如果气冲于上，则从腰以上有汗，而下无汗；阳气下虚故腰髋弛痛；水气在皮中，故如有物在皮中状。若证之剧者，其人不能食，一身疼且重，烦躁，小便不利。此为黄汗病，桂枝加黄芪汤主之。

【按】此述黄汗之证正治，汗出、发热、身重而痛，为黄汗之三大症状，分段逐一说明，甚精。此病之作，主要由于正虚不足于表，客邪湿气乃入踞肌肤而不去，湿郁热蒸，久久而为黄汗也。

段治钧

<注>黄汗病，本篇第一条曰"其脉沉迟，身发热，胸满，四肢头面肿，久不愈，必致痈脓"，上条曰"身体肿，一作重。发热汗出而渴，状如风水，汗沾衣，色正黄如柏汁，脉自沉"，再结合本条述证，可见黄汗病的病本为正虚不足于表。重点有三大症状：汗出、发热、身肿（或重）痛（当然黄汗出沾衣自不待言）。

因为历节病也有"历节黄汗出"的症状（参见第五篇"寸口脉沉而弱，沉即主骨，弱即主筋，沉即为肾，弱即为肝。汗出入水中，如水伤心，历节黄汗出，故曰历节"条，"味酸则伤筋，筋伤则缓，名曰泄……体羸瘦，独足肿大，黄汗出，胫冷。假令发热，便为历节也"条），所以《伤寒论》中首先指出黄汗病和历节病的鉴别点：黄汗病水气重，下趋明显，又虚，故两胫自冷；历节病多因感受外邪，入侵关节，可积久化热，气血郁滞，故两胫发热。

黄汗病的汗出，首先它是自汗出，且汗出多，更有"汗沾衣，色正黄如柏汁"的特征，这样的汗出，主要不是因为有热而是因为表虚、营卫不和。还有"食已汗出，身常暮卧盗汗出"的情况，这也是因为虚的缘故，《伤寒论》中曰"此劳气也"，劳气即虚劳之气，说明虚得更厉害。

黄汗病的发热是汗出已反发热者，这不是好现象，乃精却邪留。一般情况汗出则不再发热，若一方面出汗一方面发热，说明人的精气外泄，邪气反留在里面，这就是正不胜邪，还是因为正虚。久之伤及血脉而发生瘀血证，

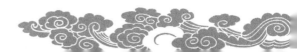

则其身甲错（皮肤粗糙、干燥、状如鱼鳞）。再久之热不止，还要生恶疮。

若身重，汗出已则轻者，停湿停水则身重或肿，黄汗病多汗，出完汗，水去一部分，故汗已辄身轻。"久久必身瞤，瞤即胸中痛"，黄汗证虚，常有气上冲，水气随气上冲而动则身瞤，而且瞤即胸中痛。也可"腰以上出汗，下无汗"。腰髋弛痛，就是腰胯部松弛无力而又疼痛，且这个部位总觉里面像虫爬一样，如有物在皮中状。这都是因表虚邪凑，水气踞于此而不去的证候。

如果病情更重（剧者），则"不能食，身疼重，烦躁，小便不利"。里有寒水、湿气，还有气上冲，故不能吃东西。身疼为表证，身重为水气。热郁则烦躁，小便不利是病水的重要原因。

病情未剧时，其治也当调和营卫、补虚实表，但因无伤津致渴的证候，所以不用上条敛汗止渴的方法。因有汗出发热、身痛身重，表证明显，又气上冲、营卫不和，故以桂枝加黄芪汤主之。

桂枝加黄芪汤方

桂枝　芍药各三两　甘草二两　生姜三两　大枣十二枚　黄芪二两

上六味，以水八升，煮取三升，温服一升，须臾饮热稀粥一升余，以助药力，温服取微汗；若不汗，更服。

<方解>本方以桂枝汤调营卫更发汗以止汗，降冲气，解外，祛热、治身痛。但它不能除黄，治黄汗还必须加补虚实表的黄芪。其实本方不只于治黄汗、黄疸的为证而已，凡桂枝汤证而又有黄芪证者，均当治之。

<按>黄汗之病，汗黄而人不黄，与黄疸病人发黄者不同。此病很少见，在我的医案中仅有两例，略述于下，以供参考：

韩某，女，哈尔滨人。以肝硬化来门诊求治，其人面黧黑，胸背痛，腰痛尤剧，行动困难，烦闷，低烧，不能食，经西医多年治疗不愈。因有西医确诊，初未注意黄汗，数予舒肝和血药不知，后见其衣领染黄，细问乃知其患病以来即不断汗出，内衣每日更换，不断染黄。于是与桂枝加黄芪汤，不久病已，汗除，体力增加。其人确实肝硬化，黄汗愈后，即依证治肝，逐渐恢复健康返回原籍。

李某，女，本市工人。初来门诊，谓常低烧，屡经西医检查未见器质性病变，但口渴，出黄汗，下肢微肿，虚极无力，已两年多不愈。与黄芪桂枝芍药苦酒汤，不久诸症均已。

【原文】师曰：寸口脉迟而涩，迟则为寒，涩为血不足。趺阳脉微而迟，微则为气，迟则为寒。寒气不足，则手足逆冷；手足逆冷，则营卫不利；营卫不利，则腹满肠鸣相逐，气转膀胱。荣卫俱劳，阳气不通即身冷，阴气不通即骨疼。阳前通则恶寒，阴前通则痹不仁；阴阳相得，其气乃行，大气一转，其气乃散。实则矢气，虚则遗尿。名曰气分。

【释】寸口脉，迟则为寒，涩为血不足；趺阳脉，微则胃气虚，迟为里有寒。以是内则水气相逐，腹满肠鸣，而气转膀胱；外则营卫不利，身冷骨痛，而四肢逆冷。此本里虚有寒，复被外邪，而陷于少阴证者。营卫俱劳以下大部分文字

胡希恕

费解，尤其名曰气分，更不易理解。

<注>因本条文意不易理解，兹先略述大意于下：主要脉证是寸口脉迟而涩，趺阳脉微而迟；有四肢厥逆、腹满肠鸣、身冷、骨疼的证候表现。其病理机制是营卫不利于外，寒水之气相搏于里。因为里面的寒水之气主要源于营卫不利，所以管这样的病证"名曰气分"。其治疗原则既要通阳，又要

段治钧

通阴，令"阴阳相得，其气乃行"，当通阳解表、调和营卫与起沉衰以逐寒饮同时进行。论中就围绕这些辗转进行论述。

诊寸口脉"迟而涩"，迟主寒，涩主血少；诊趺阳脉"微而迟"，趺阳脉专以候胃，微主胃气虚，迟主里寒。两者结合说明其人胃虚、有寒、血不足。维持人生命活动所必需的"水谷之精"，无论运行于脉内的营，还是运行于脉外的卫，均化生于胃。胃虚则营卫运行不利，又血不足，因气血不达于四末，故而手足逆冷，这就是营卫不利于外。胃虚消化力弱，易使水饮留而不去，又脉迟有寒，寒水之气相搏于里，因而腹满肠鸣相逐、气转膀胱（在这里气转膀胱不是下输膀胱，而是说水与气在小腹、上腹间相互影响）。营卫俱劳，劳者虚劳，在这里就是虚的意思，因为胃虚，所以营卫俱虚。阳气不通就是卫气虚，则不能发挥其温煦卫外的作用，故而阳气不通即身冷；

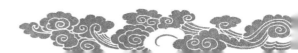

阴气不通就是营气虚，则不能发挥其营养器官组织的作用，故而阴气不通即骨疼。身冷、骨疼是表证，这也是由于营卫之气不利。气分者相对的是血分，古人把病水，尤其里边的水，分为气分和血分。气分纯由于营卫不利；血分乃由于先病血（瘀血）而后病水，即因血不利而影响水不通利（参见本篇前论"师曰：寸口脉沉而迟，沉则为水，迟则为寒，寒水日搏……男子则小便不利，妇人则经水不通。经为血，血不利则为水，名曰血分"条）。

下面论述治疗的原则，阳前通、阴前通都指用药。阳前通则恶寒，就是在治疗上，如果只注意发汗、解表调其津液，不兼顾在里的寒水之气，那么恶寒将更重；阴前通则痹不仁，如果只治寒水相搏于里的腹满肠鸣，不兼顾解外，不但表证不除，还会有麻痹不仁。所以正确的治法应当是令阴阳相得，既通阳又通阴，既调营卫以解表，又祛水散寒以振奋沉衰。这样的治疗才能使胸中的宗气（大气）转还，气血运行，寒水之气也就得以消失。在下一节给出了治气分用的是桂枝去芍药汤与麻黄附子细辛汤的合方。吃过这个药以后，如果证偏实就矢气（放屁），如果病偏虚就遗溺（小便多）。

234

　　<按>上注因文衍义，仅供参考。

【原文】 气分，心下坚大如盘，边如旋杯，水饮所作，桂枝去芍药加麻黄细辛附子汤主之。

胡希恕

段治钧

【释】《医宗金鉴》谓"心下坚大如盘，边如旋杯，水饮所作"十四字，当是衍文。气分桂枝去芍药加麻辛附子汤主之十五字，当在上条"名曰气分"之下，意始相应，正是气分之治。必有错简，当改之。

　　<注>心下坚大如盘，边如旋杯，水饮所作，乃枳术汤证，当是下一条的文字，错简于此，宜去之。

　　本条文字只是气分，桂枝去芍药加麻辛附子汤主之，且应接上条。

　　气分，首先是胃虚有寒。四肢厥逆是营卫不利；腹满胁鸣相逐，气转膀胱是水气病，说明有冲气；身冷、骨疼是表证，说明外不解。但整体病情是陷于阴证的少阴病。解表、治气冲、调营卫需桂枝去芍药汤；病陷少阴，发表、祛水需麻黄附子细辛汤。两方面都要照顾到，即阴阳相得，故以两者的合方治之。

桂枝去芍药加麻黄细辛附子汤方

桂枝三两　生姜三两　甘草二两　大枣十二枚　麻黄　细辛各二两　附子一枚(炮)

上七味，以水七升，煮麻黄，去上沫，内诸药，煮取二升，分温三服，当汗出，如虫行皮中，即愈。

<方解> 参见《伤寒论》第22条"太阳病，下之后，脉促，胸满者，桂枝去芍药汤主之"，第301条"少阴病始得之，反发热，脉沉者，麻黄细辛附汤主之"，本方治二方的合并证。气分，乃虚寒夹饮复有外邪而陷于阴证者，故以本方主之。方后语"当汗出，如虫行皮中"正是本方发汗的验证，正气虚，汗液已出汗腺尚未排出体外时，则有虫行皮中的感觉。

胡希恕

段治钧

【原文】心下坚大如盘，边如旋盘，水饮所作，枳术汤主之。

【释】水饮盘踞于心下，因致心下坚大如盘者，本方主之。

<注> 旋盘不明为何物，但云边如旋盘，明说是边缘界限分明也，腹诊当可触摸得到。心下坚满，就是胃有停水，以枳术汤主之。本条述证，颇似肝硬化、肝脾肿大连及心下者，一般的水结不会到这种程度。这种情况只用本方不足以治此证，胡老常以本方合四逆散，再适证加祛瘀活血药，治肝脾肿大有验。

枳术汤方

枳实七枚　白术二两

上二味，以水五升，煮取三升，分温三服，腹中软，即当散也。

<方解> 枳实除结去满，白术逐水利尿，故治水饮盘踞心下，心下坚满或小便不利者。

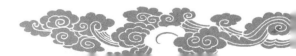

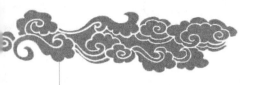
> **附方**
>
> 《外台》防己黄芪汤 治风水，脉浮为在表，其人或头汗出，表无他病，病者但下重，从腰以上为和，腰以下当肿及阴，难以屈伸（方见风湿中）。

<注>防己黄芪汤见第二篇痉湿暍病中："风湿脉浮身重，汗出恶风者，防己黄芪汤主之。"本条说治风水，其实防己黄芪汤证不是风水而是皮水，所以说是风水者，仅因脉浮的缘故，但又表无他病，即没有身痛、发热恶寒等表症，脉浮为在表仅形似风水而已。防己黄芪汤的汗出纯因表气虚，跟风水越婢汤证的汗出也完全不同（参见本篇前论中）。病水主要反映在下部：下重、腰以下肿及阴（前阴）、腿也肿而难以屈伸，而"腰以上为和"（腰以上无病）。此亦当以防己黄芪汤主之。

防己黄芪汤方见第二篇痉湿暍病中。

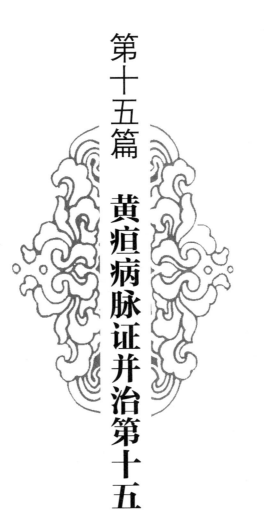

第十五篇　黄疸病脉证并治第十五

【原文】寸口脉浮而缓，浮则为风，缓则为痹，痹非中风。四肢苦烦，脾色必黄，瘀热以行。

胡希恕

【释】太阳中风，发热汗出，脉浮而缓，缓者，汗出亡津液也。今谓"缓则为痹"者，里虚多湿，津液不充于外也，即《伤寒论》所谓"伤寒脉浮而缓，手足自温者，是为系在太阴"者是也，故又谓"痹非中风"。四肢苦烦即手足自温的互词。若复小便不利，瘀热在里，身必发黄也。

段治钧

<注> 诊寸口脉浮而缓，浮主表，缓主津液不足，据脉可知这是在表的津液不足。虽然浮是在表（浮则为风），但是这个浮缓脉不是太阳中风的脉。因为太阳中风脉缓是自汗出丧失津液的缘故，而本条的脉缓是由于湿痹的关系（缓则为痹，痹指湿痹）。也就是说虽然没有汗出，但是停湿于里，津液也会不充于外，所以脉也缓，故曰"痹非中风"。深入分析脉意，主在说明里有停湿（此可参《伤寒论》187 条、278 条"伤寒脉浮缓，手足自温者，为系在太阴。太阴着，身当发黄；若小便自利者，不能发黄"，39 条"伤寒，脉浮缓，身不疼，但重，乍有轻时，无少阴证者，大青龙汤发之"。注解可见拙作《胡希恕越辨越明释伤寒》44 页、199 页）。四肢苦烦即四肢苦烦热，与手足自温同意，说明里边有热（瘀热以行），里有湿再有热，两者相瘀，小便再不利，则身必发黄。脾属土、色黄，发黄与脾有关，这也只能说是古人的一种认识。

【原文】趺阳脉紧而数，数则为热，热则消谷，紧则为寒，食即为满。尺脉浮为伤肾，趺阳脉紧为伤脾。风寒相搏，食谷即眩，谷气不消，胃中苦浊。浊气下流，小便不通，阴被其寒，热流膀胱，身体尽黄，名曰谷疸。

额上黑，微汗出，手足中热薄暮即发，膀胱急小便自利，名曰女劳疸，腹如水状不治。

心中懊憹而热，不能食，时欲吐，名曰酒疸。

胡希恕

【释】趺阳脉紧而数，数则胃热，紧则为脾寒，胃热当能食，脾寒则不消，故食即为满也。尺脉浮为风伤肾，趺阳脉紧为寒伤脾。脾伤则谷气不消，胃中苦浊，故食谷即眩也。阴被其寒，即里被其寒，因浊气下流入腹而阴被其寒也。肾伤则小便不通，热流膀胱不得越，与浊气相瘀，则身体发黄也，因名曰谷疸。

微汗出者，为表自和。手足中热，薄暮即发者，阴血虚也。膀胱急，小便自利者，有瘀血也。古人以肾属水、色黑，额上黑，肾伤也。谓上证因房劳所致，因名之为女劳疸。若腹肿如水状，不治。

【按】黄疸并发腹水者，属难治之证，宜注意。

心中懊憹而热者，谓心中懊憹而烦，且发灼热也。不能食，食即吐者，湿热壅逆于里也。黄疸见此证，多以嗜酒所致，故名之为酒疸。

段治钧

<注>第一段的主题是阐释谷疸发病的机理：胃有热则能食，脾虚寒则不消（不能运化），即能吃而不能消。食不消则蕴热，如果体内再有湿，湿热郁结因而发黄，这样的黄疸叫谷疸，意即由于谷气不消而发的黄疸。注如下：趺阳脉诊胃，脉紧而数，紧主寒指脾气，数主热指胃气。胃有热则能食，脾虚寒则不消，所以吃了东西就胀满（食即为满）。"风寒相搏，食谷即眩，谷气不消，胃中苦浊"这组倒装句应接于此。脾虚则湿停，谷不消则蕴热，风寒相搏者，即湿热互相影响，食后湿热上攻而头眩。既有湿又有热，心中烦、胃胀满不舒，以湿热为苦，形容其状曰"胃中苦浊"。这种湿热蕴结已经具备了发黄的可能，但还要看小便是否通利。浮脉在此主热，寸口的尺脉浮（而寸不浮），浮在前（关前）其病在表，浮在后（关后）其病在里，今尺脉浮为热伤及肾的脉应，所以"浊气下流，小便不通"。因小便不利，邪热到膀胱亦不得外越。前面已说明趺阳脉紧则脾虚湿停，阴被其寒者，即又因小便不利而加重了里面的湿气。这种谷气不消造成湿热郁结因而发黄，就叫作谷疸。

古人认为肾主水，黑属水，额上黑为肾气伤的一个证候。微汗出者，既不是自汗出也不是汗自出，表自和也。手足热，薄暮即发者，快到傍晚手脚就发热，血分证也。有如《伤寒论》145条"昼日明了，暮则谵语，如见鬼

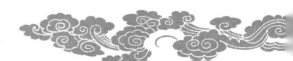

状"的热入血室证，这种发热总在夜间。膀胱急，小便自利者，下焦蓄血证也。膀胱急即膀胱（部位）急结，憋胀不舒，但又小便自利，可见非蓄水乃蓄血也。有如《伤寒论》125条"太阳病，身黄，脉沉结，少腹硬，小便不利者，为无血也；小便自利，其人如狂者，血证谛也，抵当汤主之"，可见瘀血证也有发黄者。但这一段没有到其人如狂的程度，所以后面的治疗也不用抵当汤。这一切是由于不节制房事，女劳所致，故名曰女劳疸。从现代来看这很像溶血性黄疸，如果面目黑者（黑疸），确是难治；如果再有腹如水状，就是有腹水了，黄疸并发腹水本已预后不良，若女劳疸并发腹水，肾气衰不能行水，故曰"不治"。

平素嗜酒的人，湿热内蕴，湿热在里，则心中懊侬而热，即心烦恼而发热，并且不能食。里有水，上逆，故时欲吐。这种黄疸因嗜酒所致，故名曰酒黄疸。

【原文】阳明病，脉迟者，食难用饱，饱则发烦，头眩，小便必难，此欲作谷疸。虽下之，腹满如故，所以然者，脉迟故也。

胡希恕

【释】阳明病脉迟，知为中寒，中寒者不能食，故食难用饱，饱则难消，胃中苦浊而发烦。头眩者，小便必难，水不下通而逆于上，此欲作谷疸也。阳明病热实于里者，下之则愈，今脉迟而不实，虽下之而腹满如故也。

＜注＞此为《伤寒论》195条，在此讲谷疸而重出者。

本条冠以阳明病，当指有发热、不恶寒、或汗出等症，但脉不洪大而迟。脉迟主寒，这个寒在这儿即指水饮，本条就是因胃虚停饮。食难用饱，即不能吃饱，或吃饱一点就难受，即上条"胃中苦浊"之意，这是胃虚水湿内停而不胜食

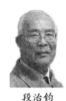

段治钧

的缘故。《伤寒论》190条"阳明病，若能食，名中风；不能食，名中寒"，今不能食，是阳明中寒之类也。饱则发烦，其胃虚弱，食则不消而微烦。头眩，必小便难，头眩为水气上冲之症，故必小便难。上条明示谷疸者因消化不良而发黄疸，欲作谷疸，是迁延下去即将发黄疸的意思。黄疸者，湿热郁结之为病，阳明有热而小便不利，湿无去路，合于发黄的病理机制，因谓欲作谷疸也。谷疸下之而腹满如故，可见其为虚满，而非实满也；所以然者，

脉迟故也，还是因为有寒（水）。为治不可用汗下之法，只能利小便。

胡希恕

段治钧

【原文】夫病酒黄疸，必小便不利，其候心中热，足下热，是其证也。

【释】嗜酒则湿热内蕴，若小便利者，则湿热外越而不能发黄，故病酒黄疸者，必小便不利，心中热、足下热即其候也。

<注>酒客湿热内蕴，这个热明显在下边（足下热）、在心中（心中烦热），这是酒黄疸的要证，亦小便不利所致也。

【原文】酒黄疸者，或无热，靖言了了，腹满欲吐，鼻燥。其脉浮者，先吐之；沉弦者，先下之。

胡希恕

段治钧

【释】酒黄疸亦有心中无烦热，而靖言了了者。实于里则腹满，壅于上则欲吐。鼻燥者，里热也。脉浮者，病有上越之机，宜先吐之；沉弦者，为里实，宜先下之。

<注>靖言了了是语言不乱，神情安静的意思。酒黄疸患者，嗜酒无度，长期湿热内蕴，常言不了了。但本条则不然，如胡老所释。酒黄疸一般心中热而懊憹，本条说明亦有无热者。虽如此，腹满、鼻燥，仍能说明里实有热。总之应知酒黄疸者以热为主，当从湿热治之。此脉浮者，理同第十一篇五脏风寒积聚病"心中寒者，其人苦病心如啖蒜状，剧者心痛彻背，背痛彻心，譬如蛊注。其脉浮者，自吐乃愈"条，脉浮者病有上越之机，尤其寸浮明显，吐以治之乃顺应病机之势也。而脉沉弦，即偏于里实，则宜先下之。

【原文】酒疸，心中热，欲呕者，吐之愈。

胡希恕

【释】有心中热的酒黄疸，若其人心中愠愠欲吐者，宜顺其势吐之则愈。

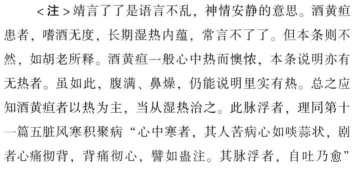

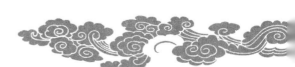

段治钧

<注>心中热，强调心中烦热明显。欲呕，即愠愠（形容胃中涌逆难受的不可名状）想吐。顺势吐之则愈。

【原文】酒疸下之，久久为黑疸，目青面黑，心中如啖蒜齑状，大便正黑，皮肤爪之不仁，其脉浮弱，虽黑微黄，故知之。

胡希恕

【释】酒疸脉浮，宜先吐之证，而医反下之，故令不愈，日久热伤血脉，则变为目青面黑的黑疸。心中如啖蒜齑（音jī，粉末、碎屑）状者，热益深也。大便正黑，皮肤爪之不仁者，有瘀血也。以其脉浮弱，虽黑微黄，故知为酒疸下之所致也。

【按】据《诸病源候论》《千金要方》记载，凡黄疸日久，皆可变为黑疸，确属事实。不过仲景所论，概属血性黄疸，亦即谓为女劳疸者是也，详见后。

段治钧

<注>本条言酒疸脉浮者，因误下的错误治法，而变为黑疸。前言"酒疸，心中热""其脉浮者，先吐之"，下之为逆，所以病不解，时间长了慢慢变为黑疸，目青面黑是黑疸的外观。心中如啖蒜齑状，说明烦热盛，心中热辣辣的、懊侬，这是下后热更深了。大便正黑，皮肤爪之不仁，大便黑是大便潜血，皮肤爪之不知痛痒，这都是瘀血证。其所以知道这是酒疸误下所致，乃由脉证，酒疸本来脉浮，经下后才变为浮弱；细察黑疸的外观，这种黑它是虽黑微黄，即黑中透着黄；再结合上述为证，故知之。

<按>以上四条又专论酒黄疸。

【原文】师曰：病黄疸，发热烦喘，胸满口燥者，以病发时火劫其汗，两热所得。然黄家所得，从湿得之。一身尽发热而黄，肚热，热在里，当下之。

胡希恕

【释】发热烦喘者，表热也。胸满口燥者，里热也。病黄疸而如是发热者，以初发病时，用火劫汗，外邪益之以火邪，两热相熏灼而得如此也，此与一般黄疸从湿得之不同。今一身尽发热，面黄，肚热，为热在里，当下之。

段治钧

<注> 黄疸病初始，一般也有表证，所以临床上不仔细诊查容易误诊，待到发黄，才发现是黄疸病，本条即一示例。初得时以为是表证，有热，应以汗解，但是发汗的方法不对，火劫大发其汗，以火济热，两热相得，即发热。火邪互相助长，不但热不解且传里并发里热之证。发热烦喘是表证的为候，发热是表热，因不得发散而烦，热往上壅逆而喘。胸满口燥，为热在里。但这是黄疸病，黄家所得，从湿得之，既病发黄疸必得有湿；此则为表里俱热，虽证型如此，亦必有湿也。至此还属对黄疸的泛论，后一句讲辨证。

如果其人发黄，证候表现为一身尽发热、肚热，一身尽热为阳明病的一个证候，肚热就是腹中热，为热在里，那么在治疗上当用下法。但这个下法的方药，不一定用承气汤，这种热太盛的发黄它是阳黄，参后面的条文有茵陈蒿汤、大黄硝石汤，还得辨方证选用之。

【原文】脉沉，渴欲饮水，小便不利者，皆发黄。

胡希恕

【释】脉沉为在里，渴欲饮水为里有热，小便不利则水不得下泄，与热瘀于里，故必发黄也。

段治钧

<注> 各种发黄原因不一，除上述外还有多种，但综观必是里有热、有水湿内停，湿热相瘀才是发黄的必备条件。所以治黄必利小便（参见本篇后论中）。本条脉沉主里，两个证候在里的湿、热都具备，因而发黄。皆发黄者，是说如果里有热、渴欲饮水、小便再不利，即使现在不发黄，将来亦必发黄也。

【原文】腹满，舌痿黄，躁不得睡，属黄家（舌痿疑作身痿）。

胡希恕

【释】《医宗金鉴》曰："舌痿黄之舌字，当是身字，必传写之讹。"此说可信，宜改之。

身痿黄，谓身黄不鲜明，即黄之初渐也。腹满、躁不得睡，乃里实有热，此属黄家，宜下之也。

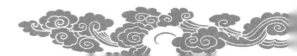

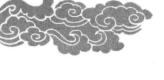

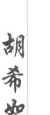
段治钧

<**注**> 此腹满属实，即实满。躁不得眠者，因里实腹满得厉害而躁（可参考《伤寒论》238 条"心中懊恼而烦，胃中有燥屎者"，251 条"烦躁、心下硬"，皆属之），因心中烦躁而不得眠也，此里实之证，但身一定见有痿黄，这也是发黄的一个证型，可以下之自在言外。身痿黄，就是其黄色浅不艳，有别于身黄如橘子色。这是初染，其黄尚不清楚不典型的缘故。

【**原文**】黄疸之病，当以十八日为期，治之十日以上差，反剧为难治。

胡希恕

【**释**】黄疸之病，一般当以十八日为欲愈之期，治之得法，则十余日即愈。若至期不愈，反增剧者，为难治。

【**按**】当以十八日为期和治之十日以上差，不过经验约略之词，原无深意，注家谓土王四时之数，故以为期，未免过于牵强附会，不可从。

段治钧

<**注**> 黄疸病，如果治之得法，大概十多天、二十来天可以有效或痊愈；如果治法正确得当，治疗十多天不但没见效而反加重者，这个病不好治，这是古人的经验之谈，大体上也符合临床实践，但不是必然。

黄疸之病，当以十八日为期，即黄疸病若愈当在十八天左右。为究其所以然，前人有多种说法，五行家有一种认识，春主木，夏主火，秋主金，冬主水，而土则旺于四季，即每个季度的最后十八天（为一期）均主土。这样金、木、水、火、土各七十二天，一年总计为三百六十天。黄疸病要治愈，全凭土（脾胃）旺，恰合一期之数，故曰"当以十八日为期"，这是后人阐释的一种看法。其实仲景所言仅是治疗的经验所见，也是个约略之数，古人并不解释。尤其黄疸病采取自认为正确的治法，不差反重者，确属难治，非浮言也，这不就是经验吗？

胡希恕

【**原文**】疸而渴者，其疸难治，疸而不渴者，其疸可治。发于阴部，其人必呕；发于阳部，其人振寒而发热也。

【**释**】疸而渴者，为热深而且津液亦虚，故难治；疸而不渴者，热浅而正（津液——编者按）亦不衰，故可治。发于

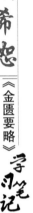
244

阴部者，谓湿盛于里也，故其人必呕；发于阳部者，谓热盛于外也，故其人必振寒而发热也。

段治钧

<注>疸而渴者，其疸难治，黄疸本来是湿热交蒸的病，按理不当有渴，今疸而渴，既发黄疸而又渴，可见是热盛到伤害了津液（津虚）。治黄疸要利小便，但热盛津虚，所以这种情况不好治，为难治并不是绝对不治，宜注意。疸而不渴者，其疸可治，黄疸虽热而热不深，津未大伤而不渴，这种情况容易治疗，即使发黄很厉害，只若津未伤而不渴，亦不难措手。这是就黄疸的轻重、治疗的难易来进行分析的。

后半段文字的阳、阴是指表里而言。发于阴部，其人必呕，发于阴部即湿盛于里，里头停湿停水，其人必呕；阳部，其人振寒而发热也，阳部指表位，热盛于表（即表热），其人必发热而恶寒（振寒）也。

<按>以上是对黄疸病一般的论述，下面讲治疗。

【原文】谷疸之为病，寒热不食，食即头眩，心胸不安，久久发黄为谷疸，茵陈蒿汤主之。

胡希恕

【释】谷疸之为病，始则形似太阳伤寒，发热而恶寒，但以湿热内扰而不欲食，食即头眩，心胸不安，久久必发黄而为谷疸也。茵陈蒿汤主之。

【按】急性黄疸性肝炎多此证，未发黄前多误为感冒，宜注意。

段治钧

<注>本条当与本篇前论"风寒相搏，食谷即眩，谷气不消，胃中苦浊，浊气下流，小便不通，阴被其寒，热流膀胱，身体尽黄，名曰谷疸"条互参。彼乃阐述谷疸乃胃热、脾寒，谷气不消蕴热于里，又停水湿，因而发黄，故有食谷即眩、胃中苦浊、小便不通证候。

黄疸之为病，寒热即恶寒发热。在本篇前论"师曰：病黄疸，发热烦喘，胸满口燥者……一身尽发热而黄，肚热，热在里，当下之"条，<注>中曾言及，发热烦喘即表热不得发散而烦，热向上壅逆而喘，黄疸病初起也有有表证的。临床上黄疸型肝炎，开始时屡有发热恶寒者，但并未发黄，开

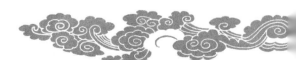

始当感冒治，后来发黄了才知道不是单纯的表证（感冒），这就是久久发黄，它是逐渐发黄的。不食，食即头眩，这与本篇前论中第二条"食谷即眩"、第三条"食难用饱，饱则发烦头眩"是一个意思。因胃热脾寒能食不消，蕴热有湿，因而吃了东西就头晕。心胸不安与第二条的"胃中苦浊"可以合参，就是心烦、胀满（方后言"一宿腹减"，可见其证当有腹微满）不舒、恶心等为证，也是苦浊的意思。这就是谷气不消而发的黄疸，"为谷疸"。此以茵陈蒿汤主之。

茵陈蒿汤方

茵陈蒿六两　栀子十四枚　大黄二两

上三味，以水一斗，先煮茵陈，减六升，内二味，煮取三升，去滓，分温三服。小便当利，尿如皂角汁状，色正赤，一宿腹减，黄从小便去也。

246

<方解>茵陈蒿苦辛微寒，为利胆剂，兼有解热、利尿作用，功能清湿热，利黄疸，利小便。栀子苦寒，为消炎药，消炎解热除烦，利二便。主充血或炎症，而见剧性心烦、发黄、懊恼不得眠者，亦主吐、衄、下血、胃肠热证。茵陈、栀子为伍祛湿除热，为治黄疸的要药。佐以泻下的大黄，故本方治黄疸烦躁、小便不利、大便不畅者。如有柴胡证，本方合大柴胡汤好使。

在本条用治谷疸，亦正对胃热脾寒、能食不消、蕴热有湿的病理机制。

【原文】黄家日晡所发热，而反恶寒，此为女劳得之。膀胱急，少腹满，身尽黄，额上黑，足下热，因作黑疸。其腹胀如水状，大便必黑，时溏，此女劳之病，非水也，腹满者难治，硝石矾石散主之。

胡希恕

【释】日晡所发热属阳明，阳明病但热而不恶寒，今反恶寒，知非阳明病而为女劳得之。膀胱急、少腹满、大便黑，为有瘀血。足下热者，瘀热在下焦也。虽身黄，但额上黑，知为黑疸也。虽腹胀如水状，此女劳之病而非一般的水气病也。血因热瘀，以致发黄，祛瘀下热，治不宜缓。若复腹满似水，中气已虚，不可攻下，故为难治。黑疸者硝石矾石散主之。

【按】《伤寒论》125条曰："太阳病，身黄，脉沉结，少腹硬，小便不利者，为无血也；小便自利，其人如狂者，血证谛也，抵当汤主之。"可与女劳疸诸条互参，当知为瘀血性的黄疸也。

段治钧

<注>本条所述女劳疸的证候"日晡所发热，膀胱急，额上黑，足下热"与本篇第二条述证相同，大便必黑也与本篇前论中黑疸证同，但比第二条少了小便自利，故本条为证当与前面互参。

黄家指黄疸这个病家。女劳疸虽日晡所发热，而反恶寒这不同于但发热不恶寒的阳明病，又不同于并无时间规律而发热恶寒的表证。额上黑者为肾伤，它是个虚证。近傍晚即发热，亦为瘀血的证情，所以女劳疸是虚而有瘀，故日晡所发热，而反恶寒也。膀胱急，少腹满，即膀胱急结、少腹硬满的意思，女劳疸以其有小便自利，故知其为膀胱部位蓄血而非膀胱蓄水也。身尽黄，即一身尽黄。足下热，因热在下焦，故足下特别觉热。因作黑疸，黄疸病有以上症状，以额上黑因又以黑疸名之。女劳疸为黄疸类型之一，论中虽曰"此为女劳得之"，认为与房劳伤肾有关，其实它是个瘀血性黄疸，根据临床所见本证多出现在黄疸病的后期，气血两虚，浊邪瘀阻的证候。肤色暗黄，额上色素沉着，舌质暗红。

严重的还会发生腹胀满，大便潜血，其腹胀如水状，大便必黑，时溏就是对这种情况的描述。这个腹胀像腹水的样子，大便黑就是大便潜血，时溏就是因潜血而大便不干的意思。这不是一般的水气病，而是女劳之病，非水也。女劳疸其所以胀满者难治，因肾气已败也。

硝石矾石散方

硝石　矾石(烧) 等分

上二味，为散，以大麦粥汁，和服方寸匕，日三服。病随大小便去，小便正黄，大便正黑，是候也。

<方解>女劳疸这种瘀血性黄疸的治疗，因为没有其人如狂，所以不用

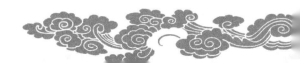

抵当汤，也就没有水蛭、虻虫那些剧烈的药物。硝石（芒硝）、矾石（明矾），卜热之力多，祛瘀之力少，故宜于黑疸热甚而瘀血轻者。若瘀血重者恐非本方所宜。由服药后小便正黄、大便正黑，说明其效验。

【原文】酒黄疸，心中懊恼，或热痛，栀子大黄汤主之。

胡希恕

段治钧

【释】酒黄疸，若心中懊恼、或灼热、痛者，栀子大黄汤主之。

<注> 本方和茵陈蒿汤的组方都有栀子、大黄，但两方证侧重点不同。茵陈蒿汤方证有热更偏重于湿，故为证有小便不利，有腹满也较轻；栀子大黄汤治酒黄疸，方证当然有湿，但更偏于热，所以心中懊恼而烦、甚或热痛，腹满也较重。这两个方子其实都是泻下剂，同时它们也都利小便。

248

> **栀子大黄汤方**
>
> 栀子十四枚　大黄一两　枳实五枚　豉一升
>
> 上四味，以水六升，煮取二升，分温三服。

<方解> 本方解热除烦（心中懊恼），用栀子豉汤，证偏重于热，甚至于痛。祛黄药主在栀子、大黄；用枳实以加强消胀去满的作用（祛黄药中没有茵陈蒿，因为茵陈蒿汤偏于小便不利、腹微满）。其实本方与茵陈蒿汤合用，更好使。

【原文】诸病黄家，但利其小便；假令脉浮，当以汗解之，宜桂枝加黄芪汤主之（方见水气病中）。

胡希恕

【释】诸黄疸病，多从湿得之，法当利小便。假令脉浮，为在表，则宜汗以解之。桂枝加黄芪汤主之。

【按】黄疸病，假设脉浮、汗出、发热、恶风者，宜桂枝加黄芪汤主之；若无汗表实者，则宜麻黄连翘赤小豆汤，不可不知。

段治钧

<注> 诸病黄家，大都热郁结，而小便不利，所以一般的治法但利其小便。但是也必须辨证，假若是太阳中风型的黄疸病，那就可用本方。如果像本篇前论中硝石矾石散证虚性瘀血型的黑疸、上条偏热的酒黄疸，则需适证选方。不过表证型的黄疸并不多见，因为有些黄疸病初起类似于感冒，待到发黄，表证期已过。医者临床需精审细察方不失其机。

桂枝加黄芪汤方见十四篇水气病中。

<按> 本方在水气篇中以其治黄汗，在本条以其治太阳中风型黄疸，病机相同可互参。黄芪有祛黄的作用，实践证明黄芩、黄连、栀子、黄柏、大黄、柴胡等黄色药，均有祛黄作用，此亦自然界之奥妙吧，各宜应证选用。

【原文】诸黄，猪膏发煎主之。

胡希恕

【释】猪膏发煎润燥解热，利水消瘀，诸黄有是证者，均主之。

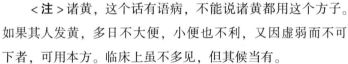

段治钧

<注> 诸黄，这个话有语病，不能说诸黄都用这个方子。如果其人发黄，多日不大便，小便也不利，又因虚弱而不可下者，可用本方。临床上虽不多见，但其候当有。

猪膏发煎方

猪膏半斤　乱发如鸡子大三枚

上二味，和膏中煎之，发消药成，分再服，病从小便出。

<方解> 猪膏即猪板油，性寒，功能润燥通便解热。乱发能通利水道，也有祛瘀的作用。故治黄疸二便不利、偏虚而不任苦寒攻下者。本方在第二十二篇妇人杂病中治阴吹。

胡希恕

【原文】黄疸病，茵陈五苓散主之（一本云茵陈汤及五苓散并主之）。

【释】黄疸病，若显五苓散证者，宜茵陈五苓散主之。

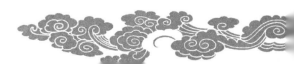

段治钧

<注>据前一条"诸病黄家，但利其小便"，这也是常用方。五苓散证，脉浮，发热，渴而小便不利，消渴，或水逆等，皆属之。本条述证殊不备，黄疸而显五苓散证，小便不利而不宜下者，以本方主之。不过有五苓散证而发黄者，膀胱气化不行，水湿内停，其发黄多为阴黄，宜注意。

茵陈五苓散方

茵陈蒿末十分　五苓散五分　（方见第十二篇痰饮咳嗽病中）

上二物和，先食饮方寸匕，日三服。

<方解>此于五苓散加祛黄的茵陈，故治五苓散证而发黄疸者。因为在本方中祛黄药只有茵陈，所以茵陈在本方中用量较在茵陈蒿汤中的用量为重（和五苓散的比例为2:1）。现在改用汤剂，茵陈可用 30~60 克，桂枝 6 克，其余猪苓、泽泻、白术、茯苓各药均可用 10 克。

250

【原文】黄疸腹满，小便不利而赤，自汗出，此为表和里实，当下之，宜大黄硝石汤。

胡希恕

【释】腹满，为里实。小便不利而赤，为里有热。自汗出者，为里实热的自汗出，属阳明也。因为表没病只是里实的黄疸，故当下之。宜大黄硝石汤。

段治钧

<注>有一种黄疸病，表现就是里实热重，其证大便秘结、腹胀满、自汗出、小便赤、心烦，就是本方证。因为它里实腹满得厉害，热也重，所以方中大黄、芒硝共用，不但用栀子，还用黄柏。黄疸病的这种证型虽然也不多见，但确有，以本方主之。

大黄硝石汤方

大黄　黄柏　硝石各四两　栀子十五枚

上四味，以水六升，煮取二升，去滓，内硝，更煮取一升，顿服。

<方解>大黄、硝石攻实下热，黄柏、栀子解烦祛黄，故以治黄疸腹胀满，烦热汗出而大便难者。茵陈蒿汤、栀子大黄汤、大黄硝石汤，都是泻下剂，其中茵陈蒿汤最为平稳，栀子大黄汤泻下就稍重一点，本方最重。本方药量不但重，大黄、硝石、黄柏各4两（1两合近代3钱、现代9克），而且是顿服，太重了。现代处方各味药可用10克即可。

【原文】黄疸病，小便色不变，欲自利，腹满而喘，不可除热，热除必哕，哕者，小半夏汤主之（方见痰饮中）。

【释】黄疸病，小便色不变，里无热也。欲自利，湿盛也。虽腹满而喘，不过水气逆迫所致，慎勿以为里实而攻除其热。若误除其热，则胃中冷必哕。哕者，小半夏汤主之。

胡希恕

【按】本条所述的腹满而喘，为水气逆迫心下所致，与承气汤的腹满而喘甚相似，故特警示人不可骤然除热，令人鉴别，不要以硝石、大黄配剂而误下之。此述湿饮内盛的黄疸病，当于寒湿中求之。小半夏汤为此误治后的哕证而设，非以其治黄疸也。

<注>上条小便不利而赤，说明里有积热；本条"小便色不变"（小便清），说明无里热。《伤寒论》56条"其小便清者，知不在里，仍在表也"，可见是表是里，有热无热，验之于小便亦当为辨证的一项重要指征。欲自利者，指大便老想下利，这是湿盛（有寒），失于收摄的证候。腹满而喘，一

段治钧

方面欲自利，一方面觉腹满，可见此满为虚满而非实满也，那么这个喘也不会是因实满而喘。所以此腹满而喘迥不同于阳明热证的腹满而喘，其喘乃水气逆迫于心下所致，这种情况不能予苦寒泻下药，治疗当于寒湿中求之才对证（茯苓饮合茵陈五苓散可参用）。若再予苦寒药除热，胃中寒则必哕，这是误治的哕逆，治哕用小半夏汤。

小半夏汤方见第十二篇痰饮咳嗽病中。

【原文】诸黄，腹痛而呕者，宜柴胡汤（必小柴胡汤，方见呕吐中）。

【释】腹痛而呕为小柴胡汤证，故黄疸腹痛而呕者，宜与小柴胡汤。

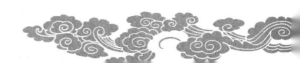

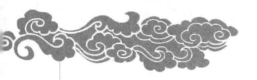

胡希恕

《金匮要略》

学习笔记

胡希恕

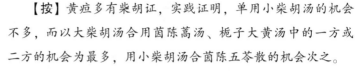

段治钧

【按】黄疸多有柴胡证，实践证明，单用小柴胡汤的机会不多，而以大柴胡汤合用茵陈蒿汤、栀子大黄汤中的一方或二方的机会为最多，用小柴胡汤合茵陈五苓散的机会次之。

<注>黄疸而显柴胡证者，即以柴胡剂与治黄疸的方剂合治之。腹痛而呕，为小柴胡汤证，有黄疸者，以小柴胡汤为基础方、合适证之方治之，临床多以茵陈五苓散合之。若心下急，呕不止，这种情况一般都有大便难或不通，这是大柴胡汤证，有黄疸者，以大柴胡汤为基础、合适证之方治之，临床多以茵陈蒿汤或栀子大黄汤合之。

小柴胡汤方　方见第十七篇呕吐哕下利病中。

【原文】男子黄，小便自利，当与虚劳小建中汤。方见虚劳中。

胡希恕

段治钧

【释】中气虚，则小便失禁而自利，即所谓上虚不能制下也。当与虚劳小建中汤，可能是指黄芪建中汤，以黄芪能祛黄之故。注家谓为小建中汤，恐非。

【按】黄疸见本方证者，男女均可用之，不限于男子黄也。

<注>男子黄，黄疸病不分男女均可得，今特指男子黄，此暗指女劳疸也。如果发黄而小便自利，就不当再以利小便的方法治之。此小便自利，指自利或频数，为中虚不能制水，当以补中益气的方法治之，所以胡老以为用黄芪建中汤为好。小建中汤方虽在虚劳篇中，但未必能祛黄。

小建中汤方、黄芪建中汤方　见第六篇血痹虚劳病中。

附方

瓜蒂汤　治诸黄。（方见暍病中）

<注>用瓜蒂汤治黄疸，其必有可吐之证，本篇前论中有"酒黄疸者……其脉浮者可吐之……"即为其例，或黄疸有愠愠欲吐之情者亦可用之。但以其治诸黄，非是。

《千金》麻黄醇酒汤

治黄疸。

麻黄三两

上一味，以美清酒五升，煮取二升半，顿服尽。冬月用酒，春月用水煮。

<注> 麻黄也有祛黄的作用，黄疸单用一味麻黄？值得研究。若有表证，不若用麻黄连翘赤小豆汤。

小结

古人把黄疸分为三种——谷疸、女劳疸、酒疸，并认为这是瘀热在里而成。热在里不得出，与湿相瘀结，蕴而发黄，所以其治必须利小便，茵陈蒿汤是常用方。必要时也需发汗，或用吐、下法，具体治疗当然仍需辨证。可下的方剂，有茵陈蒿汤、栀子大黄汤、大黄硝石汤。大黄硝石汤药量太重，即使大实大满也应化裁用是。另外胡老亦曾试以硝石矾石散治女劳疸，但均无效，此经验值得借鉴。黄疸病加腹水者，预后多不良，宜予注意。

第十六篇

惊悸吐衄下血胸满瘀血病脉证治第十六

胡希恕《金匮要略》学习笔记

【原文】寸口脉动而弱，动即为惊，弱则为悸。

胡希恕

【释】惊则气乱，故脉应之动；悸则血虚，故脉应之弱。

<注>这是讲惊悸的脉。动脉主惊，弱脉主悸。惊则气乱，指人受到惊吓时，自然良能会出现应激反应，即使在可承受的情况下，气血之行也会乱于常态，其脉跳突不稳曰动，人会感到心怦怦乱跳，甚至连胸腹都动。悸则血虚者，血虚则脉弱，血虚脉弱则不足以养心，心气虚则悸，人也会感觉到自己的心跳悸动。以上是指人受外来刺激造成的惊悸。人在生病的情况下，也有气乱、血虚之情，亦有自惊、自悸

段治钧

256

之为证，其动、弱之脉亦将应之。心在上焦，此惊、悸之脉寸部更显著。

【原文】师曰：尺脉浮，目睛晕黄，衄未止；晕黄去，目睛慧了，知衄今止。

胡希恕

【释】尺脉浮，为里有热。目睛晕黄，为血有瘀。瘀热犹在，知衄未止；晕黄去，目睛慧了，则瘀热已除，衄当自已。

<注>本条是以衄血为例，说明病势进退的为候反映。其实瘀热相搏，为诸多出血证一般的病理机制，后面讲吐血、下血，理亦同此，但个别情况也有例外需知。脉关前主表，关后主里，浮脉在此主热，故尺脉浮者，里有热也。目睛晕黄，就是沿黑眼珠周围发黄叫晕黄，这是拿月晕而风的古谚语做比拟，乃瘀血的为候。里有热，又复有瘀，故衄血不止。

段治钧

反之晕黄去，目睛慧了，即目睛清明，则知衄止也。

【原文】又曰：从春至夏，衄者太阳；从秋至冬，衄者阳明。

胡希恕

段治钧

【释】此亦约略之词，但不似仲景语。

<注>衄就是鼻子出血，鼻腔内的血管微细（就是络脉），血受热妄行，这里易破，中医就说是络伤而衄。不过这种衄血有太阳伤络和阳明伤络的区别，《伤寒论》46条"其人发烦目瞑，剧者必衄，衄乃解。所以然者，阳气重故也"，即为太阳伤络；同书227条"脉浮、发热、口干、鼻燥、能食者则衄"，即为阳明伤络。春夏衄，多为太阳伤络，秋冬衄，多为阳明伤络，这种认识是不可靠的。

【原文】衄家不可汗，汗出必额上陷，脉紧急，直视不能眴，不得眠。

胡希恕

段治钧

【释】夺血者无汗，衄家复发其汗，则津液枯竭，必使额上组织陷而不起，脉道紧急而失柔，甚至目直视不能眴，心虚、悸不得眠也。

<注>此即《伤寒论》86条，本来是讲禁汗的条文，今讲病衄，故又于此重出者。衄家，久病衄血的人。额上陷，额头部位皮肉瘪缩。脉急紧，脉动加快的意思，即脉数急，汗出夺血，血不足而心跳加快代偿之。直视不能眴者，两眼不能闭合，眼珠不能动。不得眠，指烦躁不得眠。衄家久失血，而且血虚在上边，再发汗夺津液，血更伤，则额上肌肉塌陷不丰。目系也由于失去血液营养而不能眴。久衄之人，整个身体也会受到影响，心血亏而烦躁不得眠。凡亡血均不可发汗，衄家亦仅是一例也。

【原文】病人面无色，无寒热，脉沉弦者衄；浮弱，手按之绝者，下血；烦咳者，必吐血。

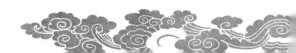
胡希恕

【释】无寒热者，无外邪也。病人面无血色，为亡血也。脉沉弦者，知为虚劳久衄也；脉浮弱，按之绝者，为有外无内极虚的芤脉，知必大下血也；烦咳者，病在肺，则必吐血也。

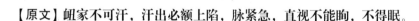

胡希恕

《金匮要略》学习笔记

段治钧

<注>面无色，即面无血色（面色白，面色薄），又无外邪，这就是亡血的一个外征。亡血者，或衄、或下血、或吐血，各有不同的脉应。脉沉弦者，衄。久衄虚劳，脉才沉弦，此可与第六篇虚劳病中"男子脉虚沉弦，无寒热，短气，小便不利，面色白，时目瞑，兼衄，少腹满，此为劳使之然"条互参。弦本来是太过有余的脉，但是此弦它是外边脉道硬，里边中空，像按鼓皮一样，类似于革，这是虚极而反的脉应；此沉不只主里，它还主虚。故而曰此为久衄虚劳之脉。浮弱，手按之绝者，脉得之浮，但按之脉内极弱几近于绝，也是有外无内的脉，就是芤。这是大失血的脉，下血者出血量多，故主之。烦咳者，必吐血，面无血色，而烦咳涉及肺，因知此失血为肺的疾患，必吐血所致也。

【原文】 夫吐血，咳逆上气，其脉数而有热，不得卧者，死。

胡希恕

【释】 吐血，咳逆上气，肺病也。其脉数而有热，为邪犹盛。躁不得卧，为正不胜邪，故死。

<注>本条应接上一条吐血的病证。气上逆、咳嗽不止，俗谓上气不接下气的咳嗽，患肺病者多见此。临床上久吐血者，人应虚，脉应不及（上条的沉弦、浮弱、手按之绝者均属之）。若脉数有力，是邪热盛（肺热盛），很易迫血妄行，那是相当危险的。待到躁扰不安、躁不得卧，此正不胜邪也。正虚邪盛，故曰死。久病失血的人遇到这种数急的脉需要小心，多预后不良。

段治钧

【原文】 酒客咳者，必致吐血，此因极饮过度所致也。

【释】 酒客咳者，酒伤肺也，肺伤则必吐血，此以极饮过度所致也。

胡希恕

<注>嗜酒之人，也不是人人一咳就必致吐血，这条所说是酒客、极饮过度，确有咳血、吐血之虞。嗜饮、过量饮酒，易伤肺而咳，长期酗酒，湿热内蕴，故有吐血之变。

段治钧

258

【原文】寸口脉弦而大，弦则为减，大则为芤，减则为寒，芤则为虚，寒虚相击，此名曰革，妇人则半产漏下，男子则亡血。

胡希恕

段治钧

【释】见虚劳病篇。

＜注＞参见第六篇虚劳病中。

＜按＞书中第六篇、本篇、第二十二篇，都有这条。此三段文字，大同小异（本篇男子则亡血少"失精"二字；第二十二篇少"男子则亡血失精"七字，而"旋覆汤主之"五字为衍文，当去掉），依文意当是一条，总的看来是说芤脉和革脉主病的实例。其所以分属在三类杂病当中，盖《金匮要略》第六章讲血痹虚劳病，本章讲惊悸吐衄下血胸满瘀血病，第二十二章讲妇人杂病，均涉及这段文字所论脉证的内容，故后者不是前者的重出，其意甚明焉。

芤为轻取浮大但重按脉内虚涩的复合脉，所谓浮大中空者，属不及脉。中空，即按之动减（指脉内不充实而跳动力量不足），乃浮大其外空涩其内之象，故主血虚、虚劳，久病见此脉难治。革为芤而弦的兼象脉，属不及脉，血虚于内而脉管反弦强硬变于外之象，故主大亡血，或久失精。芤、革二脉，本外属太过，而内属不及，但就主病而言，乃列于不及。

【原文】亡血不可发其表，汗出即寒栗而振。

胡希恕

段治钧

【释】夺血者无汗，故亡血者虽有表邪，亦不可发其表。汗出虚极必陷于阴证，则寒栗而振也。

＜注＞此与《伤寒论》87条文意相同，原是讲禁汗的条文。本篇前论中衄家不可汗，为特指；此亡血不可发其表，乃泛言亡血均不可发汗，其理一也。本来就失血，再发汗夺其津液，气（津液）血两虚到极，虚极则转变为虚寒阴证。这个寒也是由虚来的，人的生化机能沉衰了，则寒生。

【原文】病人胸满，唇痿舌青，口燥，但欲漱水，不欲咽，无寒热，脉

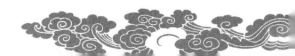

微大来迟，腹不满，其人言我满，为有瘀血。

胡希恕

【释】唇、舌为血华外显之处，唇痿、舌青者，瘀血的征象也；口燥、但欲漱水不欲咽者，瘀热的为候也；胸满而伴有是证，知为瘀血所作也。无寒热者，无外邪也。脉微大来迟，为血瘀气滞也。腹本不满，而病人自言满者，为有瘀血也。

段治钧

<注> 本条和下条均论述瘀血的证候表现。唇、舌、眼睛等靠外边这些黏膜之处，全是血液显现的地方，血流充沛营养正常，则丰盈光华显现，血虚、瘀滞则有明显异常。唇痿，口唇瘪缩不丰，或唇无血色，即血不荣于唇，血虚、血瘀都可有此证情。舌青，舌指舌质，青为紫而晦暗，舌边常伴有瘀斑，肝病常见舌青。在这里唇痿、舌青都是瘀血的反映。血虚证，治疗上不一定都用补法，如果是由血瘀而虚者，祛瘀即可推陈致新，瘀血不去，补而无益，甚至越补越坏。

口燥，但欲漱水不欲咽，口干舌燥是有热的征象，如果要是阳明里热，则口燥欲饮，一般稍稍与饮之，和其胃。若口燥但欲漱水而不欲咽（不欲真饮），说明其热不在阳明胃，而热在血分，这也是瘀血的证候，而且为重。

无寒热者，无外邪。脉微大来迟者，微大，微是细而虚（无力）的兼象脉，但是若言细则必不再言大，因为细脉、大脉是在脉管的广度（细、粗）上两者是相对立的，所以此微大当是指大而无力的脉象，而且这个大也是有外无内的那种大，类于芤。迟脉在这主营气不畅（足）。综合观之，脉芤血不足、微者气不足、迟者营气滞塞而血瘀，而且"微大"是瘀血造成的，这就是临床所见的血瘀气滞、血瘀气虚。

腹不满，其人言我满，这是少腹（血室部位）急结的证候。急结就是感觉那块憋得慌、难受，也有形容那块不宽快、不宽畅、有憋胀感，所以腹诊时本不满，但病人感觉满，这是瘀血的一个要证。

【原文】病者如热状，烦满，口干燥而渴，其脉反无热，此为阴伏，是瘀血也，当下之。

胡希恕

段治钧

【释】病者如热状，即指烦满、口干燥而渴言也。其脉反无热者，谓脉不浮滑而反沉伏也，此为热伏于阴，是瘀血也，当依证选适方下之。

＜注＞瘀血的证候反映形式多样，各有不同。上条是"口燥，但欲漱水不欲咽"，也有渴而欲饮如本条者。

烦满者，烦，为郁热而烦；满，如上条的"腹不满，其人言我满"。口干燥而渴者，口干舌燥而渴欲饮水，像是阳明里热的样子。病者如热状，即指这些而言。但是诊其脉反无热，就是无浮滑、数、大等主热的脉象。此为阴伏，阴指阴血，这是热伏于阴血的缘故，就是瘀血。当依证下之。

＜按＞以上讲了惊悸，但主要是讲衄、吐血、下血诸失血和瘀血等脉证，在原则上做了一些概述。以下讲辨证治疗。

【原文】火邪者，桂枝去芍药加蜀漆牡蛎龙骨救逆汤主之。

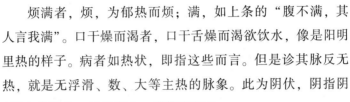

【释】《伤寒论》曰："太阳病，以火熏之，不得汗，其人必躁；到经不解，必清血，名为火邪。"如上之火邪证，则以桂枝去芍药加蜀漆牡蛎龙骨救逆汤主之。

＜注＞本条主述惊证的治疗。胡老上所引为《伤寒论》114 条原文，说明何为火邪。但这条中没有该方治疗的主证——惊（悸），同书 112 条才是对本方证的论述："伤寒脉浮，医以火迫劫之，亡阳，必惊狂，卧起不安者，桂枝去芍药加蜀漆牡蛎龙骨救逆汤主之。" 【释】中引文的"其人必躁"就是此引文的"惊狂，卧起不安"。对这两条略释如下：

太阳病，法应汗解，但以火熏发汗则非其治。火熏，亦古人一种劫汗方法，如今之火炕温覆使汗者亦属之，类此即使汗出，亦属逆治，以火邪助热故也。不得汗，其人必躁者，火熏之仍不得汗，以火助热，热盛而烦躁。这种情况，未经火熏亦常有之。有的人服发汗药而不汗出，也必烦躁。烦者热烦，躁者躁扰，因烦而躁。清，古字作"圊"，圊者即如厕，清血就是便血的意思。太阳病久不解，邪热传里而有便血之虞。此便血因火攻所致，故名为火邪病。

胡希恕

段治钧

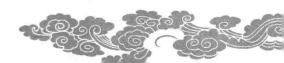

伤寒脉浮者，即太阳伤寒，脉浮无汗者。本宜以麻黄汤发汗，而医竟以火迫劫之，指以温针或熨迫使汗出的非法治疗。亡阳，指过汗亡津液，但尚未至恶寒肢厥者。发惊狂一是由于大汗出，气夹饮上冲而影响脑系，此为主；二是夺津亡血，血虚不足以养心，心虚而惊，此为次。此火劫之变与同书123条"太阳伤寒者，加温针必惊也"意同。卧起不安者，惊狂的为证。

治疗上，此证因非法劫汗，虽汗出而表不解，故改变发汗的方法，以桂枝汤更发其汗；去芍药者，必有胸满，胸满，乃汗出多，气上冲，其下必虚，故当去芍药；此火邪非法治疗而致的逆证，更加蜀漆、龙骨、牡蛎以救治之。

桂枝救逆汤方

桂枝三两(去皮)　甘草二两(炙)　生姜三两　牡蛎五两(熬)　龙骨四两大枣十二枚　蜀漆三两(洗去腥)

上为末，以水一斗二升，先煮蜀漆，减二升，内诸药，煮取三升，去滓，温服一升。

<方解> 此于桂枝去芍药汤内加逐痰饮的蜀漆和镇惊悸的龙骨、牡蛎，故治桂枝去芍药汤证而动悸烦惊有痰饮者。蜀漆辛苦寒，有毒。可祛老痰积饮，截疟，止惊狂火逆，杀虫杀菌，用于胸腹脐下动悸甚者。大量可致吐，小量用不吐，故可为导痰药。痰饮不明显者不用。由本方用蜀漆，即知其人原有水饮，但若无剧烈的气上冲，亦不致影响脑系而惊狂也。蜀漆和龙骨、牡蛎治动悸烦惊有痰饮者。桂枝以降冲气也。

<按>《伤寒论》118条桂枝甘草龙骨牡蛎汤，亦治惊悸，气上冲更甚，心悸为主。可与此互参。

胡希恕

【原文】心下悸者，半夏麻黄丸主之。

【释】心下悸，由于水饮所致者，半夏麻黄丸主之。

段治钧

<注>心下悸，证情也多种多样，原因不一。第十二篇痰饮咳嗽病中，"水停心下""甚者则悸，微者短气"，本条所举即为水饮所致者。《伤寒论》177 条炙甘草汤证，"脉结代，心动悸"与此不同，乃血虚心悸也。

半夏麻黄丸

半夏　麻黄等分

上二味，末之，炼蜜和丸小豆大，饮服三丸，日三服。

<方解>半夏降水饮，麻黄散水气，故治胃中有水气、心下悸或有浮肿者。炼蜜为丸，服量甚轻，亦久病缓治之法也。

胡希恕

段治钧

【原文】吐血不止者，柏叶汤主之。

【释】吐血不止者，谓服其他止血药而吐血仍不止也。柏叶汤主之。

【按】大吐血不止，可致脱血不救的险证，此时必先讲止血之道，即所谓急则治其标也。

<注>这个方子有相当的止血力量。北京曾有一中医即以马通汁治吐血重症屡验，现代人厌其污秽已很少用了。马通汁，即马粪浸水取汁。

柏叶汤方

柏叶　干姜各三两　艾三把

上三味，以水五升，取马通汁一升，合煮，取一升，分温再服。

<方解>侧柏叶辛香微苦涩、凉，为清凉性止血剂，兼有利尿、止遗之功。涩以固脱，适用于各种出血证。主血热之崩漏、肺热吐血等证。艾叶苦香温，为止血、调经剂。温气血，逐寒湿，止腹痛、崩漏。主凡中气虚寒、下焦无摄纳之权的月经不调、子宫出血，以及吐、衄、下血等症。三药及马通汁均有止血作用，合以为方，专为吐血不止而设。《千金方》治吐血内崩、

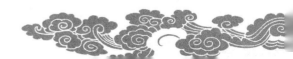

上气、面如土色，用本方加阿胶，则治效更佳。不过本方证属虚寒，可加阿胶而不可加寒性之生地黄。

【原文】下血，先便后血，此远血也，黄土汤主之。

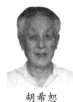

胡希恕

【释】下血，先大便而后下血者，乃体内深处的出血，故谓此远血也。黄土汤主之。

<注>下血即便血。先便后血，出血点在深处，非痔疮出血之近血。

段治钧

<按>本条为证殊不备，因本方含有大量附子，即便远血，若不见阴虚证候，亦不得用之。而且本方亦不限于远血，对于吐血、尿血、子宫出血，以及痔出血等，适证用之亦均有效。对于一般出血证属阴虚，虽有烦热亦是虚热状，而脉沉虚无力者，亦可用之。

264

黄土汤方（亦主吐血、衄血）

甘草　干地黄　白术　附子(炮)　阿胶　黄芩各三两　灶中黄土半斤

上七味，以水八升，煮取三升，分温二服。

<方解>灶中黄土辛温，为缓和收敛性止呕、止血剂，温中、和胃、止血、止泻，主虚寒泄泻，妊娠呕吐，下血等症，本方用为主药。佐以地黄、阿胶协力增强其止血之力，甘草、白术安中和胃，复以附子振其沉衰，黄芩解其烦热。故此治诸失血证，久久不愈，血虚羸瘦，手足心热，腰腿酸痛，或大便溏，或身微肿者。灶心土临床可用60～100克先煮，清取汁，再煎余药。

<按>以方测证，本方证当属阴寒，与第二十篇妇人妊娠病中芎归胶艾汤相对（证的阴阳相对），而止血作用相同。

【原文】下血，先血后便，此近血也，赤小豆当归散主之。（方见狐惑中）

胡希恕

【释】先下血而后大便，为肛门近处出血，故谓此近血也，赤小豆当归散主之。

【按】此述痔漏出血的证治。

段治钧

<注> 此以赤小豆祛湿热治其本，当归和血止血治其标。

赤小豆当归散方见第三篇狐惑病中。

【原文】心气不足，吐血，衄血，泻心汤主之。

胡希恕

【释】心气不足，当指心悸、烦而言，但此悸烦为充血有热，非真心气虚之不足也。无论吐血、衄血，若心悸烦者，泻心汤主之。

【按】心悸亢盛，颜面潮红，烦热而心下痞者，吐血、衄血，以及其他出血证，本方均有速效。

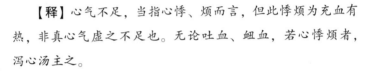

段治钧

265

<注> 心气不足，非虚寒。《千金方》中改为"心气不定"，即指心悸烦热而言。血充于上则心悸、颜面潮红、吐血、衄血。此上焦热盛之象，三黄泻心汤主之。

泻心汤方（亦治霍乱）

大黄二两　黄连　黄芩各一两

上三味，以水三升，煮取一升，顿服之。

<方解> 三物均苦寒，下热祛火。故治颜面潮红，或唇舌殷红，心中悸烦，心下痞，或吐、衄、下血、高血压等。尤以治小儿鼻衄效最佳。方中大黄先以水冲泡，以浸泡之水煮黄芩、黄连，不致大泻。

<按> 本篇至此结束，主要讲吐衄下血病，惊悸讲得不全，且未言瘀血证之治疗。这可从《伤寒论》及本书前后的抵当汤、大黄䗪虫丸、鳖甲煎丸、大黄牡丹汤、当归芍药散、温经汤、下瘀血汤、桂枝茯苓丸等方中辨证选用。用药方面，不仅是桃仁、丹皮、水蛭、虻虫、当归、川芎、生地黄

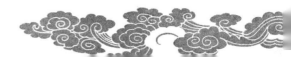

等，一般认为补血的药物，均是祛瘀药。如第二十二篇妇人杂病中"妇人腹中诸疾痛，当归芍药散主之"，妇人易有瘀血，方中所用即平时说之补血药，因其可以起强壮作用，故可以祛瘀。《神农本草经》言生地黄"解血痹"，性寒解血分之热，亦祛瘀血。临床上病人虚而有瘀血，则不可一味攻破，须选用强壮性祛瘀药；有热者，用生地黄一类；有寒者，用当归、川芎一类。病人不虚，则不必使用强壮性祛瘀药，选用水蛭、虻虫、䗪虫、桃仁、丹皮等即可。

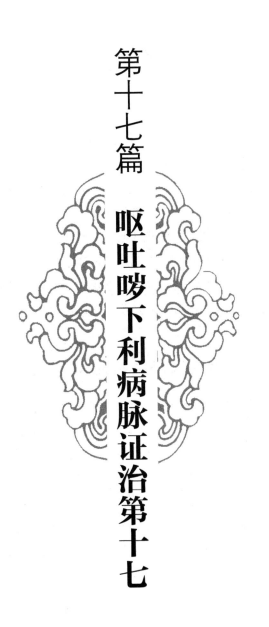

第十七篇　呕吐哕下利病脉证治第十七

胡希恕
《金匮要略》学习笔记

【原文】夫呕家有痈脓，不可治呕，脓尽自愈。

胡希恕

段治钧

【释】呕吐而有痈脓，宜排其脓，慎不可止吐，脓尽则呕自愈。

<注>此同《伤寒论》厥阴篇376条，可见《伤寒论》中，亦论杂病之治疗。

呕家，平素多呕之人。其吐出物有脓液，内必有痈脓之变。邪秽在胸上者，机体为排脓而呕，其治当顺势排脓，不可治呕。若逆其病机止呕，则脓秽聚积体内，祸变可知。脓尽自愈，示人以排脓为法。适证选排脓方剂治之，不是不予治疗，待等脓尽的意思。常用的排脓方剂列于肠痈篇中，如排脓散、排脓汤、大黄牡丹汤，药物可选冬瓜子、桔梗、贝母、薏苡仁等，待后详述。

268

【原文】先呕却渴者，此为欲解。先渴却呕者，为水停心下，此属饮家。

胡希恕

段治钧

【释】先呕却渴者，此为饮去欲解也；先渴却呕者，此为水停心下，因使呕也。此呕由于水饮所致，故谓此属饮家。

<注>因胃有水饮而呕，呕之后饮去胃中干、津液受损，人觉口渴而呕止，故为欲解。若开始时觉口渴，渴欲饮水，但其人胃弱不能消水，待到一定程度，水积胃中，停于心下，人即呕逆，此属痰饮为病。治呕常用降逆祛水之法，就是祛除胃中的停水。但要注意呕的原因很多，后文还将提及，不可不加辨证，见呕即用止呕的方法。

【原文】呕家本渴，今反不渴者，以心下有支饮故也，此属支饮。

胡希恕

【释】呕夺胃津，故呕家法当渴，今反不渴者，以心下有支饮不去故也，故谓此属支饮。

段治钧

<注>胃有水饮之呕，水饮吐尽，人当口渴，如果吐后反而不渴，这是其人心下有支饮的缘故，饮邪自下向上壅集，随吐随聚，故而呕反不渴。这种情况与第十二篇痰饮咳嗽病中苓甘五味姜辛夏汤证条意义相同，服苓甘五味姜辛汤之热药，本当口渴，今反不渴，亦有支饮故也。可与之互参。

【原文】问曰：病人脉数，数为热，当消谷引食，而反吐者，何也？师曰：以发其汗，令阳微膈气虚，脉乃数，数为客热，不能消谷，胃中虚冷故也。

胡希恕

【释】病人脉数为有热，热则消谷当能食，今反吐者，以发汗太过，令阳气微、膈气虚，邪热乘虚而动于膈，脉乃数也。数为客热，彼不能消谷。胃中不但无热，反因虚而寒饮乘之，故反吐也。

段治钧

<注>本条即《伤寒论》122条，今以设问，来论述胃虚寒而致呕吐的情况。

脉数一般主热，以胃气强，当体温增高而发热，同时消化机能旺盛，则消谷引食。但数脉有时也主虚，即本条所述。而今不是消谷引食，而是不欲饮食而吐，这是因为在表的阶段发汗太过的缘故。汗者谷气也，过汗伤津，即阳气微。食物经胃消化，其精气出而为汗，大汗造成胃虚，即膈气虚，消化机能衰弱，里气不足也。这种脉数所主为表邪客热，不是胃气强的实热，故不能消谷。胃因出汗多而虚，虚极而生寒，胃气虚而邪凑，水饮不化，所以致吐。胃中虚冷故也，乃所以致吐的自注文，虚冷乃贫血衰弱之互词也。

<按>胃乃体温发生之根源，既以自温，复以温肌表、脏腑乃至全身。过汗，体温放散过量，胃乃虚寒。发汗太过，精气亡于外，膈气虚于内，亦可使病传少阳。本条即暗示可转呕而发热的柴胡证。

【原文】脉弦者虚也，胃气无余，朝食暮吐，变为胃反。寒在于上，医反下之，今脉反弦，故名曰虚。

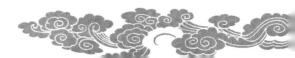

胡希恕

【释】 脉弦为寒，而谓为虚者，以寒在于上而反下之，胃气虚则寒益甚，今脉反弦，故名曰虚。胃极虚寒，则无宗气以消谷，故朝食暮吐，变为胃反也。

段治钧

<注> "寒在于上，医反下之"应接首句"脉弦者，虚也"之后，为"胃无余气，朝食暮吐，变为胃反"的倒装句。病人本来就胃寒，脉弦应之（仲景脉学，弦脉有时主寒，本条即其例），不当用下法，今医反下之，造成了胃愈虚而寒益甚。胃虚寒甚，没有了消化食物的能力（胃气无余），故变为朝食暮吐的胃反证（消化能力弱到进食一天仍不消化，而终于再吐出的程度）。此时脉仍显弦象（反弦），这是胃中仍有邪实（未消化的食物）的缘故，而其根本原因又在于胃虚，所以文曰"故名曰虚"。脉弦者虚也，不是说弦脉主虚。

胃反相当于现所谓的胃下垂，胃筋弛纵，故而下垂，所食停于胃中，到一定程度则吐，此为胃反。轻则几日一吐，重则朝食暮吐，或暮食朝吐。

<按> 以上两条，胡老讲课时有时做一条，有时做两条讲，笔者认为都是可以的。过汗、误下都可使胃虚，或致中虚饮聚，或消化力弱而停食，遂有朝食暮吐胃反之证。

【原文】 寸口脉微而数，微则无气，无气则荣虚，荣虚则血不足，血不足则胸中冷。

胡希恕

【释】 脉微则无气者，谓脉微无精气也。精气者为荣卫之本，故无气则荣自虚。荣虚则血不足，血不足则无以煦胸中，故胸中冷也。

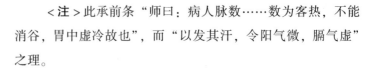

段治钧

<注> 此承前条"师曰：病人脉数……数为客热，不能消谷，胃中虚冷故也"，而"以发其汗，令阳气微，膈气虚"之理。

所以脉数而无力（微）者，和上述"阳微，膈气虚，脉乃数"同理，主要由于过汗，失精气过多而胃气虚，故云"微则无气（胃气虚）"，无气则气虚血少、全身虚寒。营卫之气来自于胃，胃虚则卫气营血俱虚，影响胸中宗气亦虚，因而胸中冷，引

270

起朝食暮吐的胃反证。

【原文】趺阳脉浮而涩，浮则为虚，涩则伤脾，脾伤则不磨，朝食暮吐，暮食朝吐，宿谷不化，名曰胃反。脉紧而涩，其病难治。

胡希恕

【释】趺阳脉浮而涩，浮则为胃虚，涩则为脾伤，胃虚脾伤，即不能消磨水谷，故朝食则暮吐、暮食则朝吐，而为宿食不化的胃反也。若脉紧而涩，则邪实而正虚，故为难治。

<注>上条从寸口脉论证，本条从趺阳脉论证。本条胃反证与不当的治疗（发汗多或胃寒误用下法）无关，而是素来脾胃虚弱或脾胃受伤之人，亦可有胃反证的论述。

段治钧

趺阳脉以候脾胃，此部脉浮而涩。此浮者必中空无力、主虚，故曰"浮则为胃虚"。涩为损伤不及之脉，主血少、水湿不运，脾统血、主运化，故曰"涩则伤脾"。胃虚脾伤则不能消化饮食，故曰"不磨"。这种宿食不化停留胃中，故而造成"朝食暮吐、暮食朝吐"的胃反证。

胃反为虚，脉应不及，若脉紧涩，紧主邪盛，涩主血不足，此邪盛正虚，其病难治。非独胃反，任何病都一样。

<按>趺阳脉浮而涩，在《伤寒论》247条亦有此脉象，但其主病和为证表现则虚实截然不同：浮则胃气强，涩则小便数，浮涩相搏，大便则硬，其脾为约。浮则胃气强者，此脉浮必浮而有力，主热（胃热），胃热则气强；涩是津血不足，概由小便数所致也。胃热小便数相互影响，水分被夺而伤津，大便因硬，名之脾约。其脉在那里则主实不主虚。脉证之间的关系，必须脉证互参，因果互证，才能把握问题的本质，这是读仲景书需要注意、也需要下工夫的地方。因此对原著条文要前后联系此较，《金匮要略》《伤寒论》两书要结合起来阅读，文义才更容易理解。

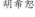

胡希恕

【原文】病人欲吐者，不可下之。

【释】病人欲吐者，则病有上越之机，宜顺势而吐之，不可下之也。

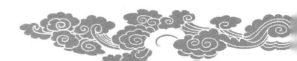

段治钧

<注>此欲呕，不是真的吐，而是想吐、尚未得吐也。如瓜蒂散让"温温欲吐，复不得吐"，即病有上越之机，应顺势利导，催吐即可，万不可下。

<按>以上对呕吐做了原则上的论述。发作原因提出了水饮、胃虚寒、脾胃俱虚的胃反数种。治疗上提出了两个要点，一是有痈脓，不可止呕，但需排脓，脓尽呕自止；二是欲吐而不得吐者，不可止呕，应顺势而吐之。

【原文】哕而腹满，视其前后，知何部不利，利之即愈。

胡希恕

【释】哕而腹满者为实，应详审前后二便，知其何部不利，利之，则哕与腹满当俱愈也。

段治钧

<注>此即《伤寒论》381条。哕，有声无物，呃逆之声连连但又无物吐出，谓之干呕，又称干哕。哕以虚证为多，但亦有实证，本条即是。如果哕而腹部实满拒按，为实证，当"视其前后，知何部不利"，即询问二便情况。大便不利腹满拒按的，当利大便；小便不利少腹满拒按的，当利其小便。利之则愈。

<按>本篇论哕，只此一条，后有辨证施治两条。对哕未加详论，因其已在《伤寒论》中述及，应参考。下面讲呕的施治。

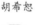
胡希恕

【原文】呕而胸满者，吴茱萸汤主之。

【释】胃虚，则水饮乘之而上冲，故令呕而胸满也。吴茱萸汤主之。

段治钧

<注>本条之呕，由于胃虚饮逆。胃虚，水停于胃，夹气上逆，故呕而上腹较满，甚则胸满（但这种情况偶见）。本条当与《伤寒论》243条互参。

272

吴茱萸汤方

吴茱萸一升　人参三两　生姜六两　大枣十二枚

上四味，以水五升，煮取三升，温服七合，日三服。

<方解>吴茱萸辛苦温，为健胃止呕剂，兼有振奋作用。可温中、疗心腹之冷气，下气降逆治水气上冲，止呕镇痛除血痹。主胃痛、呕吐、痞满、疝痛等。佐以大量生姜加强止呕的作用，以治其标；伍人参、大枣，补胃气之虚，以治其本。故本方治胃虚心下痞硬、有寒饮、烦躁、呕吐，或头痛、眩冒、心腹痛、吐酸嘈杂者。

<按>吴茱萸有似于干姜，温胃逐饮，下气止痛的作用。本方用于胃虚停饮、水气上冲之头晕头疼，或呕而头痛（尤其是偏头痛）但无热象者。梅尼埃病亦有用之机会，胃痛泛酸、嘈杂吐水而无热象者用之更佳。

【原文】干呕吐涎沫，头痛者，茱萸汤主之（方见上）。

胡希恕

段治钧

【释】干呕、吐涎沫而头痛者，为水气上冲的证候。吴茱萸汤主之。

【按】无论干呕、吐涎沫，或呕吐而头痛、眩冒者，用本方均有捷效。西医所谓梅尼埃病，亦多本方证，宜注意。

<注>此即《伤寒论》378条。为胃虚有寒饮、水气上冲之呕。本条干呕且吐，但所吐不是食物，而是沫状痰涎，或干呕无物而口水多，此胃虚有寒饮可知也。头痛者，水气上冲侵及头脑所致，即里虚寒水饮上犯，常伴有眩晕。本方有人参，所以或有心下痞硬证。吴茱萸善治水气向上冲逆，所以呕是吴茱萸汤一个主症。此方健胃、治水气上冲并举，故得速效。但因吴茱萸性温，只利虚寒，不利湿热也。

吴茱萸汤方见上。

【原文】呕而肠鸣，心下痞者，半夏泻心汤主之。

【释】水热相搏，逆迫于胃，则为呕、为心下痞；下走肠道，则为肠鸣

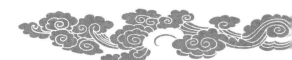

也。半夏泻心汤主之。

胡希恕

段治钧

　　＜注＞此热邪夹饮、水热相搏之呕（或利）。水气在胃则呕，在肠则肠鸣，半夏泻心汤证有呕而肠鸣，其病在胃肠。心下痞分两种情况：一是心下痞，因热陷心下（指胃部），炎性的心下痞塞，黄芩、黄连主之，为三黄泻心汤证；二是心下痞硬，自觉胀满不舒，初按之手下有抵抗，但不拒按，反以按为舒，乃胃虚邪凑，人参主之。半夏泻心汤证这两者兼而有之。

　　由上观之，半夏泻心汤证者，热邪夹饮，尚未成实，本于胃虚，与实热入胃不同。因其证非单纯虚寒，亦非单纯实热，乃寒热错杂为病，故以清热涤饮为治。

半夏泻心汤方

　　半夏半升(洗)　黄芩　干姜　人参各三两　黄连一两　大枣十二枚　甘草三两(炙)

　　上七味，以水一斗，煮取六升，去滓，再煮，取三升，温服一升，日三服。

　　＜方解＞本方寒热并用，本于胃虚，故治以干姜、人参、甘草、大枣；热陷心下，故以黄芩、黄连除烦解痞；热邪夹饮而未成实，故主以半夏。此客邪内饮，为呕利、肠鸣、心下痞硬的主治方。此方证临床常有烦躁、下利。

【原文】干呕而利者，黄芩加半夏生姜汤主之。

胡希恕

段治钧

　　【释】热上逆则干呕，迫于下则利。黄芩加半夏生姜汤主之。

　　＜注＞此为伴随热利而胃停饮食上逆之呕。本条是《伤寒论》172条的简文，原文"太阳与少阳合病，自下利者，与黄芩汤；若呕者，黄芩加半夏生姜汤主之"。可知本条之下利，既可见到太阳病的头痛、发热，亦可见到少阳病的口苦、咽干。如果没有这些合并症状，单从下利来说，胃不实不属阳明，肠不寒不属太阴，本方又无解表之品，其利当是热利，实则是少阳病，黄芩汤亦当属少阳和解之剂。且此下利（《伤寒论》中曰"自下利"）常伴腹痛，亦正是方中芍药、甘草之所用也。这是对黄芩汤证（自）下利的分析。

若其证更有呕逆（条文中曰"干呕"）者，胃有停水，水谷不化，上逆而呕也，更加半夏、生姜（即下条的小半夏汤）下气祛水以止呕。

黄芩加半夏生姜汤

黄芩三两　甘草二两(炙)　芍药二两　半夏半升　生姜三两　大枣二十枚

上六味，以水一斗，煮取三升，去滓，温服一升，日再，夜一服。

<方解> 黄芩除热，甘草、大枣安中，合芍药更缓挛急治腹痛，半夏、生姜（小半夏汤）降逆止呕。此为邪热内干胃肠下利腹痛而呕的治剂，即治黄芩汤与小半夏汤的合方证。

胡希恕

【原文】诸呕吐，谷不得下者，小半夏汤主之。方见痰饮中。

【释】呕吐，谷不得下者，胃中有水饮也。小半夏汤主之。

段治钧

<注> 此为胃停水饮之呕。胃有停水，水谷不得消化下行，因上逆而呕。两味药皆可祛水、止呕：半夏下气祛水，生姜降逆止呕散寒祛水。小半夏汤单用机会较少，多与其他方剂合用，上方及小柴胡汤中均含此方。小半夏汤方见第十二篇痰饮咳嗽病中。

【原文】呕吐而病在膈上，后思水者解，急与之。思水者，猪苓散主之。

胡希恕

【释】饮上于膈则呕吐，故谓呕吐而病在膈上也。吐后胃中干则思水，此时则呕必解，应急与之水以和其胃。若思水不已者，猪苓散主之。

【按】呕吐后，饮除胃中干，则呕止而思水（此时与饮亦应少少与之），若饮多水聚，呕当复作，以是呕、渴往复无已

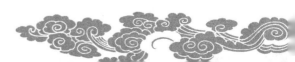

时。猪苓散止渴逐饮，为此证最妙的治疗手段，此即前所谓"此属饮家"者是也，宜互参。

段治钧

<注>本条言饮家致呕的治疗。此水饮冲逆膈上之呕，以呕后渴不已（或呕渴往复）为特征。胡老【按】中谓"此属饮家"者，见本篇第二条。

水本在膈下胃中，冲逆上膈而呕。呕后胃中干而渴欲饮水。后思水者解，即此时思水则呕止也。此时赶紧给病人喝点水，要注意少少与饮之，因胃尚虚弱，不可太过或猛饮，否则又将作呕矣。如果急与之饮，但并不解渴，而反复索水欲饮，这就是猪苓散证。

猪苓散方

猪苓　茯苓　白术各等分

上三味，杵为散，饮服方寸匕，日三服。

276

<方解>方中三味均利尿祛水之品，而以猪苓为君者，利水之中更重解渴也（解渴为主）。里水一去，津液化生复常，则不再渴，这种利水止渴的方法非常巧妙，应认真体会。此与本篇后文的茯苓泽泻汤证相仿。本方与猪苓汤相比，无滑石、阿胶、泽泻，所以无润燥、止血、消炎之功，但本方有温性的白术，它虽也利尿，但加强了燥湿健胃的作用。

【原文】呕而脉弱，小便复利，身有微热，见厥者，难治，四逆汤主之。

胡希恕

【释】呕而脉弱者，胃气虚也。小便复利者，上虚不能制下也。身有微热见厥者，阴寒内盛，虚阳外浮也。此乃胃气沉衰，上越下脱之证，故为难治，治之，则只有四逆汤温中救胃的一法。

【按】本条所述，乍看不似什么生死攸关的大证，其关键就在"身有微热见厥"六字上面。虚寒在里的阴证，厥，有微热怫郁在外，多属残阳欲脱之候。以是可症呕而小便复利，亦不可视为痰饮水气的一般证候。此述胃气沉衰，因致上越下脱，精气内竭，陷入阴寒重症。此时惟有以四逆汤温中救胃，振奋一分胃气便有一分生机，此外别无良策。

段治钧

<注> 此胃虚欲脱之呕。即《伤寒论》377 条，又在本条呕的论治中复出于此者。可与同书 348 条互参。

脉弱主虚，胃气虚也。胃虚则易留饮，水气上冲饮逆则呕。有气上冲，小便应不利，今反小便复利。小便利，又不当有停饮。这些看似矛盾的现象，其实就说明此呕而小便复利，非一般水饮在里的证候，乃胃虚中气沉衰，不能统上下的缘故。

脉弱而厥，里有真寒，更可证其虚在胃，但又身有微热。这是因为阴寒内盛，逼迫阳气外浮，虚阳外越，古人言阴阳绝离者。结合上证，今言虚脱之象，故谓难治。厥而发热者须察阴阳虚实，对照《伤寒论》辨厥阴病脉证并治篇厥的论述可知。若厥热往复者，为正邪纷争之机，热多厥少为顺候，厥多热少为逆候。热实的阳证多假寒而真热，其治较易。虚寒在里的阴证多为真寒而假热，或虚热之阳怫郁于外，或残阳欲脱，故难治。所谓难治，一是非一般止呕方所能治，二是需振胃复阳，较前者为难也。

既谓难治，又以四逆汤主之，可见惟温中救里一策也。

277

四逆汤方

附子一枚（生用）　干姜一两半　甘草二两（炙）

上三味，以水三升，煮取一升二合，去滓，分温再服。强人可大附子一枚，干姜三两。

<方解> 用干姜、附子以温中祛寒，用甘草以补中益气。合力温补胃气，促进代谢机能的复兴，故凡里虚多寒，以致水谷不化，下利清谷，四肢厥冷，或如本条之为证者，非此不足以救治之。

【原文】呕而发热者，小柴胡汤主之。

胡希恕

【释】呕而发热为少阳柴胡证，当宜小柴胡汤主之。

【按】辨方证为辨证的尖端，有是证即用是方，无论伤寒、杂病，无不验也，此仲景辨证施治的主要精神，惜注家多忽之也。

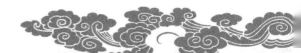

段治钧

<注>此为半表半里有热之呕。少阳半表半里有热，则心烦喜呕而发烦热，已具柴胡汤证，故当以小柴胡汤解热、健胃止呕。可与《伤寒论》96条、97条互参。

胡希恕

《金匮要略》学习笔记

小柴胡汤方

柴胡半斤　黄芩三两　人参三两　甘草三两　半夏半斤　生姜三两　大枣十二枚

上七味，以水一斗二升，煮取六升，去滓，再煎，取三升，温服一升，日三服。

<方解>柴胡苦平，为解热消炎、解凝祛瘀药。解热消炎，宣畅气血，推陈致新。治饮食积聚，寒热气结，但凡水、热、食、血之毒均治，并有调经治疟之特效。

278

本方主治往来寒热，胸胁苦满，心烦喜呕，默默不欲饮食，其用难以枚举。方中柴胡、黄芩解热除烦，半夏降逆逐饮、和胃止呕，其他药均是健胃以救胃虚，复津液。盖其病外已解，体表津液已不充斥，邪入半表半里，正气内撤布防，欲在此病位战胜病邪。此时要滋其正气（气血），非健胃不可，人参正当其用，大枣、甘草、生姜更助之。或曰小柴胡汤要在人参，亦妙在人参，诚然。或谓柴胡升提，恐不尽然。

胡希恕

【原文】胃反呕吐者，大半夏汤主之。（《千金》云：治胃反不受食，食入即吐。《外台》云：治呕心下痞硬者）

【释】胃反呕吐，即指前之"朝食暮吐，暮食朝吐"宿谷不化的胃反呕吐也。大半夏汤主之。

<注>本条承本篇前述"趺阳脉浮而涩，浮则为虚，涩则伤脾，脾伤则不磨，朝食暮吐，暮食朝吐，宿谷不化，名曰胃反"条，论胃反的治法。此述胃虚宿食不化之呕。

段治钧

前云胃反主因脾胃虚弱，胃气虚则食而不化，其消化力差到饮食入胃一天（或一夜）仍不消，而终见呕吐。本方证与小半夏汤证有很大不同：小半夏汤证为胃有水饮之呕，虽不食亦吐，甚者食不得下；而本方证是食而不消之呕，不食则不吐。这是二方证的主要鉴别点。在治疗上，小半夏汤只主治呕，本方更重在健胃补虚，故以大半夏汤主之。

大半夏汤方

半夏二升(洗完用)　人参三两　白蜜一升

上三味，以水一斗二升，和蜜扬之二百四十遍，煮取二升半，温服一升，余分再服。

<方解>方中半夏下气降逆止呕，人参补中益气，用白蜜既助人参健胃，又解半夏之毒。此治胃虚食不化因致呕吐或心下痞硬者。

此处甘药选人参、白蜜，甘润而不壅逆于上，避免甘草、大枣或饴糖之腻满。本来甘药不利于呕，但治此呕为健其胃又大用之，白蜜性润，此选药之不同也。

279

【原文】食已即吐者，大黄甘草汤主之。（《外台》方又治吐水）

胡希恕

段治钧

【释】食已即吐者，谷道闭于下，热气壅于上也。大黄甘草汤主之。

【按】呕吐、谷不得下者，为胃中有水饮。本不呕吐，食已即吐者，为谷道不通，食不得下反伴热壅而吐也。故前宜小半夏汤降逆逐饮，而后宜下热而通便也。

<注>此为便闭热壅实满之呕。食已即吐者，本条述证亦简文也。当有大便不通、实满、有热等宜攻之症，否则亦不定致食已即吐也。此证不食则胃肠负担稍轻而不吐。

大黄甘草汤方

大黄四两　甘草一两

上二味，以水三升，煮取一升，分温再服。

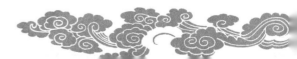

<**方解**>方中大黄通便下热，甘草缓食后即吐之急迫。此于调胃承气汤去芒硝，虽亦有通便和胃作用，但泄下的力量减弱，并不治潮热也。常用于合方中，例如大柴胡汤证"心下急，吐不止"，既有停饮，又有大便干，故含本方。

【**原文**】胃反，吐而渴，欲饮水者，茯苓泽泻汤主之。

胡希恕

【**释**】胃反之病，亦有胃虚留饮所致者，若吐而渴欲饮水者，茯苓泽泻汤主之。

【**按**】胃虚弱则饮水留中不化，积至相当程度则吐，吐则胃中干故渴，渴饮至相当程度又复吐。今之胃下垂，胃扩张等慢性病，多见此症，宜注意。

段治钧

<**注**>本条为此属饮家之呕，可与本篇第二条和前论中猪苓散证条，互参。

本条病机如胡老所按。此胃反，与前猪苓散证条意义相同（而与大半夏汤证不同）。猪苓散证呕吐后思水，此为吐而渴欲饮水。二者述证相同，但本方证胃气更加虚衰，一方面以茯苓、泽泻、桂枝、白术（五苓散去猪苓）利尿去饮，恢复膀胱气化止渴治标；另一方面以白术、甘草、生姜温药健胃以治本。这与猪苓散主在解渴利尿，就有了程度上的不同，本方证较猪苓散证为重。为证当有小便不利。

茯苓泽泻汤方

《外台》云：治消渴脉绝，胃反吐食方。有小麦一升。

茯苓半斤　泽泻四两　甘草二两　桂枝二两　白术三两　生姜四两

上六味，以水一斗，煮取三升，内泽泻，再煮服二升半，温服八合，日三服。

<**方解**>本方含茯苓甘草汤（苓桂姜甘汤），增量茯苓、又加健胃利尿的白术、泽泻。茯苓甘草汤主治胃有停水，呕、悸、厥而小便不利者。用泽泻更加强了利尿治呕的作用，白术合生姜、甘草温中健胃，胃气恢复则水不再停，水代谢正常亦不再渴。故此治茯苓甘草汤证，而蓄水较甚，呕多而渴

者。因有大量的茯苓、泽泻，可治头晕。

本方与茯苓饮、小半夏汤均治胃有水饮的呕吐证，但本方有渴，而前两方证则不渴。

【原文】吐后，渴欲得水而贪饮者，文蛤汤（应为散——编者按）主之。兼主微风，脉紧，头痛。

胡希恕

段治钧

【释】文蛤汤为发汗剂，吐后渴欲得水而贪饮者，岂有再以文蛤汤发汗之理？文蛤汤当是文蛤散之误甚明。文蛤散主治渴欲饮水不止者，见同书消渴篇，可互参。本条疑有错简。

<注>说文蛤汤是发汗剂，其理一，文蛤汤为大青龙汤减麻黄、石膏用量，去桂枝而加文蛤。方中虽无桂枝，但石膏对麻黄的此例偏少，故它仍能发汗。其理二，方后明言温服一升，汗出即愈。可见其发汗的作用。

本条前半段"吐后，渴欲得水而贪饮者"为吐后过伤津液的文蛤散证，其治重在止渴，此可与第十三篇消渴病中有关条文互参。同书第四篇疟病的脉证并治中，明言"渴而下利，小便数者，皆不可发汗"，就是对伤津耗液患者治疗的戒示，所以这段为证是不可用文蛤汤发汗的。其治当是文蛤散。

后半段"微风、脉紧、头痛"，即是不得汗出，表邪不解所致，为表实而兼里热的文蛤汤证，其治重在发汗而兼清里热，当服文蛤汤。此可与《伤寒论》141条互参，但141条原文中的"服文蛤散"当改为"服文蛤汤"。

现前后两个方证放在一条中就搞混了，胡老疑有错简是很有道理的。

文蛤散方见十三篇消渴病中。

文蛤汤方

文蛤五两　麻黄　甘草　生姜各三两　石膏五两　杏仁五十枚　大枣十二枚

上七味，以水六升，煮取二升，温服一升，汗出即愈。

<方解>此方乃大青龙汤去桂枝，减麻黄、石膏量而加文蛤，故治大青

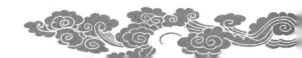

龙汤的轻症而渴欲饮水者。亦可看作麻杏石甘汤与越婢汤合方减麻黄、石膏用量而加文蛤，故治两方的合并证而渴者。

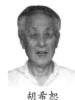

胡希恕

【原文】 干呕吐逆，吐涎沫，半夏干姜散主之。

【释】 干呕吐逆，或吐涎沫者，胃中有寒饮者也。半夏干姜散主之。

<注> 此为胃中有寒饮之呕。干呕吐涎沫，其为证、病机与吴茱萸汤相似，都是胃虚寒有饮。但本方证胃寒停饮较重，且没有吴茱萸汤的头痛、头晕的症状。本方与小半夏汤相比，将小半夏汤的生姜易为温热的干姜，因而加强了温中的力量。

段治钧

半夏干姜散方

半夏　干姜各等分

上二味，杵为散，取方寸匕，浆水一升半，煎取七合，顿服之。

<方解> 此于小半夏汤以干姜易生姜，虽亦治呕逆，但更偏于胃寒者。方后浆水，即淘米水，发一发有点酸味更好。

<按> 理中汤、甘草干姜汤、本方均有吐涎沫，可见其里寒也，均用干姜。

【原文】 病人胸中似喘不喘，似呕不呕，似哕不哕，彻心中愦愦然无奈者，生姜半夏汤主之。

【释】 水气逆迫胸膈剧甚，因致其人似喘不喘，似呕不呕，似哕不哕，而彻胸中愦愦然无可奈何者，生姜半夏汤主之。

胡希恕

<注> 病人胸中似喘不喘，似呕不呕，似哕不哕，即欲喘不得喘，欲呕不得呕，欲哕不得哕。彻心中，就是全心胸。愦愦然无奈，指病人自觉胸中逆满、恶心、烦闷已极，有无可奈何之感。这也是水气（寒饮）迫逆胸膈的证候。以生姜半夏汤主之。

段治钧

生姜半夏汤方

半夏半斤　生姜汁一升

上二味，以水三升，煮半夏，取二升，内生姜汁，煮取一升半，小冷，分四服，日三夜一服。止，停后服。

〈方解〉此以小半夏汤减半夏用量而重用生姜汁，则下气降逆之力小，而温中散饮之力大，故治寒饮逆迫胸膈剧烈，而彻胸中愦愦然无奈何者。

方中生姜、半夏止呕功有相似。但本方以生姜汁为主药，功可健胃逐饮，治胃虚有饮而呕；而小半夏汤以半夏为主药，功可降逆逐饮，治胃中停水而呕。临床上恶心得厉害，胃中特别不舒服可多用生姜；若呕吐甚者，可加量半夏。

【原文】干呕，哕，若手足厥者，橘皮汤主之。

胡希恕

段治钧

【释】干呕，哕甚，若手足厥者，胃气上逆，津液不行于四末。橘皮汤主之。

〈注〉本条论哕的治疗，并治干呕。干呕指吐时有声无物；哕是因胃气上逆而发出的呃声，也叫呃逆。本方证哕得比较厉害，可致呃声连连不断。此干呕、哕是因为气机逆乱；此手足厥冷不是虚寒，乃由于气逆血行受阻所致。故本方不用半夏降逆逐饮，而用橘皮行气下气，气机一畅，厥逆、呕、哕自愈，故以本方主之。

橘皮汤方

橘皮四两　生姜半斤

上二味，以水七升，煮取三升，温服一升，下咽即愈。

〈方解〉橘皮主消化不良，脘腹满闷，舌苔厚腻，口黏不渴。配伍生姜，则既可行气下气，又可健胃祛水，降逆止呕。故治干呕、哕、手足逆

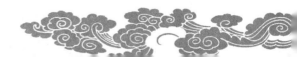

冷者，可有覆杯而安之效。此与小半夏汤相比，小半夏汤长于逐饮，以治呕吐为主；而本方长于下气，以治逆满为主。此由于半夏、橘皮为治之不同也。

【原文】 哕逆者，橘皮竹茹汤主之。

胡希恕

【释】 哕逆剧甚而急迫者，橘皮竹茹汤主之。

【按】 条文只有"哕逆者"三字，过于简略，然就方药的配伍观之，于橘皮汤增量橘皮为二升，复佐以下气的竹茹，则哕逆剧烈可知。另用人参、大枣、甘草健胃补虚，尤其甘草用至五两，其胃气虚而哕逆更必急迫，亦可知也。《三因极一病证方论》谓本方所主，每哕至八九声相连，收气不回，至于惊人，可信。

段治钧

< 注 > 此亦哕逆的论治。《三因极一病证方论》曰："哕逆连连，自可惊人。"可见其哕逆不断，频繁不止，以本方主之，疗效极佳，但须加大橘皮用量。古人认为哕由胃虚而起，故降逆同时必须健胃。临床上遇心下逆满、打呃，而非旋覆代赭汤证者，大多为橘皮汤证，宜注意。

橘皮竹茹汤方

橘皮二升　竹茹二升　大枣三十枚　生姜半斤　甘草五两　人参一两

上六味，以水一斗，煮取三升，温服一升，日三服。

< 方解 > 方中橘皮二升，即使分为三服，用量也相当大，可见它并非如后世所云为强力破气之品，因而不敢大量使用。临证常用至30克，病人觉得舒畅，并不破气。竹茹，甘淡、微寒，为止吐剂，兼有祛痰、解热作用。功能下气止呕哕，利痰，清热，凉血。主胃热之虚烦哕呕，胸脘不畅。此于橘皮汤中增大量橘皮，复佐以下气的竹茹，更用甘草、大枣、人参健胃缓急，故此治心下痞硬、哕逆剧烈而急迫者。

< 按 > 本篇关于哕的论治仅此两条。以下论下利。

【原文】夫六腑气绝于外者，手足寒，上气，脚缩；五脏气绝于内者，利不禁；下甚者，手足不仁。

胡希恕

【释】六腑行阳气于外，若六腑之气绝于外，则无以温体表，故手足寒而脚缩；阳气虚于上，则阴邪乘于下，故必上气而为呕哕也。五脏藏阴于内，若五脏之气绝于内，则不能守阴液，故利下不禁。下甚者，则必形衰，手足不仁也。

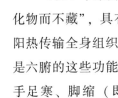
段治钧

<注>本条为论述下利的总纲。六腑属阳，所谓"传化物而不藏"，具有出纳转输、传化水谷的功能，使津液、阳热传输全身组织，这就是行阳气于外。六腑气绝于外，就是六腑的这些功能不能完全正常发挥，则无以温煦肌表，而手足寒、脚缩（即《伤寒论》所言"蜷卧"）。此上气非喘，乃气逆之谓，即由于阳虚，阴寒上攻，发为呕哕的意思。五脏属阴，所谓"藏精气而不泻"，具有贮存和分泌、制造精气的功能，这就是藏阴于内。五脏气绝于内，就是五脏的这些功能不能完全正常发挥，则津液无所依附，而下利不止。若下利甚者，机能沉衰，以致手足不仁。

【原文】下利脉沉弦者，下重；脉大者，为末止；脉微弱数者，为欲自止，虽发热不死。

胡希恕

【释】脉沉为在里，弦为拘急。下利脉沉弦，知为热利，里急后重也；脉大为热邪盛，知为未止；脉微弱，为邪已衰，故虽脉仍数有热，亦可断言，利欲自止，发热不久当自去，无大患也。

【按】此述热利（即痢疾证）进退的脉应，由脉微弱数不死的说明，则脉大实数者，甚为可虑矣。

段治钧

<注>此即《伤寒论》365条。下利脉沉弦，是热利的脉应，但此沉弦必沉弦而有力也。下重是里急后重的简词，说明此下利是热利。热利脉证均不宜太过，太过者病势为逆，所以下利不止、高热不退者为凶。脉大主邪热盛，故知病在

进展，未为止也。反之虽发热，脉亦数，但数而微弱者，这一方面是利后人虚，另一方面也是邪气已衰的现象，利将止也，虽有发热亦尤大碍。反之，下利若脉数、滑，发热不止者，最为危重。

【原文】下利，手足厥冷，无脉者；灸之不温，若脉不还，反微喘者，死。少阴负跌阳者，为顺也。

胡希恕

【释】"少阴负跌阳者，为顺也"九字，为衍文，宜去之。下利，手足厥冷，无脉者，为阴寒下利，虚极欲脱也，宜急灸之。若灸之不温，脉不还，而反微喘者，为气脱，故死。

【按】此述阴寒下利的虚脱死证。

<注>此即《伤寒论》362条。下利，手足厥冷，此胃气至虚。无脉者，阴寒至极也。此当急温之，先施以灸法，灸后若脉复手足温，则病有机转，施灸后，不但手足不温，脉不还，反而有微喘者，此气脱于上，生机欲息也，故死。本条与上条对照，以示下利有阴阳之分，虚实之别。

段治钧

后九字，因文释义略如下：按古三部九候遍诊法切脉部位，少阴脉候肾，跌阳脉候胃，少阴脉较跌阳脉弱者，为少阴负于跌阳，在下利为顺候。胃属土，肾属水，利之为病，概因胃土虚不能制肾水。今少阴负于跌阳，则胃土有权，肾水归源，故为顺候。大意是说这种下利如果跌阳胃脉较强，对下利和厥的恢复是有利的。此五行家言，恐非仲景本意，可供参考。

【原文】下利有微热而渴，脉弱者，今自愈。

胡希恕

【释】下利不渴为里寒，渴者为里热。今下利虽渴，但脉弱而只微热，知热邪已衰，将自愈也。

<注>此为《伤寒论》360条。下利证当问渴与不渴，是辨下利属热、属寒的要证。下利不渴，有寒属太阴；下利而渴，有热属阳明也。邪气盛衰，当看脉的太过与不及。阳性病脉弱，为邪退之应。今下利有微热而渴，此当属热利。但以其脉弱，因知邪已衰。故可自愈。此可与前一条"下利，脉沉弦者，下重；脉大者，为未止；脉微弱数者，为欲自止，

段治钧

虽发热不死"互参，其意同。因有微热，此脉应是弱数，亦同前条。

【原文】下利脉数，有微热，汗出，今自愈；设脉紧，为未解。

胡希恕

【释】 下利脉数为有热，今只微热而汗出，为热自外解，当自愈。设脉复紧，为邪实，则未解也。

【按】 由脉复紧为未解观之，前之脉数亦必复缓弱。此承《伤寒论》360条，说明热利欲愈或否的脉与证。

段治钧

<注> 此即《伤寒论》361条。下利为里证，脉数为有热，这与下利而渴同样，可知此下利为热利，属阳明；身微热而汗出，为表证，属太阳。此述太阳阳明合病的下利，自愈的原因在于汗出一证。表邪因汗出而解，下利亦自愈，与葛根汤证自下利治之而愈的机理相同，可与《伤寒论》32条互参。设脉紧，即如果下利脉数而紧，应邪实表未解，仍有热，因而下利亦未欲解也。

<按> 本条和《伤寒论》360条，均述热利欲愈的脉证，360条偏于内热（有渴），而本条则偏于外热（有汗出的表虚证）也。

据此可知，热利邪实者验之于脉，无力为佳，主邪退；有力为邪盛，病不退也。

【原文】下利脉数而渴者，今自愈；设不差，必清脓血，以有热故也。

胡希恕

【释】 下利脉数而渴者，为里有热。里热亦常因自下利而解，故谓今自愈。设不自愈，则必协热而便脓血也。

【按】 平时乱用饮食，里有积热，常以自利而解。积甚者，虽自利而热不退，必进而便脓血，此即先腹泻不已，后为痢疾者是也。

段治钧

<注> 此即《伤寒论》367条。数为有热之脉，渴为里有热之症，脉数而渴为里有热也。若里热而有下利症，亦常有自愈者，原因在于其人平时饮食无节，内有积滞，热和腹秽可共下利而去。由此可见，腹泻有时能愈病，亦人体排毒于外的反映，对比表有热常因自汗（或发汗）而解者，两者

均顺应了人体自身的抗病机制，愈病的机理是一样的。不差者，即发热而渴的里热不因下利而愈，里热盛，下利热久，必伤阴血而便脓血也，原来的下利就变成了痢疾。

若为阴寒下利，在病程发展变化中而见此脉证者亦吉。

<按>此述热利自愈与不愈之辨。前半段为有热下利的轻症，后半段为先之利不愈，续便脓血的重症，此均常见之病。

【原文】下利脉反弦，发热身汗者，自愈。

胡希恕

【释】下利脉当微弱，今脉反弦为邪实。发热身汗，热自外越，脉虽弦亦当自愈。

<注>本条的下利，由其后的为证可知为热利（由上条连贯下来看，此下利亦当是热利），脉当数。如果邪已衰，则脉当微弱。今脉反弦，此处脉弦和紧一样，主邪实。这本来不是好的现象，但其人发热而有汗，热因汗而外越，则有表解的机会。也就是说，虽然脉弦，如果发热因汗出而解的话，表解则脉弦自去，其下利亦可自愈。

段治钧

<按>下利为里证，但确有汗解的机会，例如《伤寒论》32条："太阳与阳明合病者，必自下利，葛根汤主之。"太阳阳明合病，指既有太阳病的表热证，又有热迫于里的自下利（属阳明）而言。临床无论水泻、痢疾，可以说热利以太阳病的形式出现，无汗出者用葛根汤，自汗出者用桂枝加葛根汤。但必是有表证（阳性病）而又下利者，才有此从表解的机会。

【原文】下利气者，当利其小便。

胡希恕

【释】下利气者，谓水气并下也，当利其小便，水谷别则愈。

段治钧

<注>下利气，即下利同时排矢气（放屁），此多由水谷不别所致，当利其小便，分清别浊即愈。若真正虚寒者，当以温药收敛温中。

288

【原文】下利，寸脉反浮数，尺中自涩者，必清脓血。

胡希恕

段治钧

【释】下利脉当沉，寸脉反浮数，邪热盛也。尺中自涩者，为血虚于里。邪热盛、血虚，知必便脓血也。

<注>此即《伤寒论》363条。寸以候外，尺以候里。下利为病在里，脉当沉。若为阴寒下利，脉当沉迟。若为热利，亦当沉数。今脉不沉而浮，不迟而数，且见于寸上，一说明此非阴寒下利，是热利；二说明热邪亢盛于外。尺中脉涩者，下利伤津，内里津液虚。热邪亢盛于外，而里虚者，可见病情在发展，下利必不止。热盛使血妄行，不循常道而随大便下，故便脓血。因失血在下焦，故尺中涩也。邪热伤及阴血，亡血者，血虚，亦为涩脉之应。

【原文】下利清谷，不可攻其表，汗出必胀满。

胡希恕

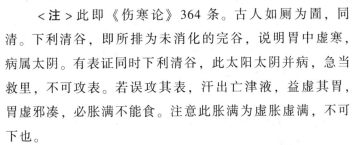

段治钧

【释】下利虽有汗解之法，但需因证而施，若下利清谷，为里虚寒，则不可发汗复攻其表，汗出则更令其虚寒，而腹胀满也。

<注>此即《伤寒论》364条。古人如厕为圊，同清。下利清谷，即所排为未消化的完谷，说明胃中虚寒，病属太阴。有表证同时下利清谷，此太阳太阴并病，急当救里，不可攻表。若误攻其表，汗出亡津液，益虚其胃，胃虚邪凑，必胀满不能食。注意此胀满为虚胀虚满，不可下也。

<按>此述下利清谷属虚寒在里者，不可发汗以攻表，与前述以葛根汤止下利者，大相径庭。阴阳有异，证情、病机不同，岂可混淆，宜互参。

【原文】下利脉沉而迟，其人面少赤，身有微热，下利清谷者，必郁冒，汗出而解。病人必微热，所以然者，其面戴阳，下虚故也。

【释】下利脉沉迟，下利清谷，为里虚寒。其人面少赤，身有微热，为阳气怫郁在表，则病有外解之机。但病解时，则必有郁冒、汗出、微厥的反

胡希恕

《金匮要略》学习笔记

胡希恕

段治钧

映。其所以然者，以其面戴阳，当自汗出解，由于下虚，欲自解者，必发瞑眩也。

【按】病虚、病久之人，无论自解或治之而解时，往往先发瞑眩，但瞑眩过后，病必愈也。本条之郁冒汗出、微厥，即发作的瞑眩状也。

<注>此即《伤寒论》366条。但本条"病人必微热"句，在《伤寒论》中为"病人必微厥"。以《伤寒论》为是，因前句有"身有微热"在先，后此必不重复，意即虽身有微热，但发瞑眩状态，欲解时手足微有厥逆。

下利，脉沉而迟，下利清谷者，说明此为里虚寒的下利，但尚未至脉微欲绝、手足逆冷的危殆程度。其人面少赤，身有微热，"少"，同"稍"，轻微的意思，即颜面稍发红，并且身有微热，这是阳气怫郁在表的证候。阳气怫郁在表，就是有表证，欲汗出从表解，而不得汗出，津液郁积体表的意思，所以面红、身上又有微热，且无汗。这种里虚寒下利，甚至下利清谷，反而阳气怫郁在表，此乃佳兆，说明证由阴转阳，这个病有欲从表解的机会。

这个病要从表解时，常发生瞑眩状态，那就是论中所指的郁冒（即头晕）、汗出、微厥。需注意此乃病解前的一种自然反应，其汗出名曰战汗。本来四肢不冷，这个时候四肢微厥，头又昏晕。无须惊慌，发作过后病即霍然而愈。慎勿认为此证可以用发汗法治之也。

所以然者，其面戴阳，下虚故也，其所以有这些证候反映的原因，就是其面戴阳。其面戴阳即指上述下利清谷、阳气怫郁在表，下真寒而上假热的证候。此阴寒下利，因下而虚故也。这种瞑眩状态也是各种各样，可与《伤寒论》互参。

【原文】下利后脉绝，手足厥冷。晬时脉还，手足温者生，脉不还者死。

胡希恕

【释】下利止后，脉绝，手足厥冷者，为胃气沉衰，精气虚竭也。周时观之，若脉还，手足温，为胃气复，故生；若脉不还，手足不温，则胃气已绝，故死。

<注>此即《伤寒论》368条。"下利后"，即下利止

段治钧

后。下利止有两种情况：一种利止，是下利虽然丧失了精气，但胃气没败，这就还有向愈恢复的基础；一种是津液脱尽了，无物再可排泄而止，完全虚脱了，这种情况很难恢复，证情危殆。

下利止后，脉绝，手足厥冷，这是下利伤人胃肠、精气至甚，胃气沉衰、精气虚竭，气血不达四末的缘故。对这种情况要认真观察。晬时就是周时。如果脉还，手足温，说明胃气恢复，可向愈，故曰"生"；如果脉不还，手足也不温，那是胃气已败，故曰"死"。

以上11条是关于下利之论的部分。下面讲下利之治。

【原文】下利腹胀满，身体疼痛者，先温其里，乃攻其表。温里宜四逆汤，攻表宜桂枝汤。

胡希恕

段治钧

【释】下利，腹胀满，为里虚寒；身体疼痛为表未解。法当先温其里，后攻其表。温里宜四逆汤，攻表宜桂枝汤。

【按】表里并病，里实热需攻者，当先解表，后攻里；里虚寒需补者，当先救里，而后攻表。此为定法。

<注> 此即《伤寒论》372条。此下利属太阴病。下利，虚其里而腹反胀满，其为虚满而非实满甚明。从宜四逆汤先温其里而知，里不但虚而且寒也，同时也不能食。所以说此"下利，腹胀满"为里虚寒，这是太阴病的表现。身疼痛为太阳表证仍在。所以这是太阳、太阴并病。应当先温其里，乃攻其表，此为定法。温里宜四逆汤，攻表宜桂枝汤。温里宜四逆汤只此一法，不赘述；攻表何以用桂枝汤？这是因为下利，损伤津液，造成里虚的缘故。《伤寒论》中对于发汗后表不解、下之后表不解，这个时候如需更发汗，只能用桂枝汤而不能用麻黄汤，屡有说明。所以桂枝汤的应用，总以津液有所损失或不足为先决条件，这时脉诊有重要作用，宜注意。

<按> 本条和本篇前论"下利清谷，不可攻其表，汗出必胀满"条，同样是强调虚寒下利有表证，不可攻，宜先救里，但两者一为下利清谷，一为下利腹胀满。二者证情不同。

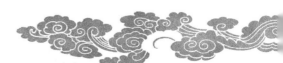

本条下利有表证，当与葛根汤证相鉴别。二者里证的阴阳属性不同，发病机制亦不同。可与《伤寒论》32 条互参。

四逆汤方见本篇前论中。

桂枝汤方

桂枝三两（去皮）　芍药三两　甘草二两（炙）　生姜三两　大枣十二枚

上五味，咬咀，以水七升，微火煮取三升，去滓，适寒温，服一升。服已，须臾啜稀粥一升，以助药力，温覆令一时许，遍身絷絷微似有汗者益佳，不可令如水淋漓。若一服汗出病差，停后服。

<方解>《伤寒论》第 12 条曰："太阳中风，阳浮而阴弱。阳浮者，热自发；阴弱者，汗自出。啬啬恶寒，淅淅恶风，翕翕发热，鼻鸣干呕者，桂枝汤主之。"有汗出而仍发热，乃邪盛而精却也。精却者，营卫之源（胃气）不充也。胃气不充则发汗的质量欠佳，徒伤津液而达不到祛邪外出的目的。桂枝汤主壮胃气，复津液，所谓能使阳盛，从里达外，复汗出而祛外邪。

桂枝、生姜虽均属辛温发汗解表药，但桂枝降冲气，生姜治呕逆，可见二药均有下达之性，而升发力量不强，不至于大发汗。并以之二药均有健胃作用，合以大枣、甘草纯甘之品，更足以亢进胃气于中，滋益精气于外。芍药味苦微寒，既用以制桂枝、生姜的辛散，又用以助大枣、甘草的滋津。尤其药后少食热稀粥，更见益精祛邪的妙用。故本方者既是发汗解热药，又是安中养液药，既治气上冲，又调和营卫，此即所谓甘温除热的法剂。

【原文】下利三部脉皆平，按之心下坚者，急下之，宜大承气汤。

胡希恕

【释】下利而心下坚，即所谓热结旁流，下者自下，而结者自结也。此为热实恶候，势需急下。此可与《伤寒论》少阴病下利清水条互参。

<注>下利，脉应微弱，而此三部脉皆平（寸、关、尺

段治钧

三部），相对来说这也是太过，亦实之为候。若按之心下坚者，则里实甚明。临床上它不只心下坚，也疼，拒按。这些都是胃家实的反映。尤其一边下利，一边续结坚满，这说明热结迅速（热结旁流），病势猛迫，不急治危险得很，应急下之，宜大承气汤。其所以用大承气汤者，即赶紧下热存津，若待津液丧失殆尽，人虚病实，则无所措矣。

<按> 此可与《伤寒论》321 条互参。

大承气汤方见第二篇痉湿暍病中。

【原文】下利，脉迟而滑者，实也，利未欲止，急下之，宜大承气汤。

胡希恕

【释】脉迟属不及，一般主寒，主虚，但里实甚者，气机受阻，则脉亦迟。今与滑并见，更足证其为实。下利邪实，故当急下，宜大承气汤。

段治钧

<注> 仲景脉学中，一种脉象所主，常不是一个方面的为证反映。迟为脉动速率的不及脉。体内热能衰减，影响心脏跳动迟缓，故迟脉主寒。血循环减退，机体营养不足，故迟脉亦主营气不足。一般谓其主寒，主虚。但病实于里达至相当程度，亦足使血行为阻而脉现迟，故迟脉有时亦主里实（可参见拙作《胡希恕讲仲景脉学》）。

本条脉迟即属上述后者，主实。滑为气血奔腾之象，主邪实热盛。今"脉迟而滑者"兼象出现，故谓"实也"。下利而现此脉，利必不止，此亦当是热利。里实热盛，下利未欲止，不可轻视，急宜下热存津，故曰"宜大承气汤"。

<按>《伤寒论》208 条的脉迟与此意同，可互参。

【原文】下利，脉反滑者，当有所去，下乃愈，宜大承气汤。

胡希恕

【释】下利脉当微弱，今脉反滑者，实也。当下其实，宜大承气汤。

【按】脉但滑而不迟，虽实而犹未碍及于正，故曰"当有所去"，而不曰急下。仲景辨证大有分寸。

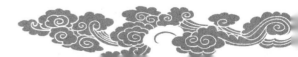

段治钧

〈注〉 本条和上条相连属，上条以脉迟而滑立论，判断病实需急下；本条以脉但滑而不迟立论，判断病实当有所去。虽然都用大承气汤，但病情程度并不一样。可互参。

下利脉当沉或微弱，不应滑，今反滑者，实也（即病邪实，此实邪指里有积滞）。上条言脉迟而滑，脉象兼迟乃因里实甚，气机受阻的缘故；本条脉只言滑而差一迟象，则表示两者里实的程度有所差别。上条结实太过，影响气机不畅而到脉迟的程度，则有可能向虚的方面转化，失之机会就不可治了，因曰急下之；本条脉滑而不迟，还没有里实到那种程度，因曰"当有所去，下乃愈"。下利而用下法治之，此即所谓通因通用也，其本质在于脉滑，实也。

大承气汤方见第二篇痉湿暍病中。

【原文】 下利已差，至其年月日时复发者，以病不尽故也，当下之，宜大承气汤。

胡希恕

【释】 痢疾初作，而用收涩之品以止利，虽侥幸一时愈，然数日、数月，或经年而复发者，亦属病未尽之例也。

〈注〉 这种情况就是所谓的休息痢。下利本来已经好了，隔一阶段又复发，乃治疗不善、病毒未尽的缘故，其治仍需攻之。对热利的治疗，该攻不攻或除毒未尽，从而留下遗患。这种去毒不尽，即使没有引起痢疾再发，也会有其他后患。

攻之之法，虽然依法仍当下，但也并非必用大承气汤，

段治钧

其"宜"字即是令人斟酌的意思，小承气汤、调胃承气汤、大柴胡汤及其他等，还是要辨证，选适证的方剂。若确为大承气汤证，当然用大承气汤。

大承气汤方见第二篇痉湿暍病中。

【原文】 下利谵语者，有燥屎也，小承气汤主之。

【释】 里实有燥屎则谵语。下利谵语，里有燥屎的小承气汤证，故用小承气汤下之。

胡希恕

段治钧

<注>此即《伤寒论》374 条。谵语无虚证，里实有热，胃不和，则据结实程度可发谵语。若结实为有形之物，则有在胃的宿食和在肠的干燥大便或硬屎之别。此有燥屎也，当是胃有宿食，又有下利之证。本证无潮热、手足濈然汗出，故不是大承气汤证，而是小承气汤证，宜小承气汤。

小承气汤方

大黄四两　厚朴二两(炙)　枳实大者三枚(炙)

上三味，以水四升，煮取一升二合，去滓，分温二服。(得利则止)

<方解>方乃大承气汤去芒硝，减枳实、厚朴的用量，有大黄而无芒硝则解热力差，虽亦属里实的下剂，但较大承气汤下热通腑力弱，故名为小承气汤。

小承气汤证为表热传里，热伤津液而成里实之证。所主为腹大满不通者；多日不大便，疑为大便硬结者；腹有燥屎而发谵语者；汗吐下后，小便数、大便硬、哕数而谵语者等。以腹胀满为主的实热证可用小承气汤。

【原文】下利便脓血者，桃花汤主之。

胡希恕

【释】下利便脓血者，当指痢疾久不愈，陷于虚寒滑脱不止者，则可与温中固脱的桃花汤主之。

【按】下利便脓血，若指今之痢疾，一般多实热，宜依证以适方下之。本方必不可用。

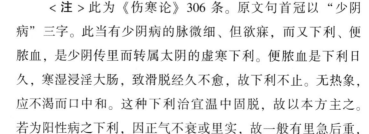

<注>此为《伤寒论》306 条。原文句首冠以"少阴病"三字。此当有少阴病的脉微细、但欲寐，而又下利、便脓血，是少阴传里而转属太阴的虚寒下利。便脓血是下利日久，寒湿浸淫大肠，致滑脱经久不愈，故下利不止。无热象，应不渴而口中和。这种下利治宜温中固脱，故以本方主之。若为阳性病之下利，因正气不衰或里实，故一般有里急后重，万不可上来即用止泻药，使毒素潜伏于体内留下后患。

段治钧

<注>本条为证不全，应与同书 307 条互参。

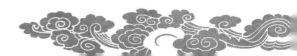

桃花汤方

赤石脂一斤(一半锉，一半筛末)　干姜一两　粳米一升

上三味，以水七升，煮米令熟，去滓，温服七合，内赤石脂末方寸匕，日三服，若一服愈，余勿服。

<方解>赤石脂甘平，为收敛止血、止泻药，主泄利，肠癖便脓血，为主药。干姜温中。粳米扶正，且治腹痛。本方治虚寒下利、腹痛而便脓血不止者。临床用本方的机会很少。药的用法是赤石脂一半与另两味同煎，一半筛末，末药一次吃不到3克，注意若一服愈，余勿服。

【原文】**热利下重者，白头翁汤主之。**

胡希恕

296

段治钧

【释】热利下重者，即指便脓血的痢疾，而里急后重也。白头翁汤主之。

【按】痢疾而里急后重者，虽以本方主之，然实践证明，以本方加大黄更有捷效。

<注>此即《伤寒论》371条。热利，即实热证的下利。下重，即里急后重，是因为其人里有腹秽，或受细菌感染而产生内毒素，人欲排毒于体外，故频于如厕。热伤津液，滞涩难下，虽欲便但不爽，因而肛门重坠。经验中于本方加大黄，因势利导以得捷效也。下利有菌为痢疾，无菌为肠炎。急性肠炎或痢疾均可用本方，但须为热利，而以下重、欲饮为要征。

白头翁汤方

白头翁二两　黄连　黄柏　秦皮各三两

上四味，以水七升，煮取二升，去滓，温服一升。不愈，更服。

<方解>白头翁逐血止痛，故有作用于便脓血（痢）。黄连、黄柏、秦皮均为苦寒收敛药，而有消炎止泻作用。合以治热利下重、腹痛、烦悸之证。

本方证腹痛加芍药，血痢加阿胶、甘草，现柴胡证者可合大柴胡汤。

【原文】下利后更烦，按之心下濡者，为虚烦也，栀子豉汤主之。

胡希恕

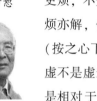

段治钧

【释】热利本烦，利止热除，则烦当已，更烦者，遗热未除也，按之心下濡，为虚烦也，栀子豉汤主之。

<注>此即《伤寒论》375条。下利后，即下利止后。更烦，不是烦更加重，而是烦不因下利止而除，或下利愈时烦亦解，但其后复烦的意思。下后里实已去，故按之心下濡（按之心下无物，不太有抵抗。但也不是虚软如绵）。虚烦的虚不是虚衰的虚，指胃家不实而言；烦为有热。这样的虚烦，是相对于里实之烦而言，此宜栀子豉汤。栀子豉汤证还有"虚烦不得眠，心中懊憹"的证候，为热烦较重的情况。

栀子豉汤方

栀子十四枚　香豉四合(绵裹)

上二味，以水四升，先煮栀子，得二升半，内豉，煮取一升半，去滓，分二服，温进一服，得吐则止。

<方解>栀子苦寒，通彻上下，泻火力强，在本方中主胃中热气。豆豉除热解毒。二者为伍，有消炎解热除烦之特能，故治本证，或虚烦不得眠，心中懊憹，烦热胸中窒，身热心中结痛者。方中栀子、豆豉用量之比为1:2。

<按>因条文中有"得吐者，止后服"句，后世认为豆豉能催吐，其实不然，此因瓜蒂散中用豆豉而误传也。瓜蒂散用豆豉乃制瓜蒂之毒性。张志聪、张锡驹以为发汗、吐下后虚烦，并无复吐之理，如果豆豉为吐药，岂可再用。予屡用此方，亦未尝有吐者，证明二张之说为是。

【原文】下利清谷，里寒外热，汗出而厥者，通脉四逆汤主之。

胡希恕

【释】下利清谷而厥，为阴寒甚于里，外反有热而汗出，其为阳虚欲脱甚明。通脉四逆汤主之。

【按】下利清谷而厥，并无脉微欲绝或脉不至，用四逆汤

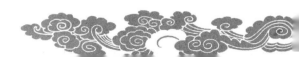

已足治之，所以用通脉四逆汤者，只在汗出症，其实此汗出不是因热而致，乃虚寒极于里，精气外脱的恶候。下利清谷以至于厥，胃气虚衰，血脉已不畅于四末，再加脱汗，脉当立绝，通脉之用，正其时也。

段治钧

<注>此即《伤寒论》370条。里寒即里虚寒，指下利清谷而厥言。外热，指汗出（或身微热）。这不是前面所讲"阳气怫郁于表"，那是"戴阳"面有热色（微红），这个颜面还是苍白。外面有点发热，也是无根之火，虚热外浮的现象。此虽以里寒外热概之，实为外假热而里真寒也。汗出而厥，乃脱汗（俗谓虚汗），里虚精气欲竭的凶候，万勿以发热汗出的阳证视之。病进当有脉微欲绝应之，其未言者，简文也。

通脉四逆汤方

附子大者一枚(生用)　干姜三两(强人可四两)　甘草二两(炙)

上三味，以水三升，煮取一升二合，去滓，分温再服。

298

<方解>此于四逆汤增干姜、附子用量，干姜由原方一两半增至三四两，附子用大者一枚，治四逆汤证阴寒剧甚，而脉微欲绝或无脉者，或汗出而厥欲虚脱者。

<按>阴寒剧，甚至脉微欲绝或无脉，或汗出而厥，皆虚脱之为候也，非此不足以治之，治这种虚脱必以温中、恢复胃气为第一要务。本方之用，以脉微欲绝或无脉为要证。阴寒重症见此脉者，用之当验。方后加减法不尽可信，故去之。

【原文】下利肺（腹）痛，紫参汤主之。

胡希恕

【释】下利肺痛，难以理解。《医宗金鉴》谓有错简可信。

段治钧

<注>疑此下利肺痛，当是腹痛之误。如果是下利腹痛，也当是热利的里急、自下利，即痢疾，因为紫参性味苦寒。

紫参汤方

紫参半斤　甘草三两

上二味，以水五升，先煮紫参，取二升，内甘草，煮取一升半，分温三服。疑非仲景方。

<方解>紫参苦寒，功效近似柴胡，且通利二便，主心腹坚、邪气积聚。甘草缓急迫、疼痛。故本方可治热利、里急自下利、腹痛者。

胡希恕

【原文】气利，诃梨勒散主之。

【释】气利，即前之下利气也。而诃梨勒性温收敛，当治此证偏于虚寒者。

段治钧

<注>本篇前论曰"下利气者，当利其小便"。下利气有虚实之分，一般情况利小便、别水谷即可；若里虚寒者，则该用温性收敛的诃梨勒散。

诃梨勒散方

诃梨勒十枚(煨)

上一味，为散，粥饮和，顿服。（疑非仲景方）

<方解>诃梨勒苦温酸涩，为止泻收敛药。涩肠止滑泄，生用生津止渴。主里有冷气，虚胀、矢气、下利、脱肛、失血、盗汗等症。

附方

《千金翼》小承气汤 治大便不通，哕数，谵语。（方见上）

<注>此哕逆乃由于大便不通，哕逆频数，又胃不和而谵语，此正是小承气汤证，故治之。本篇前论有"哕而腹满，视其前后，知何不利，利之即愈"，此之谓也。

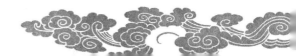

《外台》黄芩汤　治干呕下利。

黄芩　人参　干姜各三两　桂枝一两　大枣十二枚　半夏半升

上六味，以水七升，煮取三升，温分三服。

<注> 此黄芩汤与《伤寒论》172条的四物黄芩汤不同，那个是治太阳少阳合病的自下利，若呕者加生姜、半夏。此黄芩汤近乎半夏泻心汤（较半夏泻心汤少黄连、甘草两味，多了桂枝），叫六物黄芩汤。

<方解> 本方以人参、大枣、干姜补胃治虚，桂枝降冲气，同时半夏、干姜止呕，黄芩解烦止利。故治干呕下利者。亦可视为四物黄芩汤去芍药、甘草，合半夏、干姜散，加人参、桂枝的变剂。

300

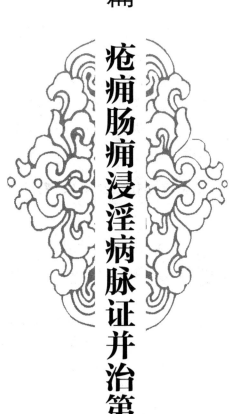

第十八篇

疮痈肠痈浸淫病脉证并治第十八

【原文】诸浮数脉，应当发热，而反洒淅恶寒，若有痛处，当发其痈。

胡希恕

【释】诸浮数脉，为有热之证，法当发热，今不发热而反洒淅恶寒者，为有痈脓也，若有痛处，则更肯定是当发其痈。

<注> 浮脉主表，数脉主热，真要是表热证，当有恶寒发热的证情。今不发热，而反洒淅恶寒，就是如身被冷水状，毛孔缩缩然而恶寒，这是有痈脓之变的疮热特点，外面无热，其热在里而又恶寒。第七篇桔梗汤方证，振寒脉数，同此已有示例，不过那是讲肺痈，这是讲一般疮痈的脉证。若有痛处，即哪里有疼痛，哪里就是发疮痈的处所。

段治钧

302

【原文】师曰：诸痈肿，欲知有脓无脓，以手掩肿上，热者为有脓，不热者为无脓。

胡希恕

【释】诸痈肿，欲知有脓无脓，可以手掩肿上验之。若热者，知已腐化，为有脓；不热者，尚未腐化，为无脓。

<注> 以上两条均指一般的疮痈而言。疮痈待到发红肿阶段，欲知有脓无脓的一种诊断方法，以手掩肿上，就是以手掩盖或抚按痈肿处。然后以感觉其有热或无热，以判断有脓或无脓。

段治钧

【原文】肠痈之为病，其身甲错，腹皮急，按之濡，如肿状，腹无积聚，身无热，脉数，此为腹内有痈脓，薏苡附子败酱散主之。

胡希恕

【释】其身甲错，谓皮肤如鳞甲，而不光滑也。腹皮急，按之濡，如肿状者，谓腹皮虽拘急，但按之濡软如浮肿状也。腹无积聚者，谓腹内无固结物也。身无热而脉数，此为疮热，痈脓之为候也。此肠内有痈脓也，薏苡附子败酱散主之。

【按】此述肠痈脓已成的证治。不过本方不仅治肠痈化脓，依证用于其他有痈脓之变者均有验。又由于其身甲错的说明，活用于皮炎、顽癣等，亦均有奇效。增方中各药用量，作煎剂尤良。

段治钧

<注> 皮肤甲错，为瘀血之证（第六篇大黄䗪虫丸证"内有干血，肌肤甲错，两目暗黑"者，可与此互参）。按之濡者，为按之虚软无力、无抵抗。腹内的肿块，不活动的为积，活动的为聚，无积聚即无动与不动的块状物。腹无积聚，一者说明它是虚证，二者说明它已化脓。痈疮在感染化脓期，一般均有脉数、发热、疼痛，若脓已成（完全化脓），大多脉数而身无热（表热虽无，但里热仍俱也），疼痛也较轻或不痛。本条所述为脓已成的脉证，此时治疗当主以薏苡附子败酱散。

薏苡附子败酱散方

薏苡仁十分　附子二分　败酱五分

上三味，杵为末，取方寸匕，以水二升，煎减半，顿服。小便当下。

<方解> 薏苡仁解凝、排脓、利小便（详见第九篇薏苡附子散方解）。败酱草（即曲买菜的根）苦微寒，为一消炎、解毒、利尿药，有消肿、排脓、祛瘀的功效，主各种化脓性炎症，与薏苡仁为伍，排脓消肿。稍加附子，以振郁滞之气，而利痈脓之排除也。

薏苡仁、附子名薏苡附子散，本来治胸痹缓急者，今与祛瘀排脓的败酱草合用，改治胸痹痛为治痈脓（脓之成即瘀血之腐者）也。

附子在方中不是因为陷于阴虚证而用，它主起沉衰、鼓舞正气的作用，排脓都要加一些亢奋药（如第二十一篇枳实芍药散证用大麦粥、本篇后论中附方排脓散用鸡子黄，同此意都起振气的作用），脓成彻底，也好排除，但用量不可大，现在一剂3～6克即可。薏苡仁可用30克，败酱草可用15克。

本方活用于湿性皮肤病，如生癞、顽痒（湿痒）、流黄水，甚至硬皮病，多有效。

【原文】肠痈者，少腹肿痞，按之即痛如淋，小便自调，时时发热，自

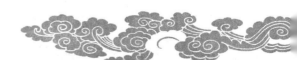

汗出，复恶寒，其脉迟紧者，脓未成，可下之，当有血。脉洪数者，脓已成，不可下也。大黄牡丹汤主之。

胡希恕

【释】少腹肿痞者，谓小腹不但形肿，且有痞块也。按之即痛如淋者，谓按则痛剧，其痛引及尿道如淋疾也。但小便自调者，知非淋疾，而为肠痈也。时发热，自汗出，复恶寒，其脉迟紧者，为脓未成，可下之，当有血；脉洪数者，为脓已成，法当排脓，则不可下也。可下者，则以大黄牡丹汤下之。

【按】此述肠痈尚未成脓的证治。不过此所谓未成脓，是未尽成脓的意思，并非无脓也。故方后云："有脓当下，无脓当下血也。"

段治钧

<注>肠痈这个病（即阑尾炎），上一条是薏苡附子败酱散证，那是在肠痈化脓之后，而且还有虚衰的反映（按之濡，腹无积聚，身无热），这时需要排脓，是不可用下法的。本条是论肠痈未化脓或未全化脓时的证治。其为证表现是：少腹肿痞，按之即痛如淋，但是小便自调。小腹右下侧（麦氏点处）有肿状的痞块，按之痛——牵引抽掣样的痛，现代诊断以反跳痛为特征，《伤寒论》中形容它是"按之即痛如淋"。但是淋痛当有小便不利，而本证是小便自调，所以这个痛是疮痈之痛，形容其痛如淋痛而已。时时发热，自汗出，复恶寒，其脉迟紧，虽有发热、恶寒，若为太阳表证，则因有自汗出脉不当紧，时发热脉必不迟，所以不要以为这是太阳表证。其实这个时时发热、自汗出，是里热、阳明病的证候，只是还不到胃家实的程度。而复恶寒，这是蕴脓的反映（参考本篇第一条<注>）。脉迟紧，与上条的脉数相对待，这是脓未成（也包括没有完全化脓的情况）的脉应。这种情况可以大黄牡丹汤下之。肠痈亦血瘀、气滞、炎变之证，下之当有血。

假若脉洪数者，那是脓已成（完全化脓），此时当择方排脓，而不可再用下法。下后易发生腹膜炎穿孔。

大黄牡丹汤方

大黄四两　牡丹一两　桃仁五十个　瓜子半升　芒硝三合

上五味，以水六升，煮取一升，去滓，内芒硝，再煎沸，顿服之，有脓当下；如无脓，当下血。

<方解>大黄、芒硝伍以桃仁、丹皮，下热祛瘀，复用利二便、有消痈肿特能的冬瓜子仁。故治肠痈，少腹肿痞，按之痛剧，而大便难者。或瘀血肿痛，热实在里者。

【原文】问曰：寸口脉浮微而涩，然当亡血，若汗出，设不汗者云何？答曰：若身有疮，被刀斧所伤，亡血故也。

胡希恕

【释】脉浮微而涩，为津液不足、血少的脉应，法当亡血或汗出。设无汗出、亡血等证，则必身有疮痈、金疮，而致亡血故也。

段治钧

<注>寸口脉浮微而涩，然当亡血，若汗出，微主气（津液）虚，涩主血少，浮脉在这儿也主虚，此乃亡血或汗出伤津的脉应，不过这句的亡血指吐、下、衄等失血证。假设没有这种情况，也不出汗，而显此脉象的原因，那当是或身有疮，或被器物所伤（金疮），也造成亡血的缘故。

胡希恕

【原文】病金疮，王不留行散主之。

【释】病金疮，即指被刀斧所伤也。以王不留行散主之。

段治钧

<注>刀斧所伤，失血迅即，不论大小首当止血，再者需预防感染。凡外伤因精气血液之失，当时都会有些虚热。血失者必伤及气，气伤则滞而生瘀。故以王不留行散主之。

第十八篇 疮痈肠痈浸淫病脉证并治第十八

王不留行散方

王不留行十分(八月八日采)　蒴藋细叶十分(七月七日采)　桑东南根白皮十分(三月三日采)　甘草十八分　川椒三分(除目及闭口者,去汗)　黄芩二分　干姜二分　芍药二分　厚朴二分

上九味，桑根皮以上三味，烧灰存性，勿令灰过，各别杵筛，合治之为散，服方寸匕。小疮即粉之，大疮但服之，产后亦可服。如风寒，桑东根勿取之。前三物皆阴干百日。

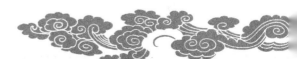

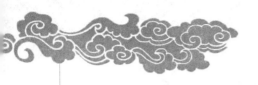

<方解> 王不留行苦、平，可化瘀、定痛、催乳、通经，主乳少、乳汁不通，诸疮痈肿，烧灰止血治外伤。本方用作主药。桑白皮辛甘寒，为和缓性祛痰平喘剂，兼有消炎利尿作用。清肺热止咳平喘，利水消肿。主肺系炎症咳嗽气喘，痰涎不利，面肿身热小便不利等症。烧灰存性则有止血的特效，在本方中起重要作用，合蒴藋（shuò diào）行气祛风。前三物都有祛瘀的作用，其他均为调理之品。干姜、川椒温中，甘草缓急，黄芩、芍药祛热。厚朴本为疏泄之药，行气行血，《神农本草经》谓治"气血痹，死肌"，在本方中奏特殊消炎之效。故本方是个行气、化瘀、止血、定痛的通用方，俗谓刀伤药是也。小的金疮即以本方药外敷即可，大的金疮外敷已，也可内服，产后失血多者也可服。

<按> 因王不留行有化瘀定痛的功效，胡老治肝炎，依经验常于肝区痛时加王不留行。

下面两个方子，有方无证，可见均为通用方。

306

排脓散方

枳实十六枚　芍药六分　桔梗二分

上三味，杵为散，取鸡子黄一枚，以药散与鸡黄相等，揉和令相得，饮和服之，日一服。

<方解> 枳实行气去满，芍药缓挛急、祛血痹。配伍名枳实芍药散，在后面第二十一篇妇人产后病中，治气滞血痹的腹痛，亦主痈脓。在气滞血痹情况下如需排脓，则更加桔梗，名排脓散。蕴脓多伤正，故加鸡子黄，揉和令相得。

排脓汤方

甘草二两　桔梗三两　生姜一两　大枣十枚

上四味，以水三升，煮取一升，温服五合，日再服。

<方解> 这是在桔梗汤的基础上，又加生姜、大枣稍稍调和营卫。《伤寒论》311条桔梗汤治嗓子疼，且桔梗本身即有祛痰、止痛、排脓之效。故

作通用排脓剂有效，适证用之更佳。

以上两方，非专为疮痈而设，作为通用方用于排脓可依证选之。

胡希恕

【原文】浸淫疮，从口流向四肢者，可治；从四肢流来入口者，不可治。

【释】浸淫疮者，为病毒浸淫于皮肤而生疮也。从口向四肢者，则病有外散之机，故为可治；从四肢流来入口者，则病有内攻之势，故为不可治。

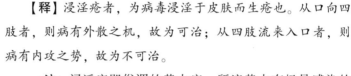

段治钧

<注>浸淫疮即俗谓的黄水疮，所流黄水有极易感染的病毒病菌，接触到哪里，那里就被感染。不可治者非不能治，虽不是什么大病但不易治好，尤其小孩子控制不好触摸则反复发作。

【原文】浸淫疮，黄连粉主之。（方未见）

胡希恕

【释】方未见。可能即黄连一味为粉粉之，或调敷之，以燥湿除热消炎解毒也。

<注>前边两条有方无证，本条则有证无方也。年代久远，后人编纂，难免流失错简，或为附方亦未可知也。

段治钧

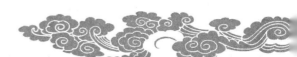

第十九篇

跌蹶手指臂肿转筋阴狐疝蛔虫病脉证治第十九

胡希恕

《金匮要略》

学习笔记

胡希恕

【原文】师曰：病趺蹶，其人但能前，不能却，刺腨入二寸，此太阳经伤也。

【释】趺蹶，为病名，其人但能前不能却，为病趺蹶之特征。刺腨入二寸，未详何穴，不释。

【按】此针灸家言，不似仲景语。

<注> "趺"同"跗"，即脚背。趺蹶，病名，在这儿引申为脚或下肢的病。蹶，形容腿脚向后刨着走路，所以人只能向前走，不能后退，而且行走不稳。针灸家以针刺治之。

段治钧

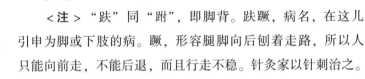

【原文】病人常以手指臂肿动，此人身体𝐢𝐢者，藜芦甘草汤主之。

310

【释】手指臂肿动，而身体亦𝐢𝐢动，水气之为病也。藜芦甘草汤主之。但方未见。

胡希恕

<注>此亦有证无方者。第十四篇水气病，有论曰"皮水为病，四肢肿，水气在皮肤中，四肢聂聂动"。本条与之相仿，手指臂肿，还动，身体也𝐢𝐢动，亦肯定为水气病。表虚水气聚，有冲气则𝐢𝐢动、聂聂动矣。虽未出方，防己茯苓汤、防己黄芪汤当可适证选用。

段治钧

【原文】转筋之为病，其人臂脚直，脉上下行，微弦。转筋入腹者，鸡屎白散主之。

【释】"臂"与"背"，古通用。其人臂脚直，即脚背强直，此转筋证也。脉上下行、微弦者，转筋之脉也。若转筋剧甚，上入于腹者，鸡屎白散主之。

<注>转筋，即俗谓的抽筋，多为阵发性。抽筋时筋肌拘急强直，很痛苦。上肢发生较少，下肢发生较多，也有发

胡希恕

段治钧

生在其他部位者。寒凉、紧张、脱液、疲劳过度等时，多可发生。脉上下行，微弦，即脉上下跳动带有弦象。此处的微字不是脉象，乃比较量词。弦是筋脉拘急、转筋的脉应。转筋，一般不用治疗，保持体位正确，消除情绪的紧张，或辅以按摩、保暖，自可恢复。若剧者，从下肢直上小腹，或时间长而不愈者，鸡屎白散主之。

鸡屎白散方

鸡屎白

上一味，为散，取方寸匕，以水六合，和，温服。

<方解> 鸡屎白通利二便，治转筋可用于实证，虚证当慎用。

<按> 此方未亲验，虽或有效，但近代已不用。

【原文】阴狐疝气者，偏有小大，时时上下，蜘蛛散主之。

胡希恕

【释】偏有大小，时时上下者，谓阴囊的一侧有肿状物，时上入腹而隐，时入阴囊而现也，以其出没无常，故谓为阴狐疝。蜘蛛散主之。

【按】由于时时上下的说明，似述无痛苦而能自复的疝气证，即进入阴囊的脏器自能复原于腹内，与嵌顿性之疝气证不能自复而发剧烈疼痛者不同。此证多见于小儿，大人亦兼有之。致病之因，大都由于先天或后天的腹壁虚弱所致。

段治钧

<注>《伤寒论》中所述疝病，很像从腹腔下入阴囊的肠疝，或是睾丸上入小腹的病症，多伴有气痛的症状。但本条"阴狐疝"无疼痛症，而且是可以自复者。

蜘蛛散方

蜘蛛十四枚(熬焦)　桂枝半两

上二味，为散，取八分一匕，饮和服，日再服。蜜丸亦可。

<方解>《本草纲目》谓蜘蛛主大人、小儿疝，即阴狐疝也，本方用为

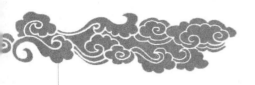

主药。佐以桂枝，以散阴寒气也。

<按>本方不常用，胡老和笔者亦未曾亲验。但蜘蛛有多种，有毒者为多，《伤寒论》亦未说明，故不可轻用。

【原文】问曰：病腹痛有虫，其脉何以别之？师曰：腹中痛，其脉当沉，若弦，反洪大，故有蛔虫。

胡希恕

段治钧

【释】腹中痛者多寒，若是则脉当沉或弦；今脉反洪大，故知有蛔虫。

<注>问老师：内有蛔虫的腹痛，和一般腹痛的脉有什么不同？老师说：腹中痛的脉或者沉，或者弦，这里脉沉、脉弦都主寒，所举为里虚寒腹痛的脉应，例如小建中汤证"其脉弦，法当腹中急痛"者。但是如果脉不沉弦，而反洪大，那么这就是有蛔虫的腹痛。

<按>此述蛔虫病的脉，其证治见下条。

【原文】蛔虫之为病，令人吐涎，心痛发作有时，毒药不止，甘草粉蜜汤主之。

胡希恕

段治钧

【释】蛔扰于里，则令人吐涎。心痛者，即心下痛也。发作有时者，蛔动则痛作，蛔静则痛止也。毒药不能止者，谓服过诸杀虫毒药而不止也。此甘草粉蜜汤主之。

<注>有蛔虫，其所以令人吐涎，一是由于虫扰，一是因其里寒。因铅粉能杀虫，加入甘药中，虫亦喜甜，从而诱杀之。

甘草粉蜜汤方

甘草二两　粉一两　蜜四两

上三味，以水三升，先煮甘草，取二升，去滓，内粉、蜜，搅令和，煎如薄粥，温服一升，差即止。

<方解>粉即铅粉，以铅粉（有毒）杀虫，甘草、蜜缓急止痛，用以诱杀，亦治虫妙法。

<按>本方去铅粉加白及，治上腹痛（胃疼、胃溃疡等）痛剧者有屡试皆验之效，有潜血者效更彰。胡老经验：治胃痛以甘草24克，蜜45克，白及12克。先煎甘草、白及，留适量去滓，再入蜜煎掉一些水分成稀薄粥状，痛重一次服，不重分两次服。止胃痛极佳，但因有大量甘草，多服使小便不利而腿肿，故应掌握服用剂量。这也是凡利尿方多无甘草的原因。

【原文】蛔厥者，当吐蛔，今病者静而复时烦，此为脏寒，蛔上入膈，故烦，须臾复止，得食而呕，又烦者，蛔闻食臭出，其人常自吐蛔。蛔厥者，乌梅丸主之。

胡希恕

段治钧

【释】蛔厥者，其人当有过吐蛔证情。而且病者静，不似脏厥的躁无暂安时也。其所以复时烦者，以胃中寒，蛔被寒迫上入其膈，但须臾即止。得食而呕，又烦者，以蛔闻食臭出，其人常自吐蛔也。蛔厥者，乌梅丸主之。

<注>此即《伤寒论》338条后半段。厥阴篇中论厥，本条前半段论脏厥，后半段论蛔厥、并论证治。吐蛔说明胃寒，因胃寒而虚，所以四肢厥逆。时烦与复烦者，因为蛔扰，非热烦也。蛔动则烦，蛔不动则不烦，病人也就安静无所苦。吐蛔是常有之事，但并非必有之事，过去卫生条件差，人腹内常有蛔虫之故。

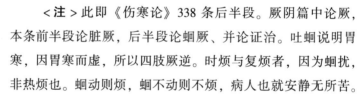

乌梅丸方

乌梅三百个　细辛六两　干姜十两　黄连一斤　当归四两　附子六两(炮)
川椒四两(去汗)　桂枝六两　人参　黄柏各六两

上十味，异捣筛，合治之，苦酒渍乌梅一宿，去核，蒸之五升米下，饭熟捣成泥，和药令相得，内臼中，与蜜杵二千下，丸如梧子大，先食饮服十丸，三服，稍加至二十丸，禁生冷滑臭等食。

<方解>乌梅以收敛为功，兼清凉解热、生津、杀虫、安心敛肺、涩

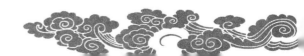

肠。主下利久泻，口干好唾，汗出，烦满。本方以乌梅为主药。方中黄连、黄柏不但可清除上焦之热、解烦，且苦寒，具收敛性，又叫止痢。干姜、附子、细辛、川椒温中祛寒。桂枝降其冲气（得食而呕也是上冲的一种）。人参健胃，当归养血，合用以补气血。蜀椒逐寒湿痹痛，杀虫。妙在乌梅渍之以苦酒，大酸大敛，既生津止渴，又固脱止泻，且制辛温之太过。此方治蛔厥上虚热、下沉寒，见心下痞硬，气上冲胸，心中烦热，渴欲饮水，或呕逆，或下利者。

　　<按>乌梅丸证寒热并举、阴阳互见、虚实交错，符合厥阴病变化多端的特点。因乌梅偏于酸，是为固脱止泻之治剂。酸苦、辛苦并用，亦祛蛔的妙制。

314

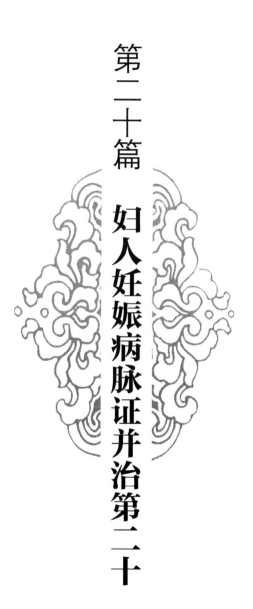

第二十篇　妇人妊娠病脉证并治第二十

胡希恕

《金匮要略》学习笔记

316

段治钧

【原文】师曰：妇人得平脉，阴脉小弱，其人渴，不能食，无寒热，名妊娠，桂枝汤主之（方见下利中）。于法六十日当有此证。设有医治逆者，却一月，加吐下者，则绝之。

【释】妇人得平脉，为内无病；无寒热，亦无外邪；阴脉小弱，为营气虚于外；其人渴，为津液虚于内；不能食，为恶阻之渐。此为妊娠，桂枝汤主之。于法六十日当有此证，设有医不知是妊娠，于此后一月，妄加吐下者，则必绝其胎也。

【按】不能食，则津液不生，荣气不利，用桂枝汤滋津养液以和荣卫也。不过呕恶剧甚的恶阻，则非桂枝汤所能治。妊娠三月，胎还不固，最易流产，设医逆治以吐下，未有不绝之者。

〈注〉妇人受孕，古人谓之妊，怀孕后胎动谓之娠，妊娠就是怀孕。妇人正常怀孕若无病，不要随便用药。得平脉、无寒热，既不作为证情，也不是赘语。无寒热，说明没有外邪，由此明示此桂枝汤之用，不是针对太阳表证，所以服法也不需啜热稀粥以发汗。得平脉，则明示内无他病。但若仔细按寻，阴脉小弱，外为阳内为阴，即重按（沉取）这个脉还是有些细（小与细同）弱。本条前半段用桂枝汤，那多少还是有些症状：即阴脉小弱，其人渴，不能食。妇人怀孕后首先的反应，一般就是恶心想吐的恶阻（这也是有些气上冲的为证），因而不能食，其反应有轻有重。脉细弱主气虚血不足，孕妇因不能食，津虚血少故而其人渴。此时用桂枝汤的目的就是为止呕进食、滋津养液、调合营卫，以保障胎儿的正常发育。这种情况一般都出现在怀孕两个月左右的时候。桂枝汤是个很平和的药，并非大热，不像后世有些医家对它的不当认识。

后半段是指恶阻而言。设有医治逆者，假若有的医生见不能食、呕吐之情，不知这是妊娠，特别在怀孕三个月左右，胎还不固的时候，给予了吐或下的错误治疗，那就要造成流产的医疗事故。则"绝之"的"绝"字，指绝其胎。

【原文】妇人宿有癥病，经断未及三月，而得漏下不止，胎动在脐上者，为癥痼害。妊娠六月动者，前三月经水利时，胎也；下血者，后断三月，衃（pēi）也。所以血不止者，其癥不去故也，当下其癥，桂枝茯苓丸主之。

胡希恕

【释】癥病者，瘀血的积块也。妇人宿有癥病，经断还不到三个月，而下血不止，且觉有胎动在脐上者，当是癥痼的为害。因为妊娠胎动当于六个月，即动也不在脐上，故肯定其为癥痼害。至于是否怀胎，则可验之于经断之前的三个月看经水利否。如果经断前三个月经来均很正常，则可断其为胎；若前三个月即不断下血，随后断三个月，亦必非胎而为衃。衃者，即积蓄的恶血也。无论胎或衃，其所以下血不止者，其癥不去故也，当下其癥，桂枝茯苓丸主之。

段治钧

<注>妇人停经是孕是病，在科学发达的现代，很易诊断。本条要阐述的是一种特殊情况，即妇人宿有癥病（癥，腹内有形的积块，固定不移，痛有定处），这种情况下经断，那也许是胎，也许是衃。这要验之于经断前三个月经水来临的情况：经断前三个月经水利（月经准时、正常），而且六个月后有胎动在脐下，那就是正常的胎孕；如果经断前三个月下血者，即不断有下血的证情，那么这个经断就是由于凝聚的血块所致，则是衃而不是胎。但经断未及三月或三个月后，又下血不止，即使是胎也保不住，会造成流产，流产前好像有胎动但在脐上，为癥痼害者，是胎为癥痼所害也；若本来就不是胎而是衃，因里有恶血，人的自然良能将其排出，排而不尽则血不止。这都是其癥不去的缘故，所以当下其癥。桂枝茯苓丸主之。

桂枝茯苓丸方

桂枝　茯苓　牡丹(去心)　桃仁(去皮尖，熬)　芍药各等分

上五味，末之，炼蜜和丸，如兔屎大，每日食前服一丸。不知，加至三丸。

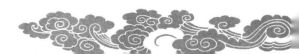

胡希恕《金匮要略》学习笔记

<方解> 桂枝治气上冲（也有通脉、促血行之功），茯苓治心悸而利小便，丹皮、桃仁、芍药祛瘀血而解癥瘕（芍药更治腹挛痛），故此本方治癥病或瘀血证而气冲心悸或腹挛痛者。本方是一常用的祛瘀降气平冲药，临床有用于治疗心脑血管病而见气冲心悸胸痹痛的机会。现常用作煎剂，但本条所言癥瘕病非短期所能取效，故仍当以丸剂治疗。

<按> 本方不仅治妇人癥病下血，无论男女因瘀而下血或其他出血证，不宜桃核承气汤之攻下者，大都宜本方。下血有因瘀血者，选方应看虚实，若为虚证不可用本方，而用含当归、川芎等既祛瘀又补益强壮的方药。

【原文】 妇人怀娠六七月，脉弦发热，其胎愈胀，腹痛恶寒者，少腹如扇，所以然者，子脏开故也，当以附子汤温其脏。（方未见）

胡希恕

【释】 子脏，即子宫。妇人怀妊六七个月，胎本自胀；今以子脏气虚，开而失收，寒邪乘之而内侵，故其胎愈胀。腹痛而恶寒、少腹如扇者，谓腹恶寒甚，如扇风凉侵袭也。此证亦常有发热，但病不在表，故脉不浮而弦。此当以附子汤温其脏。

【按】 附子汤，论后注曰方未见，当即《伤寒论》305条少阴篇的附子汤，可与之互参。

段治钧

<注> 妇人妊娠六七月，胎已成型，胎儿发育，子宫本自胀，是正常现象，并不以为病。但本条孕妇腹痛，且少腹恶寒甚如被扇风吹，胎胀得难受，发热而脉弦，脉弦主寒，亦主腹痛。这是因为子宫虚寒甚，子脏虚则开而不收，故觉胎胀难受；虚则寒乘，故腹痛、恶寒如风吹。此恶寒发热非外感，而是寒邪内侵而内又有郁热，故脉不浮而弦也。治用附子汤以温阳固胎。

附子汤方

附子(炮去皮，破八片，二枚)　茯苓三两　人参二两　白术四两　芍药三两

上五味，以水八升，煮取三升，去滓，温服一升，日三服。

318

<方解>内寒主用附子温中祛寒，其亢奋机能更针对本条子脏虚、开而不收的为证。以人参健胃补虚，茯苓、白术利小便以逐留饮，与附子为伍解湿痹，芍药缓挛急而治腹痛。本方治里虚有寒饮，小便不利，或腹痛，或痹痛而脉沉者。用于本条，主在温其脏。

【原文】师曰：妇人有漏下者，有半产后因续下血都不绝者，有妊娠下血者，假令妊娠腹中痛，为胞阻，胶艾汤主之。

【释】妇人有经水淋漓漏下者，有因流产后下血不止者，也有妊娠期中而下血者。若妊娠下血而腹中痛者，此因有瘀血而胞胎受阻也，故名之胞阻，以胶艾汤主之。

【按】此虽主述妊娠下血的证治，言外妇人漏下，半产下血不止等症，亦均有用本方的机会。推之其他失血证，见本方证者，不问男女均可用之。川芎、当归、生地黄、芍药，后世名为四物汤，谓为补血要药，其实均属强壮性的祛瘀药，宜于虚证，不宜于实证。芍药除血痹而主腹挛痛；川芎、当归性温，宜于虚寒；生地黄性寒，宜于虚热。另外，补虚定痛，川芎较逊于当归；行瘀解郁，则当归稍次于川芎。生地黄性寒解热烦，并有止血的特能。此四者应用之概要也，欲究其详，当于有关各方中细玩之可也。

胡希恕

<注>妇人漏下，即子宫出血。妇人下血大体有三种情况：一是经行下血（经血过多），即一般崩漏之类；二是半产（流产）后续下血；三是妊娠下血。假若是妊娠下血而腹痛，这种情况一者胎儿发育不良，二者极易流产，名为胞阻，即因有瘀血而胞胎受阻之意。本条也是里有瘀血，故而下血并腹中痛，（芎归）胶艾汤主之。

段治钧

芎归胶艾汤方

一方加干姜一两，胡氏治妇人胞动无干姜。

川芎　阿胶　甘草各二两　艾叶　当归各三两　芍药四两　干地黄四两

上七味，以水五升，清酒三升，合煮，取三升，去滓，内胶，令消尽，温服一升，日三服，不差更作。

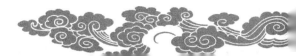

<方解>生地黄、阿胶、艾叶合力以止血，当归、川芎、芍药、甘草调经血而止腹痛。故此治瘀血证而下血不止，腹中痛，陷于脱血的虚证者。

<按>四物汤（川芎、当归、生地黄、芍药），《太平惠民和剂局方》谓补血调经。川芎、当归、生地黄、芍药四药寒温并用，寒热调和，为强壮性祛瘀方剂。若证属虚衰，因其有强壮作用，补虚则血止；若因瘀血的诸失血证，瘀除则血止。故而四物汤本身亦可起止血的作用。若虚象严重，可与四君子汤合用，名八珍汤，可起安胎的作用。胶艾汤中除四物之外，更有阿胶、艾叶、甘草，故在强壮祛瘀的基础上，更加大了止血的力量，所以它是一个强壮性的祛瘀止血剂。

【原文】妇人怀娠，腹中疠痛，当归芍药散主之。

胡希恕

320

段治钧

【释】疠音"绞"，急也。妇人怀孕而腹中急痛，当亦胞阻之属，以不下血，故不用芎归胶艾汤，而以本方主之。

【按】本方述证简略，可参方解用之。

<注>由本条和上条，可知胞阻分两种：一种腹痛下血，需止血，上方芎归胶艾汤主之；一种腹痛不下血，本方当归芍药散主之。方中芍药量最大，以对应腹中急痛，配伍当归、川芎，必虚而有瘀。四物汤中去生地黄，因无须止血之品。方中有茯苓、白术、泽泻入胃利水，可见当有小便不利或眩冒之症。本条因述证简略，故从方药组成中可析而得之。

当归芍药散方

当归三两　芍药一斤　茯苓四两　白术四两　泽泻半斤　川芎半斤（一作三两）

上六味，杵为散，取方寸匕，酒和，日三服。

<方解>芍药缓拘急而治腹痛。当归、川芎补虚祛瘀。茯苓、白术、泽泻利小便除水气而治眩冒。故此本方治血虚瘀滞而水盛，腹中急痛，头眩冒而小便不利者。

<按>血虚者厥，甚则手足麻痹不仁，故亦有用当归芍药散的机会。第六

篇血痹黄芪桂枝五物汤证，若合有瘀血、水毒，则再加当归芍药散，疗效肯定。因本方活血化瘀、缓急止痛，胡老常用于治疗肝炎血分偏虚之证。

【原文】妊娠呕吐不止，干姜人参半夏丸主之。

胡希恕

【释】妊娠呕吐，谓为恶阻，一般不治自愈。若久久不止者，大都胃虚有寒饮也，故以干姜人参半夏丸主之。

【按】后世方中多谓半夏能害胎，干姜热更当禁用，但我以本方治此证多矣，并无一失，要在适证耳。本方并不限于妊娠呕吐，男人呕吐有是证者，亦可用之。

段治钧

<注>本条所言即妊娠恶阻，轻者恶心、呕吐，过一段时间后，可自行恢复，无须用药。重者自怀孕至临产，呕吐不止，随食随吐，影响胎儿发育，需要治疗。此吐大多由于胃有寒水，则为本方之所主。

干姜人参半夏丸方

干姜　人参各一两　半夏二两

上三味，末之，以生姜汁糊为丸，如梧子大，饮服十九，日三服。

<方解>干姜温中，人参健胃，半夏去饮，以生姜汁糊为丸，治呕更为有力。故此治胃虚有寒饮，呕吐不止，心下痞硬者。现多改用汤剂，并无如后世所说半夏碍胎、产前远热之虑，有是证即用是方也。

胡希恕

【原文】妊娠小便难，饮食如故，归母苦参丸主之。

【释】小便难者，当指小便艰涩，或灼热，或痛，与小便不利者有别。因病不在胃，所以饮食如故。当归贝母苦参丸主之。

段治钧

<注>妊娠小便艰涩，或热，或痛，有似于现代所谓慢性泌尿系感染。因妊娠的关系，需谨慎用利尿、祛除停水的药物。此需消炎祛热、润燥养血，用清润之品以除艰涩。

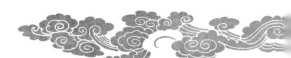

当归贝母苦参丸方

男子加滑石半两。

当归　贝母　苦参各四两

上三味，末之，炼蜜丸如小豆大，饮服三丸，加至十丸。

<方解>苦参苦寒，尤能除热消炎，《神农本草经》谓"逐水"，可治溺有余沥，就是尿不干净，这是泌尿感染的特征（参见第二十一篇"三物黄芩汤"<方解>）。贝母排痰排脓，亦利小便，《神农本草经》谓可治淋沥邪气，清润而利艰涩。妇人妊娠血虚而易生热，故以当归补血润燥。故此本方治津血枯燥，小便艰涩难通或灼热而痛者。本病为慢性病，故以丸药缓图之。

【原文】妊娠有水气，身重，小便不利。洒淅恶寒，起则头眩，葵子茯苓散主之。

【释】身重，洒淅恶寒者，水气在表也。起则头眩者，水气在里也。小便不利者，为有水气的主因。葵子茯苓散主之。

胡希恕

段治钧

<注>妊娠，常见小便不利，而发为水气病。身重、洒淅恶寒，这是风水在表的为证，有的还有身肿，尤其多下肢肿。起则头眩，为里有水气，也有些虚衰。此里外皆有水饮。但治之之法不同一般的利尿逐饮，未选猪苓、泽泻，甚至连白术也不用，其中只用了平和的茯苓，并以强壮性的利尿药葵子为主药。这是因为在妊娠期，要爱护气血津液的缘故，这种方法是最好的了。这种水肿、身重，若不治，产后可自行消退。

葵子茯苓散方

葵子一斤　茯苓三两

上二味，杵为散，饮服方寸匕，日三服，小便利则愈。

<方解>葵子甘寒，为利尿剂，兼有强壮作用。《神农本草经》谓"利小便，久服坚骨，长肌肉"，其为一强壮性的利尿药甚明，利水而不伤人正

气。妊娠虑虚，因只佐以小量茯苓，虽治小便不利，但不过伤津液也。

<按>后面三条，疑为后人所附。

胡希恕

【原文】妇人妊娠，宜常服当归散主之。

【释】妊娠无病，无须服药，宜常服当归散主之，亦不似仲景口气，当为后人所附。

当归散方

当归　黄芩　芍药　川芎各一斤　白术半斤

上五味，杵为散，酒饮服方寸匕，日再服。妊娠常服即易产，胎无苦疾，产后百病悉主之。

<方解>本方为四物汤去甘寒之生地黄，因不需止血、凉血，且免黏滞性而妨碍消化。加黄芩祛热解烦，白术健胃祛湿，为安胎剂，可用于胎动不安。亦可看作当归芍药散去茯苓、泽泻再加黄芩，故治当归芍药散证，腹痛较轻，无眩冒心悸而有发热者。方后云"产后百病悉主之"，显非仲景口气，故本条当为后人所附。

胡希恕

【原文】妊娠养胎，白术散主之。

【释】胎无伤不需养，伤则宜随证治之，若方药不对证，有害无益，此方、上方皆后人所附也。

白术散方（见《外台》）

白术四分　川芎四分　蜀椒三分(去汗)　牡蛎二分

上四味，杵为散，酒服一钱匕，日三服，夜一服。但苦痛，加芍药；心下毒痛，倍加川芎；心烦吐痛，不能食饮，加细辛一两、半夏大者二十枚。服之后，更以醋浆水服之。若呕，以醋浆水服之；复不解者，小麦汁服之；已后渴者，大麦粥服之。病虽愈，服之勿置。

<方解>本方同上为后人所附，虽亦云养胎，但用方不如当归散平稳。方中蜀椒用于孕妇，太过温热；在偏温热药物的支持下，养血不选当归而选

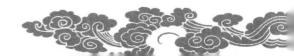

偏于兴奋行血的川芎，亦殊非所宜；无故更没有用牡蛎收敛安神之需。临床养胎不可轻易选用此方，如果有方药对应的为证表现，又另当别论。

【原文】妇人伤胎，怀身腹满，不得小便，腰以下重，如有水气状，怀身七月，太阴当养不养，此心气实，当刺泻劳宫及关元。小便微利则愈。(见《玉函》)

胡希恕

【释】《医宗金鉴》谓："文义未详，此穴刺之落胎，必是错简。"文笔不似仲景口气，当亦后人所附。

段治钧

<注>腹满，不得小便，腰以下重（或肿），如有水气，此水湿内停，虽在孕期，可选适方治之。太阴当养不养、此心气实，则文义不明，无法解释。且针刺劳宫、关元，易动胎气以致堕胎，更不可轻试。

以上三条安胎文字当为后人加入，临床无病不要乱服安胎之药，惟谨。

324

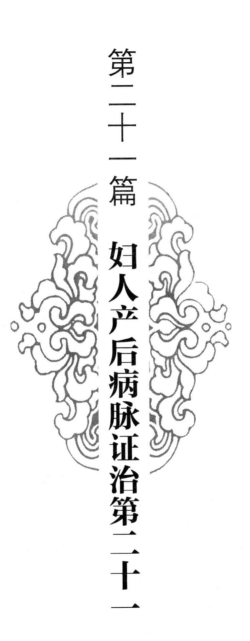

第二十一篇　妇人产后病脉证治第二十一

【原文】问曰：新产妇人有三病，一者病痉，二者病郁冒，三者大便难，何谓也？师曰：新产血虚，多汗出，喜中风，故令病痉；亡血复汗，寒多，故令郁冒；亡津液，胃燥，故大便难。

胡希恕

【释】新产妇人，由于血虚，多汗出，则易感冒，津血既虚，复被邪热，虚热相搏，故令致痉；亡血复汗，则血益虚，寒饮乘虚而上逆，故令郁冒，郁冒者，昏冒也；亡津液，胃中燥，故令大便难。

段治钧

326

＜注＞痉，指筋脉肌肉挛急、抽搐；郁冒，指郁闷眩晕，甚则发生一时性昏厥（休克，与一过性脑供血不足相似）；大便难，指大便干或硬，不易解出。妇人产后常有这三种情况。其所以如此，是因为妇人新产失血多，则血虚；十月怀胎、分娩则正气虚而多汗，加之汗随血脱，则津液虚。阴阳（气血）俱虚，易受风邪（外感），因此易发痉病；寒多在此指水饮，本已亡血又汗出多，正气大虚寒饮凑之，向上冲逆攻于头脑，则发昏冒；亡津液，则胃中燥，大便干而难以排出。产后妇人痉、郁冒、大便难常常同时发病。

【原文】产妇郁冒，其脉微弱，呕不能食，大便反坚，但头汗出。所以然者，血虚而厥，厥而必冒。冒家欲解，必大汗出。以血虚下厥，孤阳上出，故头汗出。所以产妇喜汗出者，亡阴血虚，阳气独盛，故当汗出，阴阳乃复。大便坚，呕不能食，小柴胡汤主之。方见呕吐中。

胡希恕

【释】产妇郁冒，其脉微弱者，血虚也。呕不能食者，水气上逆也。大便反坚者，水逆于上而不滋于下也。但头汗出者，以血虚下厥，孤阳上出也。产妇所以郁冒者，虽有外感，而根本在于血虚，血不充于四末则厥，血虚而至于厥，则必冒也。冒家欲解时，必大汗出者，以此冒本虚，暗示服柴胡汤后，病欲解时，必发瞑眩而大汗出也。产妇之所以喜汗出者，以亡阴血虚，阳气独盛，故当汗出以弱其阳，使阴阳协调，而乃复和也。大便坚、呕不能食，柴胡证具，故以小柴胡汤主之。

【按】此承上条，详其证而出治也。痉、郁冒、大便难，为产后同时出现的三种病。妇人新产，虽血虚多汗，但不被外感，则不发病，不慎风寒往往发此三病也。本条虽只提郁冒，而痉与大便难亦均包括在内，须知。

段治钧

<注>本条着重论述妇人产后郁冒的全面证候、发病机理、辨证治疗和病解时的特殊反映。如胡老所【按】，亦包括大便难和痉在内。其为证表现头晕昏冒、肢厥、脉微弱、但头汗出、大便坚、呕不能食。昏晕甚至体克，是郁冒的主症，同时有肢厥。所以然者，血虚而厥，厥而必冒（这是第一句话述证中间的倒装句），这是解释眩冒、肢厥的道理，根本的原因就是产后血虚，脑供血不足则冒，血不充四末则厥（与上条【释】<注>互参）。其脉微弱，微为细而虚的兼象脉，主气血俱虚；弱为脉管绷直性能的不及脉，也主津虚血少，这是产后出血因而血虚、汗出气虚的脉应。但头汗出，就是头上多汗（甚至只头上有汗而身无汗）。"以血虚下厥，孤阳上出"，这是解释"但头汗出"的道理（这也是一个述证中间的倒装句）。意即因血虚下厥，已不充盈的津液随虚热上浮，因而头汗出。大便坚，呕不能食，这是小柴胡汤证：上条言产妇因多汗亡津而大便坚，这是阳明病，胃不和，但如果它反应在胸胁部位，胸胁满、呕不能食，那就可以用柴胡汤，使上焦得通，津液得下，胃气因和（参见《伤寒论》230条），所以说它是小柴胡汤证。正因为如此，故论中曰小柴胡汤主之。这里需应特别指出，不是说小柴胡汤可以治痉、郁冒、大便难三种病，必须其证候表现是柴胡证，才可适证选柴胡汤治疗，这才是辨证施治的本质精神。

论中还阐述了另外两个问题：一是亡阴血虚，阳气独盛，故当汗出，阴阳乃复，这是解释产妇何以喜汗出的道理。亡阴血虚，阳气独盛，就是阴血（脉内的血）虚于内，阳气（与脉内的血相谐运行的脉外的津液）盛于外，阴阳不协调；汗出以弱其阳，汗出后使阴阳又达到协调，所以产妇喜汗出，这是古人的一种看法。其实就是产后人虚就多汗（参考上条）。二是冒家欲解，必大汗出，这是服柴胡汤后，病欲解时的瞑眩反应，反应过后其人必

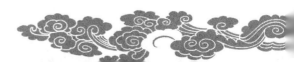

愈；虚人服药，方药中病时易有这种特殊情况，心中有数届时才不致惊慌。

小柴胡汤方见第十七篇呕吐中。

【原文】病解能食，七八日更发热者，此为胃实，大承气汤主之（方见痉中）。

胡希恕

【释】此再承上条。病解能食者，谓服小柴胡汤后，病即解而能食也。假设七八日后更发热者，此为里实，大承气汤主之。

段治钧

<注>上一条产妇病郁冒，反映的是小柴胡汤证（大便难，呕不能食），用了小柴胡汤以后病解、也能吃东西了。可是过了七八天，又发起烧来，如果这个发热是属于胃家实（参见《伤寒论》179、180条），若大便难者，可有用大承气汤的机会。

328

本条述证也不够全面，《金匮要略》者，它不像《伤寒论》那么细。大承气汤证在《伤寒论》中有诸多的为证表现，胃家实也不仅反映为大承气汤证。妇人产后多虚，津液虚更容易蕴热，若大便干，胃家实，是大承气汤证，当然可以用大承气汤治疗，亦不必受后世"产前远热，产后远寒"的限制。若不辨证，认为产妇大便一干就用大承气汤，那是绝对不行的。可见本条"主之"一词，略有瑕疵。

大承气汤方见第二篇痉湿暍病中。

胡希恕

【原文】产后腹中疞痛，当归生姜羊肉汤主之。并治腹中寒疝，虚劳不足。

【释】产后腹中疞痛者，血虚有寒也，当归生姜羊肉汤主之。羊肉、当归补虚，生姜散寒，本方补虚散寒，故兼主腹中寒疝和虚劳不足。

段治钧

<注>疞痛就是急痛，产后血虚多寒，里虚寒故腹痛。因为寒则收引，故寒性的疼痛多拘急，而且寒重则疼重，寒轻则疼轻。例如第十篇寒疝病"腹中寒气，雷鸣切痛"附子粳米汤证、"寒疝腹中痛，及胁痛里急者"当归生姜羊肉汤

证、本条都是这个道理。但也不是遇到产后腹痛就用这个方子，根据不同的证候表现，仍需要在辨证的基础上，选择适应的方剂施治之（与下面两条相对照可知）。

当归生姜羊肉汤方见第十篇寒疝中。

【原文】产后腹痛，烦满不得卧，枳实芍药散主之。

胡希恕

段治钧

【释】产后腹痛，而烦满不得卧者，知为气结血郁而有热也，枳实芍药散主之。

<注>本条也是产后腹痛，但和上条的证候有所不同。此腹痛主要因为气滞而影响血痹（可参见第六篇血痹虚劳的黄芪桂枝五物汤证条）。气血内虚、劳倦出汗，外邪乘虚侵入，使气血闭阻所致。为证重在烦满不得卧，烦者多为热象，满即胀满。但此胀满不是实满，而是由于气滞，所以需要行气药。所以胡老说"知为气结血郁而有热也"，枳实芍药散主之。腹痛是虚寒的用上方当归生姜羊肉汤，是气滞血痹这类的用本方。

枳实芍药散方

枳实（烧令黑，勿太过）　芍药等分

上二味，杵为散，服方寸匕，日三服，并主痈脓，以麦粥下之。

<方解>芍药，《本草纲目》曰"主邪气腹痛，除血痹"，临床上若由于气闭腹满痛者加芍药，它缓挛急，所以对腹急、挛痛，甚至脚挛急均治，故此有时用芍药也不一定非得有腹证。枳实开胃行气、消满，兼有止痛之效，以疏通消导为目的而用之，在本方中亦祛血痹而治腹挛痛。二物苦寒，亦解烦热。故本方治气结血郁，腹满挛痛、烦满而有热候者。服以麦粥亦不外通气行滞中而寓补养之意，亦主痈脓，以其有行气和血之效也。一般的产后妇女腹痛，多有枳实芍药散证。

【原文】师曰：产妇腹痛，法当以枳实芍药散，假令不愈者，此为腹中有干血着脐下，宜下瘀血汤主之；亦主经水不利。

329

第二十一篇　妇人产后病脉证治第二十一

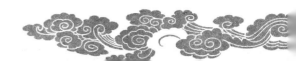

胡希恕

《金匮要略》学习笔记

胡希恕

段治钧

330

【释】产妇腹痛，法当以枳实芍药散者，即产妇腹痛，烦满不得卧，法当以枳实芍药散的简词也。假令不愈者，谓服枳实芍药散后，而腹痛仍不愈也。此为腹中有干血着脐下，则非枳实芍药散所能治也。宜下瘀汤主之。亦主经水不利者，谓经水不利由于有干血，而腹痛者，亦可下瘀血汤主之。

<注>本条也是产后腹痛，但这条腹痛是瘀血证。本条的腹痛开始用枳实芍药散，也应当有烦满不得卧、气滞血痹那种情况，但若药后不愈，那就不只是气滞的问题，这是有瘀血的缘故。干血就是瘀血，而且着于脐下，即瘀血结滞在血室的部位。这个瘀血证，或有新血瘀滞，但主要是陈旧性的瘀血，所以它的证情仅是腹痛（没有《伤寒论》106条"热结膀胱，其人如狂"的表现，虽然血结处也相当于那个部位）。

<按>以上三条产后腹痛，虚寒的、气滞血痹的、瘀血着于脐下不去的，各示一例，证候、病理机制不同，故方剂亦不同也。

下瘀血汤方

大黄二两　桃仁二十枚　䗪虫二十枚(熬，去足)

上三味，末之，炼蜜合为四丸，以酒一升，煎一丸，取八合，顿服之，新血下如豚肝。

<方解>䗪虫，咸寒，《神农本草经》谓治血积癥瘕，破坚下血闭，可见为一有力的祛瘀药，其治陈旧性瘀血，有似于水蛭、虻虫，但它有特殊的止痛（瘀血性疼痛）作用，性寒也治烦满。与桃仁、大黄合用，当治较陈旧顽固的瘀血证或桃核承气汤证，无上冲，而腹痛剧甚，大便难者。

方后曰"新血下如豚肝"，"新"字当是"瘀"字方切本义。

【原文】产后七八日，无太阳证，少腹坚痛，此恶露不尽。不大便，烦躁发热，切脉微实，再倍发热，日晡时烦躁者，不食，食则谵语，至夜即愈，宜大承气汤主之。热在里，结在膀胱也（方见痉病中）。

胡希恕

【释】产后七八日，而少腹坚痛者，此恶露不尽也。无太阳证者，热不在表也。不大便，烦躁发热，切脉微实者，热在里也。尤其发热烦躁更甚于日晡时，不能食、食则谵语，为里实。至夜即愈者，知非一般的瘀血证，此为热实于里，因使恶露结于少腹而不去也。故宜大承气汤主之，里热除，则恶露自去也。

段治钧

＜注＞本条也有产后腹痛，也有瘀血，但腹痛、瘀血的证情与上条又不一样，它与阳明里实有关。妇人产后，少腹硬（这是腹诊按之的感觉）而痛，不大便，烦躁发热，脉微实（脉有力为实，但本条实得又不太重），这是恶露（分娩时应流出的瘀血）不尽，集成一个坚块在少腹部位的缘故。此时的发热因无表证（说明不是产后感受外邪），故可知非表热而为里热也。这种恶露不尽的自为证，瘀在血室，或因恶露阻滞而为病，那就用下瘀血汤或选适证的祛瘀方药即愈。

如果病人烦躁更有在日晡时，再倍发热（原文是这两句的倒装句），不能吃东西，进食则谵语，并且这种倍发热到夜间就好了，这就不是一般的瘀血证了。这是阳明结热在里的瘀血证，也可以说产妇的恶露不尽是热实于里造成的，故曰大承气汤主之。在里的热实除，则恶露自去。热在里，结在膀胱，是论中自注句，明指上述为证是在里的热实结在膀胱部位的缘故。这个"热在里，结在膀胱"与《伤寒论》106条"热结膀胱"意同，但没有其人如狂的证情。这是因为本条的主要矛盾在热实于里，故用大承气汤；《伤寒论》106条主要矛盾在下焦部位蓄血，故用桃仁承气汤，那个方子里面对热结膀胱已含调胃承气汤与之对应了。

＜按＞瘀血证的发热，多数是白天轻或不发热，而夜间较重；阳明病的发热，多是日晡所重，而夜间轻或不发热，这就是辨证。所以论中至夜则愈，是辨证的一句重要提示。结在膀胱，泛指下焦部位。

以上四条是关于产后腹痛的辨证治疗。

大承气汤方见第二篇痉病中。

【原文】产后风，续之数十日不解，头微痛，恶寒，时时有热，心下闷，

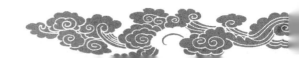

干呕汗出，虽久，阳旦证续在耳，可与阳旦汤（即桂枝汤，方见下利中）。

胡希恕

段治钧

【释】 产后风者，谓产后感冒也，已数十日不解。其人头微痛，恶寒，时时有热，心下闷，干呕汗出，桂枝汤证续在也。虽久，仍可与桂枝汤。

<注> 产后风，就是产后中风，指感受外邪患太阳病的中风证，不是脑血管意外那个卒中风。恶寒、时时发热、头微痛、干呕汗出、心下闷，对照《伤寒论》第12条可知此即桂枝汤证，因《伤寒论》中对桂枝汤证已有多方面的论述，本书述证则要而略。持续数十日不解，虽久，但桂枝汤证仍在，故治之仍予桂枝汤。阳旦汤，即桂枝汤的别名。

<按> 后世有的把妇人产后发（风）痉，新生儿抽风，叫作产后风，其实都是因为不讲卫生，或消毒不严格，发生的破伤风感染。旧社会这种情况很多，新中国成立后，由于大力推广新法接生，生活卫生水平提高，现在已很少见。

中医讲辨证，但对辨证的解释有些是有问题的。例如这个产后风，平时感冒的所谓中风，脑血管意外的卒中风等，是不是风啊？那个风是在身体里面吗？现在证明肯定不是。这是古人想把问题弄清楚，当时的一种看法，受当时科学水平的限制，势必不能如现代一样，对问题给以更科学的解释，这种类似的地方很多。但是中医辨证的规律是正确的，临床施治经亿万人体的实践证明，也是有效的。如上，关于"中风"的问题，现在就把它当成辨证的一个概念就可以了。我们不能苛求古人，更不能因噎废食，放弃了中医辨证施治宝贵的精神实质。

桂枝汤方见第十七篇下利中。

【原文】 产后，中风发热，面正赤，喘而头痛，竹叶汤主之。

胡希恕

【释】 方证不相属，其中必有错简，不释。后世注家有解释者，多属牵强附会，以不释为妥。

332

竹叶汤方

竹叶一把　葛根三两　防风　桔梗　桂枝　人参　甘草各一两　附子一枚（炮）　大枣十五枚　生姜五两

上十味，以水一斗，煮取二升半，分温三服，温覆使汗出。颈项强，用大附子一枚，破之如豆大，煎药扬去沫。呕者，加半夏半升洗。

胡希恕

【原文】妇人乳中虚，烦乱呕逆，安中益气，竹皮大丸主之。

【释】妇人乳中虚者，谓妇人乳子时期，气血未复而犹虚也。烦乱呕逆者，热壅于里也。宜安中益气，竹皮大丸主之。

段治钧

<注> 产妇哺乳期间，气血未复，本来就虚，如果病热，则其人益虚。烦乱者，里有热也。呕逆者，气上冲逆也。此应安中补虚以复津血，降逆平冲以止呕逆，清热以解烦乱。本方主之。

竹皮大丸方

生竹茹二分　石膏二分　桂枝一分　甘草七分　白薇一分

上五味，末之，枣肉和丸弹子大，以饮服一丸，日三夜二服。有热者，倍白薇，烦喘者，加柏实一分。

<方解> 白薇为解热利尿药，清血分虚热，利水。竹茹清热、利痰、止呕。本方重用甘草，复以枣肉和丸，安中补虚益气以复津血；桂枝、甘草汤加竹茹，降逆平冲以止呕逆；石膏、白薇、竹茹清胃热利水以解烦乱。故此本方治中虚少气，而烦乱呕逆者。

胡希恕

【原文】产后下利虚极，白头翁加甘草阿胶汤主之。

【释】产后本虚，又病痢疾，故使极虚。白头翁加甘草阿胶汤主之。

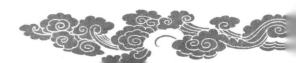

段治钧

<注>白头翁汤见第十七篇下利病"热利下重"条。产后本虚，下利更虚。妇人患痢若里急后重者，本宜白头翁汤；若便脓血者，则宜本方主之。

白头翁加甘草阿胶汤方

白头翁二两　黄连　柏皮　秦皮各三两　甘草二两　阿胶二两

上六味，以水七升，煮取二升半，内胶，令消尽，分温三服。

<方解>白头翁汤证治参上。因气血俱虚故加益气的甘草、止血的阿胶。加阿胶不但止血，以其味甘，与甘草协力亦缓中补虚。故本方治白头翁汤证，其人虚极少气，下黏血便或血便者。适证男子亦可用，非限于妇人产后也。

附方

《千金》三物黄芩汤 治妇人在草蓐，自发露得风。四肢苦烦热，头痛者，与小柴胡汤。头不痛但烦者，此汤主之。

334

【释】此治外邪已解，血虚有热，四肢烦热剧甚者，有良验。苦参杀虫，故多吐下有虫。

胡希恕

<注>妇人在草蓐，即产妇在坐月子。这时感受风寒外邪，因而以烦热为苦，尤其四肢、手脚心发热，而且头痛。这个头痛发热偏于外，又不恶寒，所以它不是表证而是半表半里的少阳证，故应予小柴胡汤。小柴胡汤亦有益于脑系，所以也主头痛。若头不痛，但烦，或四肢苦烦热剧甚者，这是血分有热，则与三物黄芩汤。

小柴胡汤方见第十七篇呕吐中。

段治钧

三物黄芩汤方

黄芩一两　苦参二两　干地黄四两

上三味，以水八升，煮取二升，温服一升，多吐下虫。

<方解>三物均有解热除烦作用。苦参特苦，大寒，为解毒、清热、杀虫剂，又有苦味健胃作用。功能治热毒烦躁，除痈肿，燥湿逐水。主发热腹痛，胃热烦躁，疮痈肿疡，溺有余沥。与黄芩合力以除热。生地黄用量独多，滋阴补血，用为本方主药。故治血分证而苦烦热者。由于苦参有杀虫作用，若有蛔虫，服此药往往吐下虫。

<按>本方治血虚的烦热，但血虚发烦热亦有头痛者，用之亦验。可见以头痛的有无而辨上述二方的应用，有时不妥，必须全面参照脉证才行，学者宜注意。

《千金》内补当归建中汤

治妇人产后虚羸不足，腹中刺痛不止，吸吸少气，或苦少腹中急摩痛，引腰背，不能食饮。产后一月，日得四五剂为善，令人强壮宜。

<注>妇人产后虚羸不足，腹中刺痛不止，吸吸少气，或苦少腹中急摩痛，即小建中汤证里虚寒、腹中急痛的表述，而亦有表不解，体痛或腰背疼痛。用当归建中汤主之。

内补当归建中汤方

当归四两　桂枝三两　芍药六两　生姜三两　甘草二两　大枣十二枚

上六味，以水一斗，煮取三升，分温三服，一日令尽，若大虚，加饴糖六两，汤成内之，于火上暖令饴消。若去血过多，崩伤内衄不止，加地黄六两，阿胶二两，合八味，汤成内阿胶。若无当归，以川芎代之；若无生姜，以干姜代之。

<方解>此方即桂枝加芍药汤或小建中汤中加温性有强壮补血作用的当归，故治疗该方证有血虚证候者，即虚性的瘀血证。本条产妇为证正好适用。腹中急痛而有血虚证者，适证男子亦可用也。

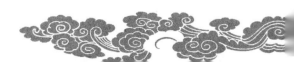

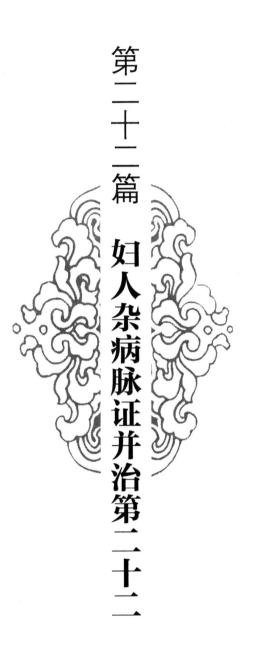

第二十二篇　妇人杂病脉证并治第二十二

【原文】妇人中风，七八日续来寒热，发作有时，经水适断，此为热入血室，其血必结，故使如疟状，发作有时，小柴胡汤主之（方见呕吐中）。

胡希恕

【释】中风在表本发热恶寒，七八日而续得寒热，发作有时。前已来的经水亦适于此时而中断者，此为热入血室，其血必因热而结也。小柴胡汤主之。

＜注＞此即《伤寒论》144条，热入血室证之一。血室即子宫部位。

段治钧

妇人患太阳中风证，始有发热恶寒的表证。七八日乃常传少阳之期，这个时候寒热发作有时，是表证之发热恶寒已过而续得。续来寒热即暗示往来寒热。发作有时，指定时的寒热往来，如疟状。这是小柴胡汤证。经水适断，不是月经恰好完结，而是因热入半表半里而断。病由表内传的时候，内传的邪热，趁经来之虚，而入血室了，血因热而结，所以使此前已来的经水而断。其结为邪遏血道，滞涩不通，而非血瘀结于此，经血因热而结，其结也应因热去而已，故用小柴胡汤而不用其他祛瘀剂（小柴胡汤也有调经的作用）。这也是症如疟状，寒热往来发作有时的原因。

＜按＞恶寒发热如疟状为麻桂各半汤证，往来寒热如疟状为小柴胡汤证。此非血瘀之结，如为血瘀之结，则贫血性的合当归芍药散，实证较重的合桂枝茯苓丸。

小柴胡汤方见第十七篇呕吐中。

【原文】妇人伤寒发热，经水适来，昼日明了，暮则谵语，如见鬼状者，此为热入血室，治之无犯胃气及上二焦，必自愈。

胡希恕

【释】妇人患太阳伤寒而发热，而经水适来，则邪乘虚必入血室。虽则暮发谵语如见鬼状，但昼日明了，知此非阳明内结，而为热入血室也。血既未结，又无余证，不可妄施汗

338

下而犯其胃气及上焦。待邪随经去，必自愈。

【按】《伤寒论》无治之二字，可能是衍文，宜去之。妇人感冒发热，若经水适来而热入血室，邪随经血排去，则病自愈，此与"衄而解者"同理。

段治钧

<注>此即《伤寒论》145条。上条说太阳中风，这条说太阳伤寒。无论中风或伤寒都有热入血室的情况。

妇人伤寒发热者，谓妇人患太阳伤寒而发热也。此时经水适来，在表的邪热往往乘血室（即子宫）经行之虚而入，可为热入血室证。若邪热随经水而去，则病亦可自解。本条热入血室的证候表现，为昼日明了，暮则谵语，如见鬼状。白天明了如平人，夜晚则说胡话，如见鬼状。此谵语只是说胡话而已，无其他症状，此非阳明胃燥，乃邪陷血室影响脑系，为热入血室，下病及上也。此时不要惊慌而乱用药，应谨慎观察有无其他变证发生。勿犯胃气，指别用下法而伤中焦；勿犯上焦，指勿用解表剂。

<按>谵语既是阳明内实的一个症状，也是下焦瘀血的症状。其区别，阳明证昼日也可发谵语，日晡时为重；瘀血发热常昼日明了，夜间重。本条只是夜发谵语，没有其他证候表现，而且经水自来，也没有上条那样经断的情况，所以邪热有随经排出而自愈的可能。

【原文】妇人中风，发热恶寒，经水适来，得七八日，热除脉迟，身凉和，胸胁满如结胸状，谵语者，此为热入室也，当刺期门，随其实而取之。

胡希恕

【释】妇人患太阳中风，发热恶寒，得之七八日为传里之时，而经水适来，热因乘经行之虚而入血室。热除脉迟而身凉和者，热均陷于内而表证罢也。胸胁下满如结胸状、谵语者，此为热入血室而陷于少阳、阳明并病也。当刺期门以泄胸腹之热，即所谓随其实而取之也。

【按】妇人中风或伤寒，以经水适来而热入血室者，若邪浅病轻，则往往邪随经行排出于体外，而病自愈，如上条所述是也；若病邪较重，不但邪热不随经而去，经血反因热而结，如前条经水适断者是也。本条所述为病邪更重者，胸胁满如结胸状，则少阳之邪结已深，谵语则胃亦不和，虽经水适来而未结，但二阳之热并于血室，故外热不见也。刺期门以泄胸腹实热，使

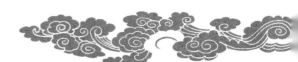

血不结、经不断，可速愈也。

段治钧

<注> 此即《伤寒论》143 条。本条为状如结胸的热入血室证。"经水适来，得之七八日"句，应为"得之七八日，经水适来"的倒装句。中风七八日，常为病传半表半里或传里的时期，妇人正赶上月经来潮，血虚之时，外邪易乘虚而入里或半表半里，这里是邪热乘虚而入血室。热除，指外热已除，外邪去故体表温度下降而身凉，热乘虚入内与血结，才有其后的症状。肝血不行，故胸胁满如结胸状，但不是结胸证。谵语者，与上条不同，不是暮则谵语，而是白天也说胡话，这就有了胃家实的证候。此为另一种情况的热入血室。

期门，肝经穴位。当刺期门者，泄肝经邪热以疏解胸胁之苦。随其实而取之者，随证之实而治以泻法。

<按> 本条和上条都是得了外感以后，经水适来而患热入血室证。这种血毒的为证是多种多样的，上条证轻，只是暮则谵语，没有其他证候，经血也正常，故可自愈；本条"胸胁满，如结胸状"这是出现了少阳证，又有谵语、胃家实的证候。这已不可能自愈，需要治疗。论中指出刺期门，也可选适证的柴胡剂与桃核承气汤或桂枝茯苓丸合方治之。

【原文】阳明病，下血谵语者，为热入血室，但头汗出，当刺期门，随其实而泻之。濈然汗出者愈。

胡希恕

【释】阳明病，下血谵语者，为热入血室，迫血下行也。但头汗出者，热复亢于上也。当刺期门以泄阳明的实热，热除则表里和，当濈然汗出愈。

段治钧

<注> 此即《伤寒论》阳明篇 216 条。这一条不该放在妇人杂病中。因为这个阳明病，在《伤寒论》中并不限于女人，乃是泛指。女人血室在子宫，男人小腹、膀胱部位也叫血室。热入血室证，以女人为多，男人较少，尤其在表病期间，因为女人生理有经期的缘故。

本条为证是下血谵语、但头汗出。阳明病是在里的阳性病，里热证表现突出，胃不和则谵语。下血，是热入血室，里热迫血室之血

妄行所致。头汗出不是阳明病，因为阳明病法多汗，不单只头出汗，它是少阳证之一，虽然热入血室，但还有热向上亢，因热不得旁达，故但头汗出而身无汗。这有少阳、阳明并病的样子，但柴胡汤证和承气汤证都不那么明确，所以仍以刺期门的方法以祛少阳、阳明之邪热。

【原文】妇人咽中如有炙脔，半夏厚朴汤主之。

胡希恕

段治钧

【释】咽中如有炙脔者，谓咽中不利，有如炙肉贴着，吞吐不去也。其实无物，不过是自觉的一种神经症，即后世所谓梅核气者是也。此证男人亦有，但以妇人为多耳。半夏厚朴汤主之。

<注>论中说咽中如有炙脔，脔（luán），切成小片的肉。《千金要方》论本证更详切，"胸满，心下坚，咽中怗（tiē）怗，如有炙肉，吐之不出，吞之不下"，除了嗓子那儿如有物黏贴不舒服外，有时胸腹处都觉胀满，心下（胃部）较硬，总之从咽到胸腹、胃都觉得不痛快，这就是古人所谓的气结。究其病因此乃痰饮、气结两种因素造成的，既有水，又有气，并与人的心情、精神状况有相关性。其治当健胃祛饮、消胀行气，故以半夏厚朴汤主之。

半夏厚朴汤方

半夏一升　厚朴三两　茯苓四两　生姜五两　干苏叶二两

上五味，以水七升，煮取四升，分温四服，日三夜一服。

<方解>苏叶辛香温，不仅发汗解表解热，而且还用于祛痰、健胃、利气散结。主用小半夏加茯苓汤（参见第十二篇痰饮病中）降逆逐饮，复以厚朴消胀去满行气，用苏叶以利气散结。故此本方治饮逆气结，胸腹痞满，或呕、或咳、或眩、或悸，咽中如有炙肉而不利者。

【原文】妇人脏躁，喜悲伤欲哭，象如神灵所作，数欠伸，甘麦大枣汤主之。

胡希恕

胡希恕

段治钧

【释】脏，心脏也，心静则神安，心躁则神不宁也。喜悲伤欲哭者，即无故而好悲伤欲哭也。象如神灵所作，谓其言行动作，如有神灵凭依，而不由自主也。欠伸，即呵欠，数欠伸者，即频频呵欠也。甘麦大枣汤主之。

<注>脏躁，喜悲伤欲哭，象如神灵所作，数欠伸，血少心气虚，故躁扰不安、心神不宁也。此可与第十一篇五脏风寒病"邪哭使魂魄不安者，血气少也，血气少者属于心，心气虚者，其人则畏，合目欲眠，梦远行而精神离散，魂魄妄行"条及其<注>互参。此应以补剂治之，尤其要用甘缓之药，故以甘麦大枣汤主之，重在补心气而缓躁扰心神不宁也。

甘草小麦大枣汤方

甘草三两　小麦一升　大枣十枚

上三味，以水六升，煮取三升，温分三服。亦补脾气。

<方解>三药皆味甘缓急之品，尤其小麦更补心气，故治精神失常无故悲伤欲哭或神经性疾病而急迫者。但本方属补益之剂，治虚证不治实证。小儿夜哭，适证亦可用本方。

【原文】妇人吐涎沫，医反下之，心下即痞，当先治其吐涎沫，小青龙汤主之。涎沫止，乃治痞，泻心汤主之。

胡希恕

段治钧

【释】吐涎沫者，谓心下有寒饮，暗示小青龙汤证也。医不审表里而下之，故曰反。因此而使外邪内陷，因致心下痞。若仍吐涎沫，小青龙汤证续在者，当先以小青龙汤主之。涎沫止，再与泻心汤以攻痞。

<注>吐涎沫，就是吐白泡沫痰，这是水气病，有痰饮，但是单凭此一证就用小青龙汤是不妥的。小青龙汤虽是治痰饮的方子，但必须是外邪内饮才可用。仲景书中因小青龙汤证讲得很多了，在这儿吐涎沫只不过是个要略，是用它来代表整个小青龙汤证而言的，表不解，心下有水气，咳逆倚息

不得卧等，所以胡老【释】中说此暗示小青龙汤证也。医者未审表里，不用小青龙汤祛外邪内饮，而反下之，致外邪内陷而成心下即痞。当先治其涎沫，这也是简言，意即医者虽然治法错了，如果此时还是心下有水气、表不解，小青龙汤证仍在的话，那就还应当用小青龙汤治疗（在这儿是针对的吐涎沫）。小青龙汤证吐涎沫、不渴，用小青龙汤后吐涎沫止，渴了，口也干，那就说明表证已解，这时再以泻心汤治心下痞。此泻心汤，当指大黄黄连泻心汤。

小青龙汤方见第十二篇痰饮病中。

泻心汤方见第十六篇惊悸病中。

【原文】妇人之病，因虚、积冷、结气，为诸经水断绝，至有历年，血寒积结胞门。

寒伤经络，凝坚在上，呕吐涎唾，久成肺痈，形体损分。

在中盘结，绕脐寒疝，或两胁疼痛，与脏相连；或结热中，痛在关元，脉数无疮，肌若鱼鳞。时着男子，非止女身。

在下未多，经候不匀。令阴掣痛，少腹恶寒，或引腰脊，下根气街，气冲急痛，膝胫疼烦；奄忽眩冒，状如厥癫，或有郁惨，悲伤多嗔；此皆带下，非有鬼神。久则羸瘦，脉虚多寒。

三十六病，千变万端。审脉阴阳，虚实紧弦。行其针药，治危得安。其虽同病，脉各异源。子当辨记，勿谓不然。

【释】第一段大意是妇人有病，其有异于男子者，不过有关经水的一端。血虚、积冷、结气三者，为经水致病之因。若诸经水断绝，至有历年，或血寒积结胞门等病，概因是也。

第二段是述风寒之邪，外伤经络，血凝于上焦，久成肺痈，而致形体消损。

胡希恕

第三段是述病在中焦，或绕脐寒疝，或胁痛连脏，为在中的沉寒盘结也。或脉数无疮，肌若鱼鳞，为结热于中也。时着男子，非止女身，乃统以上两段言，此皆男女共有之病，不限于妇人也。

第四段主述经水失调所致、妇人独有的带下病，列举有令阴掣痛，少腹恶寒，或引腰脊，下根气街，冲气急痛，膝胫疼烦等器质方面的病；和奄忽

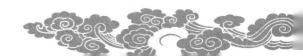

眩冒，状如厥癫，或有忧惨，悲伤多嗔等精神方面的病。凡此种种皆所谓带下病也。

【按】文章、词意皆不似仲景所作，可能为叔和所撰次，故略释如上，以供参考。

段治钧

<注>女人正当年，经水断绝，月经不利，不外乎几个方面的问题：一是虚损，二是常时受寒成为积冷，三是结气。这三种原因都能使经水断绝或不利，用一句概括的话，这就叫血寒积结胞门，胞门即子宫口，是任脉之所属，后世就说是经脉不通，子宫虚寒。这种情况有的一闹就很多年，甚至不孕。其实闭经除了这种血虚宫寒，还有多种原因，非只此一端也。

第二段这20个字，不是妇人月经病的文章。寒伤经络，就是风寒伤了经络，这里风寒涵盖了热邪和所致瘀血。凝坚在上，上，指上焦肺，若热在上焦"咳吐涎唾"，这是肺痿。久之，热灼血瘀凝坚在上，而成肺痈（参见第七篇肺痿肺痈第一条），人就会消瘦。

在中盘结，中，指中焦，由绕脐寒疝、胁痛连脏，可知这是寒邪盘结在中焦。或结热中，中，也指中焦，即结热（这里指瘀血所结之热）在中焦，那么就会有痛在关元、脉数无疮、肌若鱼鳞。关元指少腹部位，那个地方因有瘀热而疼痛。脉数而无疮，那就是有热，也是瘀热，因而有肌肤甲错。这也不只是妇人所有的病。故最后把这两段总结了一句"时着男子，非止女身"。

底下一段又返回来论述只妇人才有的带下病。这个带下泛指妇人经带诸病（古代把妇科病也统称为带下病），与现代专指妇女阴道中流出黏腻物叫带下，所指范围不同。妇人经水不调，其为病的证候反映是多种多样的，本条所举仅其数种而已。在下未多，经候不匀，经血有障碍而排量不多，而且至期又前后不匀，这就是经水不调。所致的病证有"令阴掣痛，少腹恶寒"，即阴中疼痛，脐以下的腹部怕冷，这个疼痛或者上面连带腰脊，下边可涉及气街部位。如果有气上冲则可发少腹急痛，有时还有下肢的膝胫痛烦，这些是器质性的症状。另外还可发生精神方面的症状，奄忽眩冒，就是卒然发生昏冒，状如厥癫，就是四肢厥逆和如癫状的精神不正常，或有忧愁凄惨的样子，或有悲伤而多发怒的样子，这一切都是精神方面的失常。这些妇科病都叫带下病，不是因为有什

344

么鬼神使然。久而不愈，人越来越瘦，脉也虚，其人多寒。

最末一段词义明显，从略不注。三十六病指妇科病有三十六种，当然不可靠，古医书当时的一种看法而已。

<按>上注亦因文衍义而已。其文韵律渐近骈体，胡老疑非仲景所作，非无由也。

【原文】问曰：妇人年五十所，病下利（血），数十日不止，暮即发热，少腹里急，腹满，手掌烦热，唇口干燥，何也？师曰：此属带下，何以故？曾经半产，瘀血在少腹不去。何以知之？其证唇口干燥，故知之。当以温经汤主之。

胡希恕

【释】《医宗金鉴》谓"下利"当是"下血"，文义才相属，必是传讹之写。此说可信，宜改之。

妇人年五十所，经水当断，而病下血数十日不止者，为瘀血所致也。暮即发热者，瘀血发热（瘀热）也。少腹里急、腹满者，瘀血证也。手掌发热、唇口干燥者，血与津液俱虚也。此人曾经半产，瘀血在少腹，久久不去所致也。温经汤主之。

段治钧

<注>妇女年届五十，一般的就该地道不通，经水断。但也存在个体差异，其绝经时间不尽相同，但大体是在七七界之上下。现其人当断未断，反而下血数十日不止，临床上在更年期有此情况，究其原因亦非只本条所论之一端，宜注意。

本条所论者，其因如师曰"曾经半产，瘀血在少腹不去"。半产，就是小产。其人曾因流产治疗或处理不善，造成瘀血潜在于少腹久久不去的缘故。此病属带下，即这种下血不止的病，也是妇科经带之病，也叫带下。

这个下血不止，是否为潜在瘀血为患？有瘀血必有其证候表现，论中所述"暮即发热，少腹里急、腹满，手掌烦热、口唇干燥"，皆瘀血之为候也。暮即发热，即夜间发热重，这是瘀血之热（体内滞留的瘀血，郁而化热）的一个证候，意同本篇第二条"昼日明了，暮则谵语"，那也是瘀热。"少腹里急、腹满"，这是瘀血在下焦的证候，意同《伤寒论》106条，桃核承气汤证少腹急结（急，为拘急不舒，自觉不宽畅、撑得慌；结，为胀满）。不

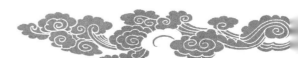

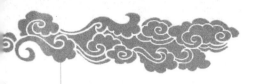

过本条为久瘀血，没有其人如狂的表现。手掌烦热、唇口干燥，手掌烦热即手心发热，因热致烦，唇口干燥，一方面是津虚血少，另一方面它和手掌烦热两者都是瘀血证的反映。

由于瘀血不去，下血不止者，当以温经汤主之。

温经汤方

吴茱萸三两　当归　川芎　芍药各二两　人参　桂枝　阿胶　牡丹皮(去心)　生姜　甘草各二两　半夏半升　麦门冬一升(去心)

上十二味，以水一斗，煮取三升，分温三服。亦主妇人少腹寒，久不受胎，兼取崩中去血，月水来过多，及至期不来。

<方解>此为吴茱萸汤合麦门冬汤的加减方。既用吴茱萸汤去大枣加桂枝（吴茱萸、人参、生姜、桂枝）降逆止呕，以祛胃中之寒，复用麦门冬汤去大枣、粳米（麦冬、半夏、人参、甘草），滋枯润燥，健胃补虚，也降逆。瘀血不去，新血不生，瘀血去，则崩中止，所以另以当归、川芎、白芍、丹皮、阿胶（均为强壮性祛瘀药，而且阿胶有止血作用）和血化瘀以调经脉。此为生新祛瘀兼备的治剂，故带下、崩中、月事不调、久不受孕者，依证用之，悉皆治也。

温经汤的"温经"二字，颇有含义。瘀血证不能光祛瘀不生新，胃为生化之本、气血之源。但胃喜温恶寒，健胃复津以开气血生化之源，要以温经为主。吴茱萸汤合麦门冬汤既温中又养液，本方以其为基础，故名曰"温经汤"。调理妇女月经，一般很少用大攻下的方药，温补胃气为治久瘀血虚的良法，所以调经以本方加减配伍多收良效。方后云"亦主妇人少腹寒，久不受胎，兼取崩中去血，或月水多，及至期不来"，这都是本方调经的作用，但根据主症，需药有加减耳。

在临床中本证若遇有胸胁满、呕心、不欲食者，可不用这么大祛瘀，以小柴胡汤配合当归芍药散，就很好使。治这种病，后世也有用补中益气汤或八珍汤法的机会，但多不宜用生地黄这样寒性止血药（虚而血热明显者例外）。

【原文】带下，经水不利，少腹满痛，经一月再见者，土瓜根散主之。

胡希恕

段治钧

【释】经水不利，少腹满痛者，为有瘀血也。经一月再见者，为多热。土瓜根散主之。

<注>经水不利者，指妇人月事不正常而言。不正常的表现就是经一月再现（一月两次行经，即月经提前）、少腹满痛（少腹胀满而且痛，腹诊有抵抗，这是个实证）。月经提前者，多有热；月经延后者，多有寒。本条经水不利即为热证，故以寒性的祛瘀药土瓜根散主之。

<按>调经以温经为主如上条，但也不能一概而论，一般情况是那样，也有因热的，如本条和后面有的条文，则需适证用寒性药治之。本条为治也没有用攻法，而是用寒性药祛瘀配合调营卫的治法，既治腹满痛，又使瘀去而经调。

土瓜根散方

阴㿗肿亦主之。

土瓜根　芍药　桂枝　䗪虫各三分

上四味，杵为散，酒服方寸匕，日三服。

<方解>土瓜根为一苦寒性祛瘀、利尿药，兼有消炎治㿗肿的作用。䗪虫为咸寒祛瘀、通经、利尿药。两药协力祛瘀除热，复以桂枝、芍药调荣卫而治腹痛。故治经水不利或一月再现，瘀血有热而少腹满痛者。"㿗"同"溃"，阴㿗即阴囊肿大。妇人阴肿痛，亦㿗之属，本方有祛瘀、消炎作用，故主之。

【原文】寸口脉弦而大，弦则为减，大则为芤，减则为寒，芤则为虚，寒虚相搏，此名曰革，妇人则半产漏下。旋覆花汤主之。

胡希恕

【释】本条已见于虚劳篇。在"妇人则半产漏下"之后，还有"男子则亡血失精"七字，今去之，而加"旋覆花汤主之"六字。但旋覆花汤散结下气，岂可用于妇人半产漏下！前五脏风寒积聚篇，肝着之病用旋覆花汤主之，但无方，或即错乱在此也。方已前移，于此从略。

347

段治钧

〈注〉本条旋覆花汤主之之前的一段文字，已见诸第六篇血痹虚劳病中，但较之少了"男子则亡血失精"七字。这段文字又在第十六篇吐衄下血病中重出，但较之也少了"失精"二字。【释】〈注〉参前。

旋覆花汤行气破结，不能治本条的半产漏下，而治第十一篇五脏风寒的"肝着"病。置于本条是错简，故将其前移至彼处。妇女崩中漏下，或半产漏下，或妊娠下血者，以芎归胶艾汤主之（见第二十篇妇人妊娠病中）。

〈按〉此三段文字，内容基本相同，小有差异，总的看来是说芤脉和革脉主病的实例。因虚劳病、吐衄下血病和本条的妇人杂病，均涉及这段文字所论脉证的内容，故后者不是前者的重复，其意甚明焉。

旋覆花汤方移至第十一篇五脏风寒积聚病"肝着"条中。

【原文】妇人陷经漏下，黑不解，胶姜汤主之。（臣亿等校诸本无胶姜汤
方，想是前妊娠中胶艾汤）

胡希恕

段治钧

【释】陷经者，谓经血无力收摄、漏下不止也，且所下血色黑。胶姜汤未见，林亿以为即芎归胶艾汤是也。以前条文，本有治漏下、下血不绝者之论，宜互参。

〈注〉第二十篇妇人妊娠病中有"妇人有漏下者，有半产后因续下血都不绝者，有妊娠下血者"，这几种都是"胶艾汤主之"（即芎归胶艾汤）。那里的"漏下"就是本条的"陷经漏下"，所以亦当为芎归胶艾汤主之无疑。陷经者，即经脉下陷，就是血漏下不止的意思。所下之血色黑或有块，瘀血也。

〈按〉按其文意，本条与第二十篇的上述条，当是一条，此漏下又以"陷经"阐述之。

芎归胶艾汤方见第二十篇妇人妊娠病中。

【原文】妇人少腹满如敦状，小便微难而不渴，生后者，此为水与血并
结在血室也，大黄甘遂汤主之。

348

胡希恕

段治钧

【释】敦音 duì，为古人祭时盛食之器，少腹满如敦状者，谓少腹硬满如敦之状也。少腹满，小便不利者为蓄水，小便利者为蓄血。今小便微难，既有水复有血也。不渴者则未至停水不化也。生后即产后，产后得此，知为水与血俱结在血室也。大黄甘遂汤主之。

＜注＞本条辨证很细。少腹满如敦状，这个少腹满不但是自觉胀满，而且外观上还可以看到像扣了个东西，这就比一般的少腹满的为候明显。膀胱、妇人子宫都在少腹部位，对里有蓄结的少腹满，当察是蓄水还是蓄血两种情况，要在小便利与不利分辨之。《伤寒论》71 条，渴而小便不利，脉浮，微热者，此为膀胱蓄水的五苓散证，其渴乃因小便不利废水不去新水不被消化吸收所致（后世谓水不气化者）。同书 125 条"脉沉结、少腹硬，小便不利者，为无血也；小便自利者，血证谛也"，同书 126 条"少腹满，应小便不利，今反利者，为有血也"。这都是仲师辨证的实例。

今妇人小便微难而不渴，小便微难者，介乎于利和不利之间，不是小便不利到气化不行的程度，所以她不渴，可是里有停水是肯定的。乍看蓄血的证候不算明显，但细辨，像上述"小便微难"而停水的情况，也不至于少腹满到如敦状的样子，特别是在妇人生后者，则应考虑到恶露不尽而有血也。故论中曰"此为水与血并结在血室也"。

大黄甘遂汤方

大黄四两　甘遂二两　阿胶二两

上三味，以水三升，煮取一升，顿服之，其血当下。

＜方解＞大黄一味，随其配伍而发挥将军的作用，随利水药而利水，随祛瘀药而祛瘀，随解热药而解热。甘遂为下水峻泻药，功专利水，在本方中虽不用末，但用水煎，药量亦够重，临床应注意适量。阿胶虽为强壮性的止血药，但与大黄配伍也能祛瘀，本方证瘀血不重，故不用其他峻烈的祛瘀物，祛瘀之中亦含育阴之道。故以本方治血与水结而不下者也。本方不常用，临床上水与血并结在血室的情况也比较少见，但有是证者则可予是方。

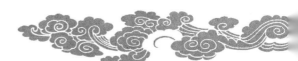

【原文】妇人经水不利下，抵当汤主之。（亦治男子膀胱满急，有瘀血者）

胡希恕

【释】经水不利下，即经水不通之谓，抵当汤主之。

＜注＞经水不利下者，这里不是指月经不调，而是指经闭。经闭不利下，而且用一般的祛瘀药也不下，瘀血顽固需攻者，以本方主之。既用抵当汤，就须有抵当汤的适应证，此可参《伤寒论》124条、125条、237条、257条。邪热内陷与瘀血相结，热在下焦，少腹硬满，小便自利，其人如狂；瘀血性黄疸，身黄，小便自利，其人如狂，脉沉结；热结于里，大便当硬而不硬反易且黑，其人善忘；瘀血合热，脉数不解、七八日不大便而消谷善饥等。证候多端，或虽不完全

段治钧

对应，而发病机制同理者，即可用之。

350

抵当汤方

水蛭三十个(熬)　虻虫三十枚(熬、去翅足)　桃仁二十个(去皮尖)　大黄三两(酒浸)

上四味，为末，以水五升，煮取三升，去滓，温服一升。

＜方解＞水蛭、虻虫俱为强有力的祛瘀药，合以桃仁、大黄，治陈固难攻的久瘀血，乃足以抵当之，此所以名之为抵当汤也。凡加水蛭、虻虫者，不可用甘草。下瘀血汤亦治陈旧性瘀血，本方与较之，因无䗪虫，故本方不治腹痛，但祛瘀攻坚的力量则远胜之。顽固性瘀血用此方。

【原文】妇人经水闭不利，脏坚癖不止，中有干血，下白物，矾石丸主之。

【释】脏坚癖不止，中有干血者，谓子宫有干血，结成坚癖不去也。以是经水闭不利，而下白物。矾石丸主之。

【按】矾石丸可治白带。关于干血，须另用适证方剂。

胡希恕

段治钧

<注>脏，指子宫。癖就是积块。脏坚癖不止即子宫内坚硬的积块久不去。形成这个坚癖的，就是子宫里的干血，因为它久不去，所以经水闭而下白物（白带）。这个病可以先祛白带以治标，用矾石丸，再选适证药物，以祛干血通经闭。

矾石丸方

矾石三分（烧）　杏仁一分

上二味，末之，炼蜜和丸，枣核大，内脏中，剧者再内之。

<方解>矾石为收敛药，祛湿消肿。杏仁主要功能虽为镇咳平喘，但它也祛水。二药配伍祛湿行瘀，故治经闭不利的带下之证，但本方主是祛湿止白带以治标，其瘀血（干血）还需选适证之方治之。

胡希恕

【原文】妇人六十二种风，及腹中血气刺痛，红蓝花酒主之。

【释】六十二种风，无可考。红蓝花酒有活血止痛作用。腹中血气刺痛者，以红蓝花酒主之，当有验。

段治钧

<注>本条证情主要是腹中刺痛，乃气血不通（或瘀滞）所致。若妇人血气刺痛久久不愈，不得攻亦不得补者，用此行瘀定痛之法，当可有效。

红蓝花酒方

疑非仲景方。

红蓝花一两

上一味，以酒一大升，煎减半，顿服一半。未止再服。

<方解>红蓝花即红花，辛温，活血、通经剂。功能调经破瘀、活血止痛。《神农本草经》谓治腹内恶血不尽，绞痛。常以行瘀、活血、定痛之目

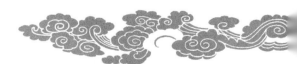

的，而用于行经困难、痛经、经少、经闭之症。

【原文】妇人腹中诸疾痛，当归芍药散主之。

胡希恕

【释】条文简略，宜参照方解用之可也。

<注>本条有似上条，也是气血刺痛之类，但是证偏虚者用本方。当归芍药散证一方面有瘀血，腹痛（甚至包括有些胃痛）、痛经，行经困难，血凝有块，但是有贫血现象；另一方面有水气，小便不利、眩晕等症。并不是说妇人腹中一切疾痛都可以此方治之。此可与第二十篇妇人妊娠病"妇人怀娠，腹中疗痛，当归芍药散主之"条互参。此类病，男人亦可用之，不限于女人。

当归芍药散方见第二十篇妊娠病中。

【原文】妇人腹中痛，小建中汤主之。

352

胡希恕

【释】条文简略，宜参有关条文用之。

<注>此亦是简文。本条意思，也不是凡妇人腹中痛就用小建中汤。小建中汤不治气血瘀滞疼痛，乃是虚寒类腹中痛（腹中挛痛、急痛）的治剂，而且也不只用于女人。其适应证参见《伤寒论》100条、102条，及本书第六篇虚劳病中小建中汤证之机理。

段治钧

小建中汤方见第六篇虚劳病中。

【原文】问曰：妇人病，饮食如故，烦热不得卧，而反倚息者，何也？师曰：此名转胞不得溺也。以胞系了戾，故致此病，但利小便则愈，宜肾气丸主之。

【释】病无关乎胃，故饮食如故。烦热不得卧，有似栀子豉汤证，但栀子豉汤证而不倚息，今反倚息者，知为小便不利，里有停水也。胞指膀胱，转胞，即膀胱扭转也。胞系，即输尿管。胞系了戾，谓输尿管屈曲不顺也，以是不得溺，乃致此证。但利小便则愈，宜肾气丸主之。

胡希恕

段治钧

【按】输尿管所以了戾不得溺，主要由于下焦虚，组织的紧张力减弱所致。本方强水补虚，振兴其紧张力，使输尿管复常，故治。妇女子宫下垂，亦多因此，故本方亦有验。他如老人小便失禁，男子阳痿，妇人带下等，亦有用本方的机会。总之，下焦虚证多宜之，名为肾气丸亦因是也。

＜注＞妇人病，饮食如故，表示里（消化系统）无病，所以饮食如故。烦热不得卧，而反倚息者，这个"烦热不得卧"不是栀子豉汤证（《伤寒论》76条"虚烦不得眠"，乃津伤、余热未除，是因热而烦），而是仅就其不能躺下睡眠这一点，像栀子豉汤证那个烦热相而已。并且栀子豉汤证没有倚息，而本条证情则有之。倚息者，即倚物（靠着东西）呼吸，就是短气得厉害，乃里有停水的缘故。水停于里，压迫横隔膜，人就躺不下，一躺下水压迫更重，呼吸就更困难。小青龙汤证"咳逆倚息不得卧"，本条无咳逆，但短气倚息不得卧也。

以胞系了戾，故致此病，若究其里有停水的原因，则因为小便不通。小便不通的原因，则又因为转胞、胞系了戾，即膀胱扭转、输尿管屈曲不顺，而撒不出尿来。下焦虚，组织松弛（无紧张力），就会发生这种转胞病。这个病利小便，去其停水则愈。但利小便要选用补益下焦虚衰、振奋机能、恢复组织紧张力的方剂。故曰"宜肾气丸主之"。

肾气丸方

地黄八两　薯蓣四两　山茱萸四两　泽泻　茯苓　牡丹皮各三两　桂枝附子(炮)各一两

上八味，末之，炼蜜和丸，梧子大，酒下十五丸，加至二十五丸，日再服。

＜方解＞本方用为主药的生地黄，甘寒，《神农本草经》谓"治血痹，填骨髓，长肌肉"，可见是个利于虚热而有强壮作用的祛瘀药。佐补中益气的薯蓣和收敛固脱的山茱萸，滋血脉而固虚脱。合丹皮解烦热，并逐瘀血而治血痹。复以附子起沉衰，桂枝降冲气，与茯苓、泽泻协力利小便除湿痹。

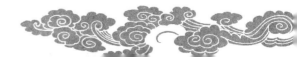

胡希恕

段治钧

故本方者，为治少腹不仁、下焦痿痹、小便不利或失禁，或身肿痹痛，或虚热而烦者。

【原文】妇人阴寒，温阴中坐药，蛇床子散主之。

【释】阴寒者，前阴中寒也。治宜温中坐药，用本方。

<注>妇人自己觉得前阴中寒，但也许是疮，也许是痒，也有的带下稀薄淋漓。

> **蛇床子散方**
>
> 温阴中坐药。
>
> 蛇床子仁
>
> 上一味，末之，以白粉少许，和令相得，如枣大，绵裹内之，自然温。

354

<方解>蛇床子苦平温，为温性收敛药。温子脏，逐寒湿，有治阴肿痛痒的特能。佐以铅粉为坐药，杀虫杀菌。当治妇人阴寒，下白物，或肿痛湿痒者。

【原文】少阴脉滑而数者，阴中即生疮，阴中蚀疮烂者，狼牙汤洗之。

【释】妇人阴疮溃烂者，宜以狼牙草煮汤洗之。

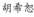

段治钧

<注>此论述因下有湿热而阴中生疮的脉证和治法。少阴脉（参见第十四篇"少阴脉紧而沉，紧则为痛，沉则为水，小便即难"条<注>）以候肾，下阴为肾窍。脉滑数者主热，湿热郁积前阴致蚀糜生疮。以狼牙草汤洗涤阴中，以燥湿清热，治蚀疮。

> **狼牙汤方**
>
> 狼牙三两
>
> 上一味，以水四升，煮取半升，以绵缠箸如茧，浸汤沥阴中，日四遍。

<方解>《神农本草经》谓狼牙（草）苦寒，治邪气、热气、疥疮、恶疮、痔疮、去白虫，可见为一收敛性消炎药，而有治疮疡及杀虫等作用。先坐洗，里面洗不着，则如法沥之。

【原文】胃气下泄，阴吹而正喧，此谷气之实也，膏发煎导之。

胡希恕

段治钧

【释】阴吹而正喧，即前阴气下有声之谓。此为谷气实，大便不通所致。宜猪膏发煎，导使大便通，即治。

【按】此病曾遇一例，为一老年妇人，但坐不敢动，动辄阴处出声，此阴吹也。

<注>胃气下泄者，李东垣谓之清阳下陷。谷气之实也指大便不通。但这个大便不通不是热在阳明那样的实证，而是个虚证。胃气下泄本宜出后阴（放屁），但由于谷气实大便难，而致阴吹有声。阴吹，即前阴出声如后阴矢气样。正喧，谓其声也大（或其声连连）。猪膏发煎既利小便，也利大便，前第十五篇用其治黄疸，今以之治阴吹。均为疏导的作用而非攻之之法也。

膏发煎方见第十五篇黄疸病中。

【原文】小儿疳虫蚀齿方（疑非仲景方）。

<按>疳虫，所指不详。但小儿疳积，未愈或初愈时，有发生口腔溃疡的情况，实为湿热蒸灼津液所致，有的就称之为疳虫蚀口。如果未蚀于口而蚀于齿，是否即本条之谓也？笔者未经此证，于此求教于方家耳。

雄黄　葶苈

上二味，末之，取腊月猪脂熔，以槐枝绵裹头四五枚，点药烙之。

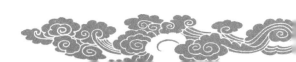